DIE POWER FASTEN FORMEL

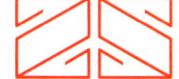

PROF. GRANT SCHOFIELD • DR. CARYN ZINN • CRAIG RODGER

DIE POWER FASTEN FORMEL

Wie Montag und Dienstag dein Leben verändern

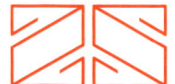

Auf die Ärzteschaft – die uns zuerst ausgelacht, dann gegen uns gekämpft hat und nun zu begreifen beginnt, dass da vielleicht doch etwas dran sein könnte. Der Wandel ist nicht leicht gewesen, nicht wahr? Aber wir alle wissen, dass das zu tun das Richtige ist. Wir sollten kein Dogma akzeptieren, sondern es wissenschaftlich hinterfragen. Das ist die eigentliche Grundlage des Arztberufs; Ihres Berufs.

Danke den Early Adoptern von Low Carb *Healthy* Fat (LCHF), die aus unerwarteten und willkommenen Fachgebieten kamen und die nun deshalb zu führenden Ärzten geworden sind. Vielen Dank an die Allgemeinmediziner Dr. William Ferguson, der seit den 1980er-Jahren mit Patienten arbeitet, die sich kohlenhydratarm ernähren, und Dr. Lily Fraser für ihre Arbeit mit der Bevölkerung von South Auckland, die wahrscheinlich die höchste Typ-2-Diabetes-Rate in der entwickelten Welt hat. Ihre Arbeit mit einigen der sozioökonomisch benachteiligten Gemeinden Aucklands ist inspirierend. Vielen Dank an Dr. John Baker für ihren Glauben an die Wissenschaft, nicht an ein Dogma, und für Ihre anhaltende Ermutigung und Unterstützung; ihre Überzeugung, dass sich die Endokrinologie ändern kann. Vielen Dank an Dr. Simon Thornley für die harte Arbeit in der Epidemiologie und in der Praxis des öffentlichen Gesundheitswesens: Ihr Mumm ist bewundernswert. Wir danken Ihnen, Dr. Chris Ellis, dass Sie die Kardiologie in Neuseeland in die Zukunft führen. Vielen Dank an unsere australischen Kollegen Dr. Gary Fettke und Dr. Rod Tayler für Ihre Führungsqualitäten und dafür, dass Sie uns sowohl in ihrer LCHF-Gemeinschaft als auch in der breiteren weltweiten Gemeinschaft willkommen geheißen haben, dass Sie uns geholfen haben, Teil dieser Gemeinschaft zu werden.

Danke an die US-amerikanischen Wissenschaftsjournalisten Gary Taubes und Nina Teicholz, an die Pionierprofessoren Stephen Phinney und Jeff Volek sowie an Professor Tim Noakes aus Südafrika für ihre anhaltende Führung und Inspiration – sowohl für uns persönlich als auch weltweit, in einer Zeit, die sich tatsächlich zu einer globalen Ernährungsrevolution entwickelt hat. Und schließlich, wenn es um das Fasten geht, danken wir Dr. Valter Longo für seine Forschungsarbeit und dem Nephrologen Dr. Jason Fung dafür, dass er die Wissenschaft und Praxis des Fastens in den Vordergrund gerückt und uns die Plattform zur Verfügung gestellt hat, um diese Konzepte voranzubringen.

Inhalt

Worum geht es in diesem Buch?

Bisher haben der „Fett-Professor", die Vollwert-Ernährungsberaterin und der Chefkoch die Lebensmittelpyramide umgedreht und uns die Butter zurückgegeben. In diesem neuen Buch dreht sich alles um das Nicht-Essen. Es ist ein praktischer Leitfaden, der Ihnen den Einstieg in das intermittierende Fasten (IF) oder Power-Fasten (PF), wie wir es heute nennen, erleichtern soll. Außerdem erklärt es die wissenschaftlichen Hintergründe und zeigt Ihnen natürlich viele Rezepte. Power-Fasten ermöglicht Power-Wohlbefinden, von der Gewichtsabnahme bis zur Verbesserung der Immun- und Gehirnfunktion. Wenn Sie ein paar Kilo abnehmen, Ihre Sinne schärfen und Ihre Gesundheit in Schwung bringen wollen, dann ist Power-Fasten das Richtige für Sie. Wenn Sie montags und dienstags einfach auf Frühstück und Mittagessen verzichten und dann Ihr Abendessen zur Power-Mahlzeit aufladen, sind Sie schon beim Power-Fasten.

Die in diesem Buch beschriebenen Techniken des Power-Fastens machen sich die neuesten Erkenntnisse der Ernährungswissenschaft, Biochemie und Medizin zunutze, zusammen mit dem Besten, was die Verhaltenswissenschaft zu bieten hat. Wir kombinieren wirkungsvoll umsetzbare Techniken, die Ihr Potenzial freisetzen, Ihr Wohlbefinden steigern und eine gesunde Ernährung möglich machen können. Die Wissenschaft zeigt uns, dass jede einzelne Zelle in unserem Körper die Fähigkeit besitzt, sich selbst zu reinigen und zu reparieren – wir müssen nur von Zeit zu Zeit aufhören, diese Zellen zu füttern. Diese Selbstreparatur von Immunzellen, Hautzellen, Gehirnzellen – und mehr – wird als Autophagie bezeichnet, und sie geschieht nur, wenn man nicht isst.

Power-Fasten erschließt die Biologie des Alterns. Es kann uns helfen, ein langes, gesundes Leben bis zum Ende zu leben – das genaue Gegenteil vom langwierigen Niedergang, den die heutige Zeit zu bieten hat. Lange gut leben und dann tot umfallen klingt für uns wie ein gutes Mantra.

Okay, das klingt toll – aber glauben Sie, dass Sie das Zeug dazu haben? Keine Sorge: Wir zeigen Ihnen genau, wie es geht, und helfen Ihnen, dass es auch für Sie funktioniert. Wir haben für Sie praktische Tipps, Rezepte für Power-Mahlzeiten, inspirierende Erfolgsgeschichten und wissenschaftliche Erkenntnisse ... alles, was Sie benötigen, damit Essen und Fasten für Sie richtig funktionieren.

Mit diesem Buch wollen wir Ihnen helfen.
Wir wollen die Welt verändern. Helfen Sie mit,
damit die Welt länger und gesünder lebt.

Einführung

In diesem Buch geht es um das Power-Fasten – genau, nicht Fasten, sondern Power-Fasten: eine wirkungsvolle, synergistische Kombination aus Nicht-Essen (d. h. Fasten) und dem Verzehr unverarbeiteter, kohlenhydratarmer Lebensmittel mit *hochwertigem* Fett (Low Carb *Healthy* Fat –LCHF). Es ist wirklich, wirklich einfach: ein Schritt weg vom Essen und ein Schritt hin zur optimalen Kombination von Essen und Nicht-Essen.

Vielleicht einfach, aber nicht immer leicht. Es gibt einige wichtige Dinge, die Sie wissen müssen, um auf lange Sicht die besten Ergebnisse zu erzielen. Wir wollen, dass Sie Power-Faster*in werden. Der Power-Fasten-Ansatz umfasst die neuesten Erkenntnisse aus Wissenschaft und Praxis zu Zellreparatur, Anti-Aging, Immunität und Gewichtsabnahme. Davon profitieren sowohl Körper als auch Geist. Er verändert die Art und Weise, wie wir über die moderne Medizin denken. Durch die Kombination der neuesten wissenschaftlichen Erkenntnisse zu Fasten und Ernährung mit bewährten Verhaltenstechniken haben wir die Power-Fasten-Methode entwickelt. Wir bieten Ihnen die besten Erfolgschancen, *indem wir mit den natürlichen Neigungen Ihres Körpers arbeiten, nicht gegen sie.*

Fasten ist nicht neu, auch wenn es dabei ist, das nächste große Ding zu werden. Fasten war zu allen Zeiten eine gängige Praxis und erst in jüngerer Zeit, seit der Einführung der Landwirtschaft vor etwa 10 000 Jahren wurde der Verzicht auf Nahrung nicht mehr als normal angesehen. In fast allen Religionen ist geplantes Fasten gängige Praxis. Vom kurzen Fasten am 24-stündigen Jom Kippur im Judentum über das tägliche Fasten nach der Mittagszeit im Buddhismus bis hin zum verlängerten 30-tägigen Fasten von morgens bis abends für Muslime im Ramadan kann man sehen, dass das Fasten aus spiritueller Sicht immer ein integraler Bestandteil des Lebens gewesen ist. Wir wollen es allen Menschen zurückbringen, die, ob religiös oder nicht, daran interessiert sind, nach optimaler Gesundheit und langem Leben zu streben. Es gibt wirklich keine wissenschaftlichen Beweise, die das Bedürfnis der Menschen nach drei ordentlichen Mahlzeiten am Tag und mehreren Zwischenmahlzeiten für eine optimale Gesundheit untermauern.

Die gesundheitlichen Vorteile des Fastens sind breit gefächert und können Menschen mit ganz unterschiedlichen Gesundheitszielen ansprechen. Ob Sie Gewichtsabnahme, Diabeteskontrolle, Krebsbehandlung, geistige Klarheit und Verbesserung der Gehirnfunktion, ein widerstandsfähiges Immunsystem, langes Leben oder einfach nur die Überwindung von Heißhungerattacken anstreben, Fasten kann Ihnen dabei helfen, dies zu erreichen.

Die Forschung hat gezeigt, dass allein die Einschränkung der Kalorienzufuhr tatsächlich Ihre Lebensdauer verlängern kann. Tierversuche sind einfach durchzuführen, da die Versuchstiere in Käfigen gehalten werden und keinen Einfluss auf ihr Verhalten haben, wann und was sie fressen. Menschen sind anders. Jeder Speiseplan für einen Menschen muss sich unsere einzigartige Physiologie und Psychologie zu eigen machen und mit ihr arbeiten. Das Mantra „einfach mehr bewegen und weniger essen" ist verhaltensmäßig nicht haltbar. Wir verstehen jetzt, dass es als Strategie, langfristig Gewicht zu halten und optimale Gesundheit zu erreichen, gescheitert ist.

Bis heute hat die moderne Ernährungswissenschaft einige sehr wichtige Faktoren übersehen oder ignoriert, warum wir heute dicker und kränker denn je sind. Man lehrt uns, der Grund dafür, dass wir dicker und kränker werden, sei, dass wir zu viel essen und uns nicht genug bewegen. Es ging einfach darum, Kalorien aufzunehmen und Kalorien abzugeben. „Es geht nur um die Kalorienbilanz", sagten uns die Experten. Leider ist es nicht so einfach. Wir müssen uns das komplexere Wissen, das wir heute über die Nährstoffzusammensetzung und die Wechselwirkungen dieser Nährstoffe mit unserer internen hormonellen Einstellung haben, zu eigen machen. Aber das reicht nicht ganz aus – wir müssen uns nicht nur mit der Praxis des hochwertigen Essens befassen, sondern auch mit der Praxis des qualitativ hochwertigen *Nicht*-Essens.

In unseren bisherigen Veröffentlichungen haben wir erklärt, wie uns die Augen für eine bessere Wissenschaft und bessere Erfolgsgeschichten in der Praxis geöffnet wurden, mit besseren gesundheitlichen Ergebnissen für diejenigen, die zuvor Schwierigkeiten hatten, diese zu erreichen. Der Übergang von kohlenhydratreichem, fettarmem Essen (d. h. dem Standardessen der „Lebensmittelpyramide") zu kohlenhydratarmem, *gesundem – healthy –* Fett (LCHF) hat unseren vielen Tausend Lesern auf vielfältige Weise geholfen. Natürlich ist in der Geschichte der Menschheit der Verzehr ganzer, unraffinierter, kohlenhydratarmer Lebensmittel nichts Neues. Es ist die Art und Weise, wie die meisten Menschen die meiste Zeit, die wir auf dem Planeten sind, gegessen haben. Die Fähigkeit, Fett als unsere primäre Brennstoffquelle zu verbrennen – genau das, was wir Ihrem Körper im Power-Fasten beibringen, ist ebenfalls nichts Neues. Wir glauben, dass die Menschen dies bis vor Kurzem standardmäßig getan haben.

In *Die Power-Fasten-Formel* zeigen wir Ihnen, wie Sie einen Lebensstil mit wenig Kohlenhydraten und gesundem Fett mit strategischem Fasten kombinieren können, um die bestmöglichen Ergebnisse mit dem geringsten Aufwand und den geringsten Opfern zu erzielen. Wir werden uns durch aufregende neue wissenschaftliche Erkenntnisse der Autophagie arbeiten und Ihnen die Praxis des Power-Fastens auf eine Art und Weise zeigen, die es Ihnen ermöglicht, das Essen zu genießen, gelegentlich einen Fehler zu machen und trotzdem Ihre Ziele zu erreichen.

Wir begleiten Sie auf Ihrem Weg zu optimaler Gesundheit. Verstehen Sie, dass der Verzicht auf Nahrung normal ist. Es liegt in unserem genetischen Erbe und unserem Verhalten, es anzunehmen. Power-Fasten revolutioniert die moderne Medizin. Haben Sie keine Angst – seien Sie gespannt!

Wie man dieses Buch liest

Wenn Sie unbedingt einfach loslegen wollen, gehen Sie zunächst zu *„Die ‚Power' beim Fasten"* (siehe Seite 14) – es ist ein kurzer Leitfaden, der Ihnen einen Überblick darüber gibt, was Sie tun müssen und wie Sie es tun können. Kommen Sie dann zurück und lesen Sie in aller Ruhe von hier aus weiter. Aber kommen Sie zurück, denn wir haben viele wichtige Dinge für Sie, die Sie beachten sollten, um die gesundheitlichen Vorteile des Fastens optimal zu nutzen. Wir sind uns bewusst, dass jeder Mensch mit einer Reihe einzigartiger Umstände konfrontiert ist. Dazu gehören nicht zuletzt die großen biologischen Unterschiede zwischen Männern und Frauen und die Frage, wie sich diese Unterschiede auf das Fasten und die Gewichtsabnahme auswirken. Dieses Buch ist ein Leitfaden für Ernährung und Lebensstil, der die Wissenschaft und die Praxis näher beleuchtet, wie Sie die beträchtlichen Vorteile des Fastens nutzen können, ohne sich benachteiligt oder übermäßig hungrig zu fühlen. Noch wichtiger ist, dass das in diesem Buch enthaltene Material kein Ersatz für eine medizinische Versorgung ist.

Wir empfehlen Ihnen dringend, weiterhin angemessenen Rat bei Ihrem Arzt zu suchen, insbesondere wenn Sie Medikamente nehmen.

Dieses Buch ist so aufgebaut, dass Sie es in beliebiger Reihenfolge lesen können, je nachdem, was Sie gerade interessiert. Wir raten Ihnen, sich bei der ersten Lektüre auf den großen Überblick zu konzentrieren, den wir zu Beginn vorstellen (d. h. *„Die ‚Power' beim Fasten"*), und dann mit den Veränderungen zu beginnen. Wenn Sie erst einmal damit begonnen haben und die ersten Resultate feststellen, werden Sie viele Fragen haben und mehr über die wissenschaftlichen Hintergründe wissen wollen.

Nach unserer Erfahrung werden viele Ihrer Freunde und Familienangehörigen, wenn Sie mit dem Power-Fasten beginnen, Dinge sagen wie „Du bist verrückt" und „Du machst wohl Witze!" oder „Das ist nur die neueste Modeerscheinung". Aber nach ein paar Wochen, wenn Sie immer noch bei Kräften sind, werden sie anfangen, Ihnen viele (und noch mehr) Fragen zu stellen (geben Sie ihnen einfach ein Exemplar dieses Buchs). Sobald sie Ihren Erfolg gesehen haben, werden sie insgeheim selbst mit dem Power-Fasten beginnen oder leugnen, Sie jemals infrage gestellt zu haben.

Im Verlauf dieses Buches behandeln wir manchmal dasselbe Thema aus verschiedenen Blickwinkeln. Es gibt also drei Stimmen in *Die Power-Fasten-Formel*. In Teil 1 bezieht sich das „Ich" auf Caryn, unsere Ernährungsberaterin; in Teil 2 sprechen sowohl Prof. Grant als auch Caryn. Teil 3 wechselt zwischen Caryn und Craig, unserem Chefkoch; und schließlich in Teil 4 und 5 übernimmt dann wieder Prof. Grant. „Wir" bezieht sich auf uns alle drei (Caryn, Craig und Grant) und repräsentiert unsere kollektive Meinung oder unseren gemeinsamen Rat.

Begleiten Sie uns nun auf Ihrem weiteren Weg zu optimaler Gesundheit.

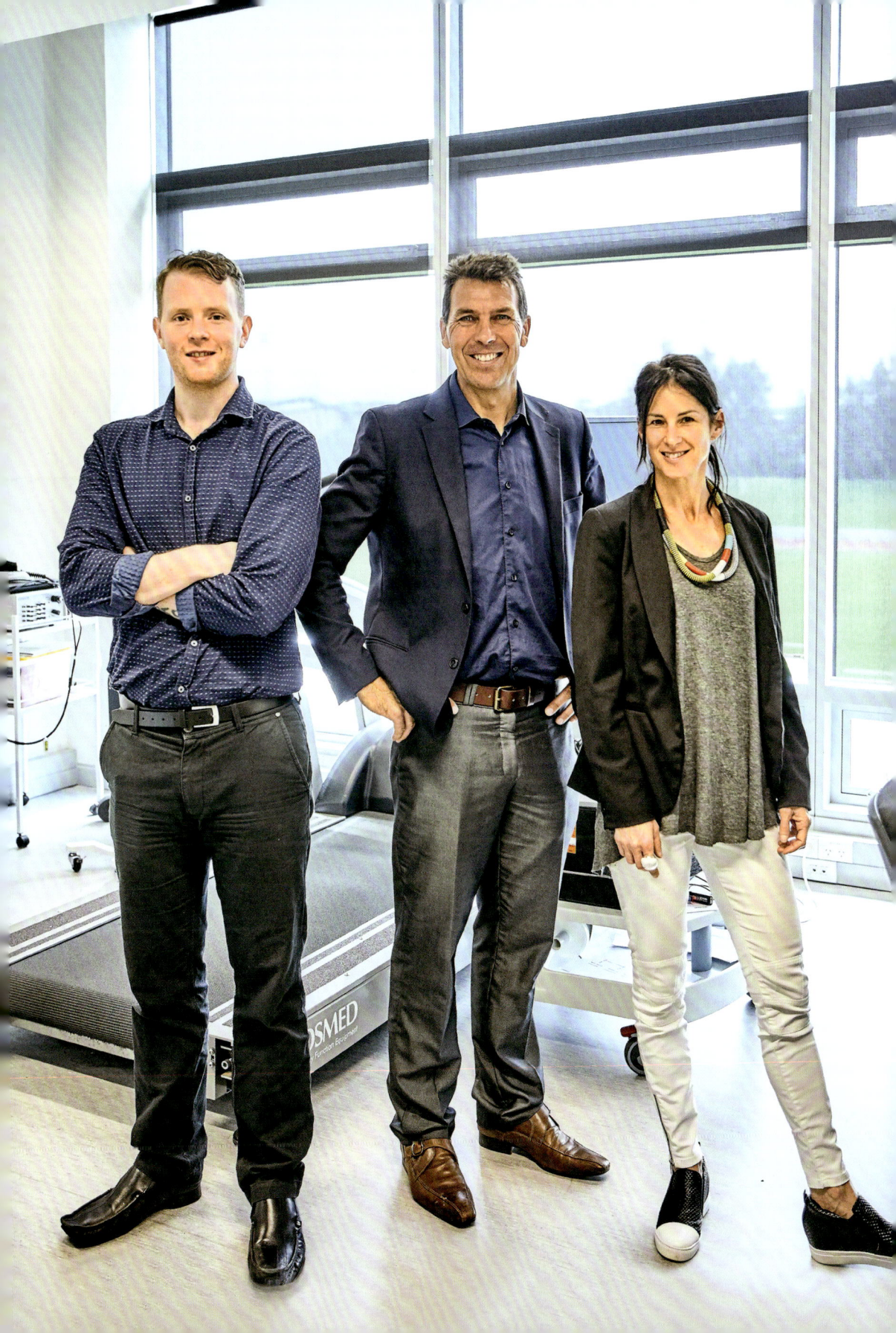

Wichtige Schlüsselbegriffe

Anabolisch: Der durch Wachstum gekennzeichnete Stoffwechselzustand. Für die Reparatur wird keine Zeit benötigt – es geht nur um die Zellteilung. Diese Phase wird durch das Hormon Insulin stimuliert. Das Insulin wird hauptsächlich durch den Verzehr von Kohlenhydraten stimuliert.

Autophagie: Der Prozess, durch den Zellen in der Lage sind, sich selbst zu reparieren und Bruchstücke, einschließlich fehlerhafter Organellen und DNA, zu recyceln.

Fasten: Ein Zeitraum ohne Essen, zwischen 12 Stunden und 3 Wochen.

Fett-adaptiert: Wenn Menschen Kohlenhydrate (Zucker und Stärke) einschränken, führt dies zu einer Anpassung, durch die der Körper viel effizienter Fett zur Energiegewinnung verbrennen kann. Schon nach wenigen Wochen der LCHF-Einnahme kann der Körper seine Fähigkeit, aus Fett Brennstoff zu gewinnen, verdoppeln. Das Beste an dieser Anpassung ist, dass man sich nicht ständig hungrig fühlen wird und der nachmittägliche „Sturz von der Glukoseklippe" verschwindet.

HI: Human Interference Faktor. Gesunde Lebensmittel weisen einen niedrigen HI-Wert auf. Dabei handelt es sich um Lebensmittel, die nur minimal verarbeitet werden und bei denen erkennbar ist, dass sie vor Kurzem noch lebendig waren. Sie könnten auf einem Baum, auf dem Boden oder sonst in der Natur gewachsen sein. Ein niedriger HI-Faktor ist unsere bevorzugte Methode zur Identifizierung gesunder Lebensmittel.

Hormesis: Die Fähigkeit, sich erfolgreich an Stress anzupassen. Sie ist die große Schwester der Resilienz. Die Resilienz bringt Sie dorthin zurück, wo Sie vor dem Stress waren; die Hormesis bringt Sie viel weiter. Das ist das Grundprinzip in der gesamten Biologie. Von der einzelnen Zelle bis hin zum gesamten Organismus ist die Hormesis das, was wir brauchen, um stark zu werden, gesund zu bleiben und Gehirn, Körper und Immunsystem zu haben, die gut funktionieren. **Fasten** stimuliert die Hormesis unter anderem durch den Mechanismus der **Autophagie.**

Hungern: Der völlige Mangel an Nahrung oder Nährstoffen, der zu körperlicher Zersetzung oder sogar zum Tod führt. Auch chronische Ernährungsinsuffizienz genannt. Hinweis: Fasten und Verhungern sind *nicht* das Gleiche!

Insulin: Das von der Bauchspeicheldrüse ausgeschüttete Hormon, das zur Normalisierung der Glukose (Zucker) im Blut beiträgt. Dies geschieht, indem es die Fettverbrennung ausschaltet und als Speicherhormon wirkt, indem es Glukose in die Zellen drückt. Wenn normale Zellen die Glukose nicht verwerten können, verwandelt sich diese Glukose in Fett. Dieser Prozess wird **De-novo-Lipogenese** genannt.

Intermittierendes Fasten: Normalerweise eine Bezeichnung für Fasten, das kürzer als ein Tag ist, d. h. bei dem eine Mahlzeit (z. B. Frühstück) oder zwei Mahlzeiten (z. B. Frühstück und Mittagessen) ausgelassen werden. Daraus ergibt sich normalerweise ein Nicht-Essens-Fenster zwischen 14 und 23 Stunden. Es kann sich auch auf einen beliebigen Wochentag beziehen, an dem überhaupt nicht gegessen wird.

Kalorieneinschränkung: Die Reduzierung der *Gesamtkalorien* über einen langen Zeitraum ohne die Anzahl der Mahlzeiten zu ändern. Es hat sich gezeigt, dass sich die Lebensdauer von allem verlängert, von Hefezellen über Nematodenwürmer bis hin zu Ratten und Affen.

Katabolisch: Der Stoffwechselzustand, der entweder durch Fasten oder eine sehr kohlenhydratarme

Ernährung angeregt wird, bei **der sich die Zellen nicht mehr teilen und eine Autophagie** beginnen. Es fördert auch die **Fettverbrennung (Lipolyse).**

Ketone: Eine Art Brennstoff, der durch die Oxidation von Fettsäuren im Körper gewonnen wird und direkt für den Antrieb aller Organe einschließlich des Gehirns verwendet werden kann. Um Zugang zu diesem System zu erhalten, müssen Sie fasten und/oder sich sehr kohlenhydratarm ernähren. Dieser Brennstoff hat spezifische und vorteilhafte Signalfunktionen im Körper, insbesondere für das Immunsystem und das Gehirn.

LCHF: Low Carb *Healthy* Fat – wenig Kohlenhydrate, gesundes Fett ist eine Ernährungsweise, welche die Anzahl an Kohlenhydraten einschränkt, aber eine freizügige Verwendung von gesunden Fetten erlaubt. Es hat sich gezeigt, dass LCHF eine hochwirksame Methode zur Gewichtsabnahme und therapeutischen Ernährung ist. Die restriktivste Form der LCHF-Ernährung ist die ketogene Diät, bei der die Kohlenhydratmenge sehr niedrig gehalten wird.

Östrogen, **Testosteron** und **Progesteron:** Sexualhormone, die das Gewicht von Männern und Frauen, das Energieniveau, die Essgewohnheiten, den Sexualtrieb und vieles mehr beeinflussen. Die Arbeit mit den monatlichen Schwankungen dieser Hormone und ihrem Rückgang durch die Perimenopause und Menopause ist entscheidend, damit Frauen wissen, wie sie fasten, abnehmen und sich gut fühlen können. Zu verstehen, was den Östrogenanstieg und Testosteronabfall verhindert, ist für die Gesundheit und das Wohlbefinden sowohl von Frauen als auch von Männern von entscheidender Bedeutung.

Power-Fasten: Die Kombination von zwei aufeinanderfolgenden Fastenperioden von 22-24 Stunden (idealerweise Montag und Dienstag). Diese werden unterbrochen durch eine einzige, sehr nahrhafte Power-Mahlzeit und gefolgt von Mahlzeiten mit niedrigem HI-Wert und LCHF für den Rest der Woche – unter Einbeziehung von bis zu drei Verwöhn-Mahlzeiten oder nur einer pro Woche, wenn Sie abnehmen möchten.

Power-Mahlzeit: Eine einfache, sättigende und sehr nahrhafte Mahlzeit. Die Power-Mahlzeit ist ketogen – sehr zucker- und stärkearm, reich an gesunden Fetten und mit etwas nahrhaftem Protein.

Die „Power" beim Fasten

Was ist Power-Fasten?

Power-Fasten ist einfach: Montags und dienstags wird tagsüber nicht gegessen, abends gibt es Power-Mahlzeiten. Dann wird von Mittwoch bis Samstag weiterhin LCHF gegessen, wobei gelegentlich eine Leckerei eingeworfen wird. Sonntags gibt es ausschließlich LCHF, um auf das Fasten am Montag vorzubereiten.

Warum sollten SIE power-fasten?

Mit dem Power-Fasten kehrt man zu einer Lebensweise zurück, wie wir Menschen sie die meiste Zeit gelebt haben, seit es uns gibt. Modernes Essen, d. h. drei Mahlzeiten pro Tag mit zusätzlichen Snacks (die meist aus Kohlenhydraten bestehen), ist keine Lebensweise, auf die unser Organismus abgestimmt ist. **Befolgen Sie den Power-Fasten-Plan einen Monat lang jede Woche für einen großartigen Neustart mit guten Gewohnheiten und neuer Routine (und natürlich tollen Ergebnissen!).** Danach liegt es an Ihnen, wann und wie Sie das Power-Fasten in Ihr Leben integrieren, um die Vorteile langfristig zu erhalten.

DIE DREI GROSSEN VORTEILE

1. Sie werden zu einer Fettverbrennungsmaschine: Fasten ermöglicht Ihnen, Fettverbrennung zu entwickeln und zu maximieren.

2. Sie werden Ihre zelluläre und immunologische Gesundheit maximieren: Fasten ermöglicht Ihrem Körper, seine natürlichen Recycling- und Reparaturmechanismen (Autophagie und Apoptose) zu nutzen.

3. Sie verfügen über konstante geistige und körperliche Energie und werden wahrscheinlich Heißhungerattacken besiegen.

Unsere Top 3 FAQs

1. Ich möchte abnehmen, wird Power-Fasten für mich funktionieren?

Es hat sich gezeigt, dass Fasten eine wirksame Strategie zur Gewichtsabnahme ist, ebenso wie LCHF. Wir kombinieren also zwei wirksame Methoden. Unsere Drei-Mahlzeiten-Regel wird auf eine Ein-Mahlzeiten-Regel zur Gewichtsabnahme reduziert (die Drei-Mahlzeiten-Regel der Power-Fasten-Formel bedeutet, dass es 21 Mahlzeiten in einer typischen Nicht-Fastenwoche gibt – drei davon können Nicht-LCHF sein). Wir haben ebenso neuere wissenschaftliche Erkenntnisse eingebunden, wie zum Beispiel die Sexualhormone Östrogen, Progesteron und Testosteron Männer und Frauen unterschiedlich reagieren lassen und wie sich dies im Laufe des Menstruationszyklus für Frauen ändert.

2. Muss ich für immer power-fasten?

Versuchen Sie es einen Monat lang. Seien Sie streng und beobachten Sie, wie Sie darauf reagieren. Dann können Sie eines von folgenden Dingen tun:
1. Machen Sie jede Woche mit der Montag/Dienstag-Routine weiter, wenn es Ihnen passt.
2. Power-fasten Sie zu Beginn eines jeden Monats (am ersten Montag im Monat) eine Woche lang und gehen Sie dann für den Rest des Monats wieder zur gewohnten gesunden Vollwertkost über. Diese Methode eignet sich hervorragend zur Gewichtserhaltung und zur langfristigen Anpassung an Ihren persönlichen Lebensstil.
3. Sind Sie als Frau von monatlichen menstruellen Hormonschwankungen oder den Wechseljahren betroffen? Dann besteht der Trick darin, Ihren Monat einfach am ersten Montag nach dem Ende Ihrer Periode zu beginnen, 2 Wochen zu power-fasten und 2 Wochen zu pausieren. Diese Methode wird Ihrer Biologie am besten gerecht. Wenn Sie sich in der Postmenopause befinden, finden sie alle Details dazu in Teil 2.

3. Sind die PFF und 5:2 Diät das Gleiche?

Nein, sie unterscheiden sich in zwei wesentlichen Punkten. Erstens beschränkt die 5:2 Diät an zwei Wochentagen Ihre Kalorien auf 500 kcal (Frauen) bzw. 600 kcal (Männer). An diesen kalorienarmen Tagen können Sie die Kalorien nach Belieben über den Tag verteilen; Sie können sogar nur kleinere Mahlzeiten zu sich nehmen, was bedeutet, dass Sie möglicherweise überhaupt nicht fasten. Mit dem Power-Fasten nützen Sie die körperlichen Vorteile die Sie haben, wenn Sie eine Zeitlang ganz ohne Nahrung auskommen müssen. Außerdem geht es beim Power-Fasten nicht um Kalorienzählung.

Zweitens, bei der 5:2 Diät können Sie an den restlichen Wochentagen essen, was Sie wollen. Ihr Fasten wirkt sich nicht nachhaltig auf den Rest der Woche aus. LCHF bringt beim Power-Fasten einen fastenimitierenden Effekt ein. Hier geht es um mehr als nur Fasten: Die Synergien von Fasten und einfachem, sättigendem und nahrhaftem Essen.

Eine Woche Power-Fasten

So könnte eine Woche Power-Fasten aussehen:

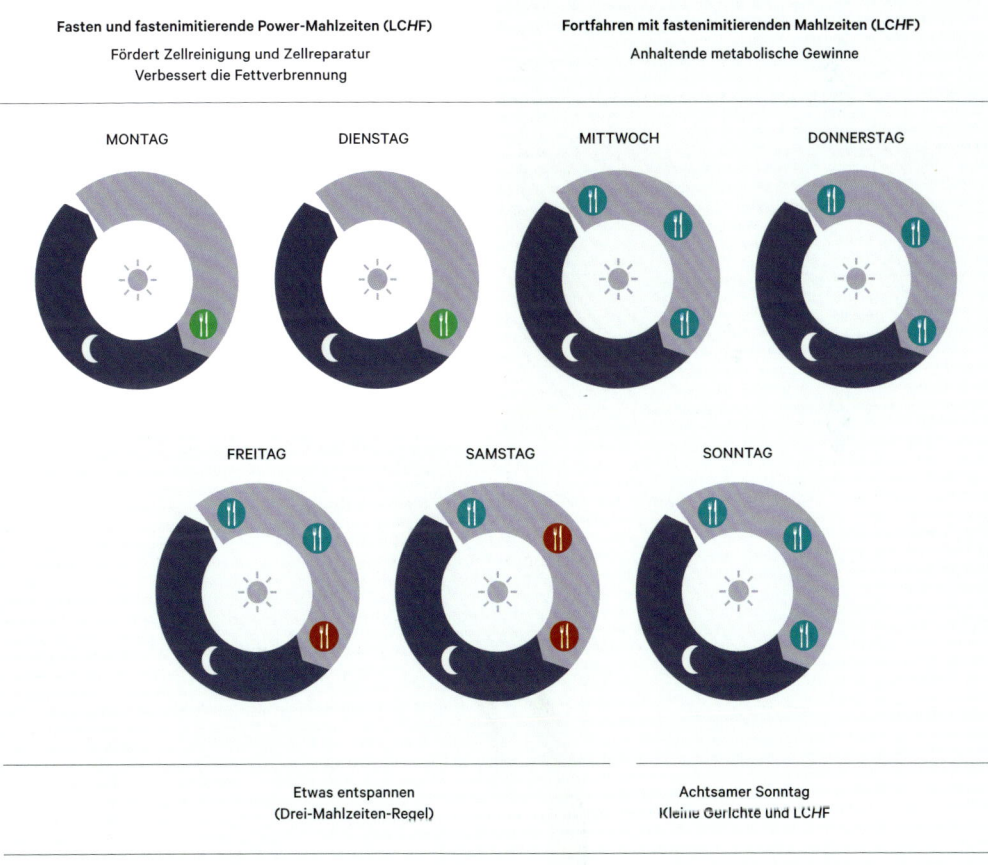

Fasten und fastenimitierende Power-Mahlzeiten (LCHF)
Fördert Zellreinigung und Zellreparatur
Verbessert die Fettverbrennung

Fortfahren mit fastenimitierenden Mahlzeiten (LCHF)
Anhaltende metabolische Gewinne

MONTAG · DIENSTAG · MITTWOCH · DONNERSTAG · FREITAG · SAMSTAG · SONNTAG

Etwas entspannen
(Drei-Mahlzeiten-Regel)

Achtsamer Sonntag
Kleine Gerichte und LCHF

🟢 Power-Mahlzeit   🔵 LCHF   🔴 Verwöhn-Mahlzeit

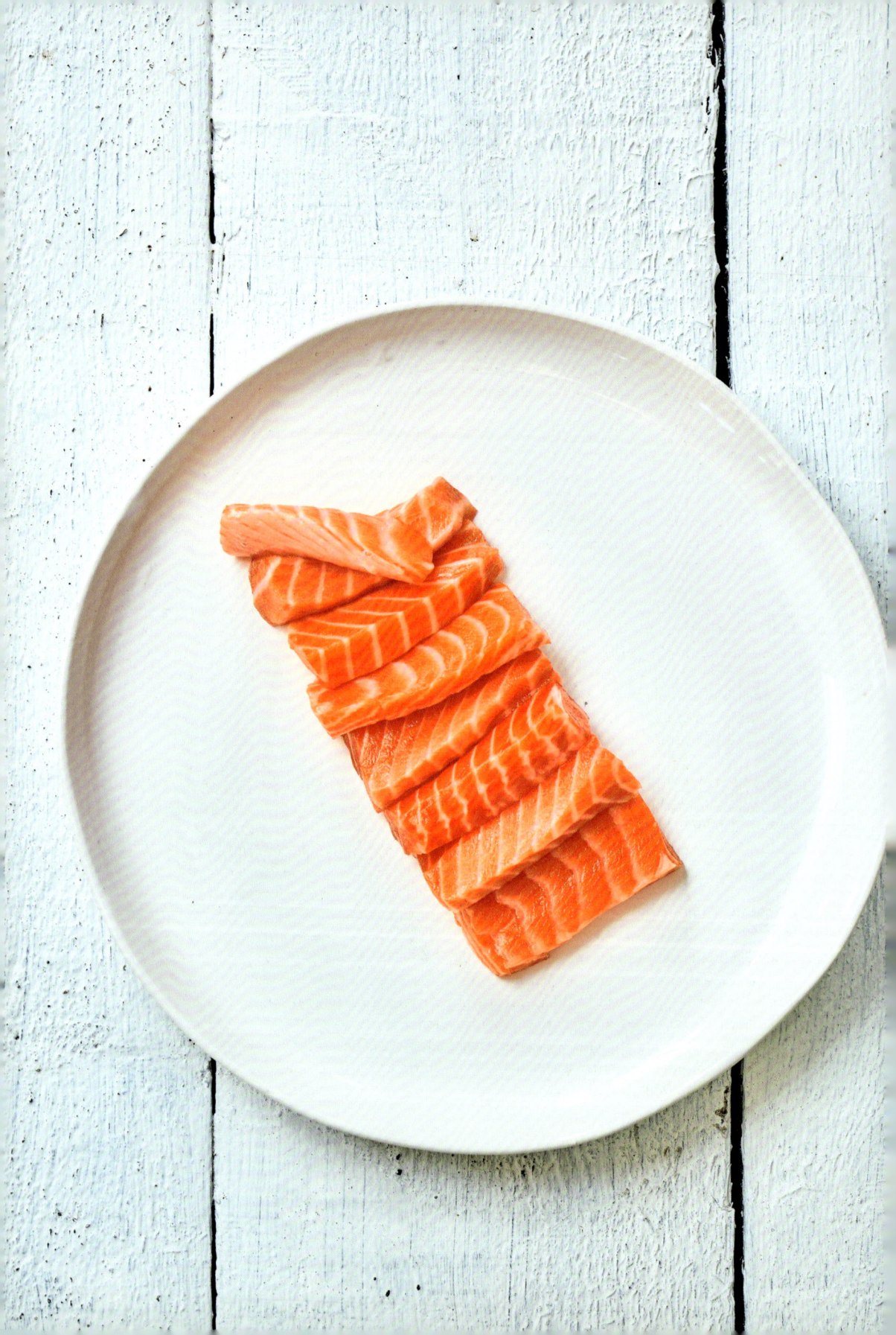

Die zehn Regeln

1 Ein Fettverbrenner werden

Passen Sie sich an Fett an, bevor Sie anfangen zu fasten, indem Sie weniger Kohlenhydrate zu sich nehmen und mehr gesunde Fette essen, sodass Sie Fett als Ihren Hauptbrennstoff verbrennen. Zu viele Kohlenhydrate schalten die Fettverbrennung aus und machen Sie hungrig.

2 Am Sonntag achtsam sein

Der Sonntag ist der Tag zur Vorbereitung auf das Power-Fasten am Montag und Dienstag. Es ist wichtig, am Sonntag die Kohlenhydrate niedrig zu halten, um das Fasten am nächsten Tag zu erleichtern.

3 Montags und dienstags bis zum Abendessen power-fasten

Es ist ganz einfach: Lassen Sie montags und dienstags das Frühstück, das Mittagessen und alle Snacks weg. Um sich daran zu gewöhnen, beginnen Sie damit, erst mal nur das Frühstück auszulassen (ein 16-Stunden-Fasten).

4 Salz und viel Flüssigkeit

Wenn Sie nicht essen, sind extra Salz und genügend Flüssigkeit entscheidend. Tee und Kaffee sind erlaubt, aber nur mit einem Spritzer Milch oder Sahne.

5 Montags und dienstags Power-Mahlzeiten zum Abendessen

Power-Mahlzeiten sind einfache, sättigende und nahrhafte Mahlzeiten, um den Hunger zu stillen und Sie zu ernähren. Sie sind kohlenhydratarm und haben einen hohen Anteil an gesundem Fett. Power-Mahlzeiten ahmen das Fasten nach, weil sie die Ketonwerte hoch halten und die Vorteile des Fastens länger anhalten.

6 Nicht zu viel essen, nur genießen

Fasten soll Ihnen helfen, mehr – und nicht weniger – Freude am Essen zu haben. Essen Sie an fastenfreien Tagen nicht zu viel.

7 Von Mittwoch bis Sonntag LCHF

LCHF-Essen ahmt das Fasten nach, sodass die Gewinne, die Sie am Montag und Dienstag mit der Fettverbrennung und einem hohen Energieniveau erzielt haben, auf den Rest der Woche übertragen werden.

8 Wie Steve Jobs sein: seine Routinen zum Vorteil nutzen

Jobs trug immer die gleiche Kleidung, um den Aufwand für alles, was von geringer Bedeutung war, zu reduzieren und für die wichtigen Dinge mehr aufzuwenden. Das gilt genauso für die Ernährung: Universal-Mahlzeiten und Regeln dafür, was und wann man isst, machen den Kopf frei, um sich auf wichtige Dinge zu konzentrieren.

9 Die Drei-Mahlzeiten-Regel

Die Dinge laufen nicht immer nach Plan. Es zählt, was man 90 % der Zeit tut. Es ist wichtig, Feste ohne Schuldgefühle zu genießen. Wir sind also zufrieden mit bis zu drei Verwöhn-Mahlzeiten pro Woche oder nur einer pro Woche oder weniger, wenn Sie sich nach einer Gewichtsabnahme befinden.

10 Die eigene Wahrheit finden

Stellen Sie sich die schwierigen Fragen, was Sie sich vom Leben wünschen und wie viel Anstrengung Sie aufzubringen bereit sind. Wollen Sie wirklich Ihre Gesundheits- und/oder Gewichtsziele erreichen? Wofür sollten Sie sich sonst noch anstrengen?

Caryn Dawson

ALTER: 54

BERUF: GRUPPENLEITERIN HUMAN RESOURCES

TYPISCHE ARBEITSWOCHE: 40 STUNDEN PRO WOCHE IM BÜRO

ANDERE BESCHÄFTIGUNGEN: 3-MAL PRO WOCHE CROSS-FIT UND AUCH JEDEN MORGEN EINE HALBE STUNDE UND AM WOCHENENDE BIS ZU EINER STUNDE MIT DEM HUND SPAZIEREN GEHEN

„Ich habe festgestellt, dass der Verzehr von kohlenhydratarmen und gesunden Fetten wirklich vorteilhaft ist - die gesunden Fette halten einen länger satt. Aber wenn Sie gesunde Fette essen, müssen Sie Ihre Kohlenhydrate reduzieren, sonst nehmen Sie zu (ja, ich nehme zu). Anfangs habe ich nie ganz verstanden, wo genau sich die Kohlenhydrate befanden und wie Sie sie gemessen haben, z. B. 1 Milchkaffee = 18 g Kohlenhydrate.

Jetzt weiß ich, welche Nahrungsmittel weniger Kohlenhydrate haben, also ist es mir gelungen, ein besseres Gleichgewicht zu finden. Am Anfang habe ich auch so viel Fett gegessen, wie ich wollte. Jetzt nenne ich es gesundes Fett - nicht fettreich -, das ist also auch ein bisschen vernünftiger. Allerdings koche ich mein ganzes Gemüse in Butter. Ich liebe den Geschmack. Bei kohlenhydratarmem Gemüse braucht man auch eine gewisse Abwechslung - mein Großer verwendet viel Blumenkohl und Blumenkohlreis. Das ist ein tolles Gemüse!"

Caryn sagt, dass sie skeptisch war, als sie zum ersten Mal vom Fasten hörte. „Ich konnte mir nicht vorstellen, einen ganzen Tag lang nichts zu essen", sagt sie. „Ich habe es gegoogelt und meine eigenen Nachforschungen angestellt. Ich sah, dass es wahrscheinlich viele Vorteile gab. Aber wir haben nicht mit vollen 24 Stunden montags und dienstags angefangen. Ich schloss mich einer kleinen Gruppe an, die zunächst 16 Stunden, dann 20 Stunden und schließlich 24 Stunden fastete. Die 16 Stunden bestehen darin, um 18 Uhr zu Abend zu essen und dann bis 10 Uhr am nächsten Tag zu warten, um zu essen. Das ist am Anfang machbar. Ich habe ein paar Freundinnen in meinem Alter dazu überredet, das auszuprobieren, und ich denke, es ist einfacher, eine weniger extreme Version des Fastens (wie 16:8) vorzuschlagen, um sie in Schwung zu bringen. Danach sehen die Leute, dass sie sich wohlfühlen, und sind neugierig (einige sind richtig ehrgeizig), es ein bisschen mehr zu forcieren, und sie können dann alle Vorteile freisetzen.

Dieses Power-Fasten, d. h. die Kombination von Fasten und LCHF, funktioniert bei mir wirklich gut. Der Montag und Dienstag sind eine tolle ‚Neujustierung', und an den Wo-

Ich habe gelernt, dass man herausfinden muss, was für die Ernährung am besten funktioniert. Aber wenn man damit beginnt, unverarbeitete Lebensmittel zu essen, und von da aus weitergeht, dann ist das ein guter Anfang.

chenenden bin ich etwas entspannter als früher.

Lieblingsessen: Ich habe einen Smoothie aus Mandelmilch, 1 Tasse Spinat, ½ Avocado und 2 Kugeln Clean-Lean-Proteinpulver (Schokoladengeschmack). Die Avocado macht es cremig, wie eine Mousse au Chocolat – nahrhaft und köstlich!

Ein Ratschlag, den ich geben würde: Finden Sie heraus, was für Sie am besten funktioniert. Anfangs dachte ich, dass das ‚Fasten' ein bisschen verrückt sei, bis ich es probiert habe. Zuerst versuchte ich das 16:8 und dann 20:4, dann 24 (Abendessen zu Abendessen). Ich bin mir nicht sicher, ob ich noch länger fasten möchte, aber wer weiß?"

Unsere Kommentare: Caryn ist ziemlich diszipliniert und hat in der Vergangenheit wirklich hart gearbeitet, sowohl in Bezug auf ihre Fitness als auch auf die Ernährung, während sie experimentiert und immer wieder umgestellt hat, um herauszufinden, was bei ihr funktioniert. Davor hatte sie alles versucht. *Wir meinen alles.* Weight Watchers, Jenny Craig, Dukan (eine proteinreiche, kohlenhydratarme Diät) und viele andere. „Keine war für mich nachhaltig. Endlich habe ich etwas, das bei mir funktioniert", sagt sie.

Was Frauen Mitte fünfzig betrifft, so ist sie in Bezug auf körperliche Form und Fitness definitiv am oberen Ende der Skala. Es war kein leichter Weg, hierher zu kommen, und dieser Weg war in vielerlei Hinsicht typisch – wie Fehler zu machen und viele Dinge zu tun, die nicht funktioniert haben. Nicht zuletzt war es ihr anfängliches LCHF-Essen, das sie zunächst in eine schlechtere Form brachte.

Wir sagen „Gut gemacht, Caryn – das hast du wirklich, wirklich gut gemacht."

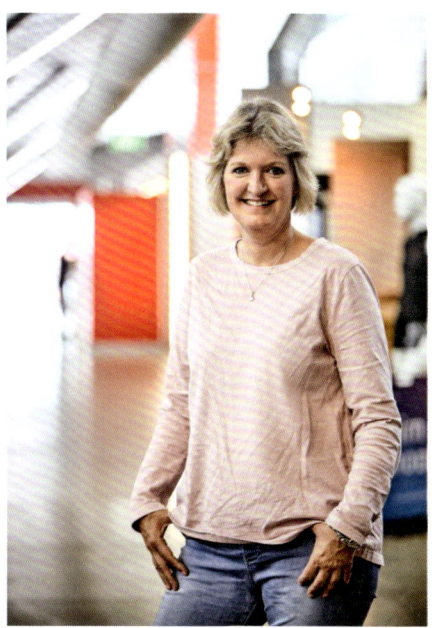

Ich dachte, ich schicke Ihnen einen Schnappschuss meiner Gewichtsabnahme zu Beginn des Power-Fastens – ich habe das 24-Stunden-Fasten jeden Montag und Dienstag und gelegentlich auch am Mittwoch durchgeführt, obwohl ich es am Mittwoch normalerweise bis zum Mittag abbreche. Power-Fasten ist ein großartiges Mittel, um das Gewicht wieder auf die richtige Bahn zu bringen. Ich bin am Wochenende auch weniger streng mit niedrigen Kohlenhydraten, sodass ich das Gefühl habe, dass Power-Fasten ziemlich befreiend war!

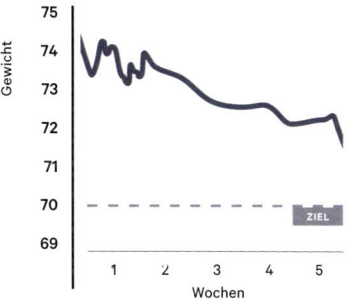

Caryns Power-Fasten-Fortschritte

Unsere Geschichten

Der „Fett-Professor"

GRANT SCHOFIELD, PH.D.
PROFESSOR FÜR ÖFFENTLICHE GESUNDHEIT

Ich gehe davon aus, dass Sie (und der Rest Ihrer Familie) Folgendes lieber hätten:

1. Lieber ein langes als ein kurzes Leben.
2. Ein Leben, in dem Sie körperlich und geistig gesund sind.
3. Ein Leben, das Ihrer Meinung nach einen Sinn hat.

Wie würde ein großartiges Leben für Sie aussehen? Was würden Sie tun?

Mehr als zu jedem anderen Zeitpunkt in der Geschichte der Menschheit verfügen wir in den entwickelten Ländern über die Werkzeuge, die Wissenschaft und die Ressourcen, um nicht nur zu überleben, sondern zu *gedeihen*. Die Welt ist ein besserer Ort zum Leben als je zuvor. Wir leben länger und gesünder. Wir haben Zugang zu mehr Ressourcen als je zuvor. Wie sollten wir also versuchen, unser Leben so zu führen, dass wir das Beste daraus machen können?

Die Forschung zeigt uns, dass ein großartiges Leben mit Sinngebung beginnt. Ein bedeutungs-volles Leben wird dadurch verkörpert, dass man jeden (okay, die meisten!) Morgen aus dem Bett springt, weil man weiß, worauf man sich einlässt und was einem wichtig ist, und weil man glaubt, dass man dazu beiträgt, die Welt zu verändern. Manche Leute glauben, das „gute Leben" liege an einem Strand irgendwo im 5-Sterne-Luxus. Sicher, das macht für eine Weile Spaß - dann wird es langweilig -, nun, für mich jedenfalls. Es ist langweilig, weil man sich ausruht. Wir alle brauchen Ruhe. Aber Ruhe ist nur eine Phase, in der wir uns von einer Herausforderung erholen und uns für die nächste wieder aufladen.

Unabhängig davon, wie ein großartiges Leben für Sie aussieht, bin ich sicher, dass Sie körperliche und geistige Energie haben wollen, um es zu leben. Das bedeutet mit Sicherheit, dass Sie darauf achten müssen, was Sie essen und wann Sie es essen.

Ich bin schließlich Forscher geworden, um herauszufinden, was uns dazu bringt, genau das zu tun. Ich habe mit Psychologie und Physiologie begonnen, dann bin ich zu Fettleibigkeit und Diabetes über-

Ich begann, zu erkennen, wie wichtig es ist, im Leben ein Enthusiast zu sein ... Wenn Sie sich für etwas interessieren, egal was, gehen Sie es mit voller Kraft an. Umarmen Sie es mit beiden Armen, umarmen Sie es, lieben Sie es und seien Sie vor allem leidenschaftlich. Lauwarm ist nicht gut. Heiß ist auch nicht gut. Weiß glühend und leidenschaftlich sind das Einzige, was man sein kann.

ROALD DAHL

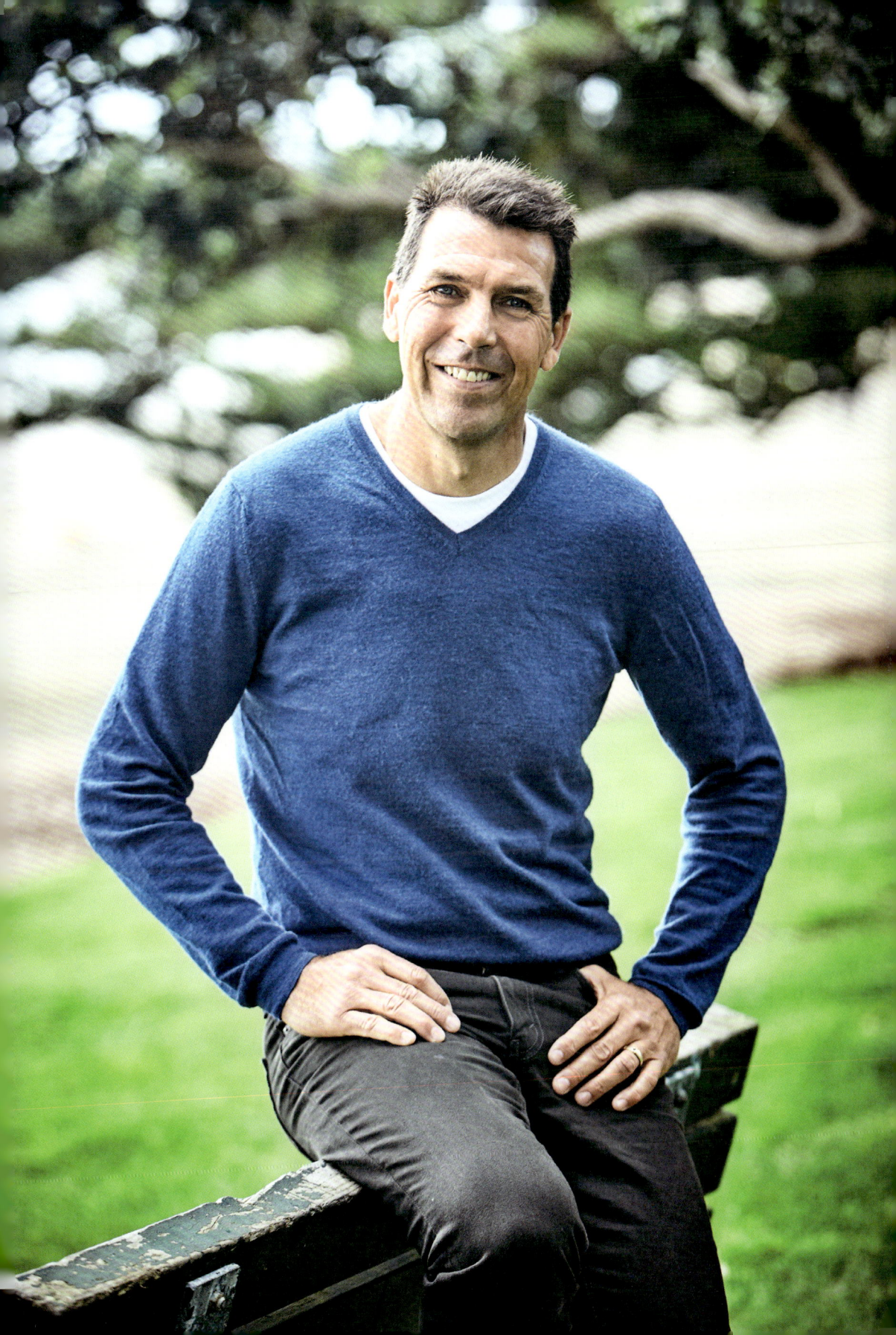

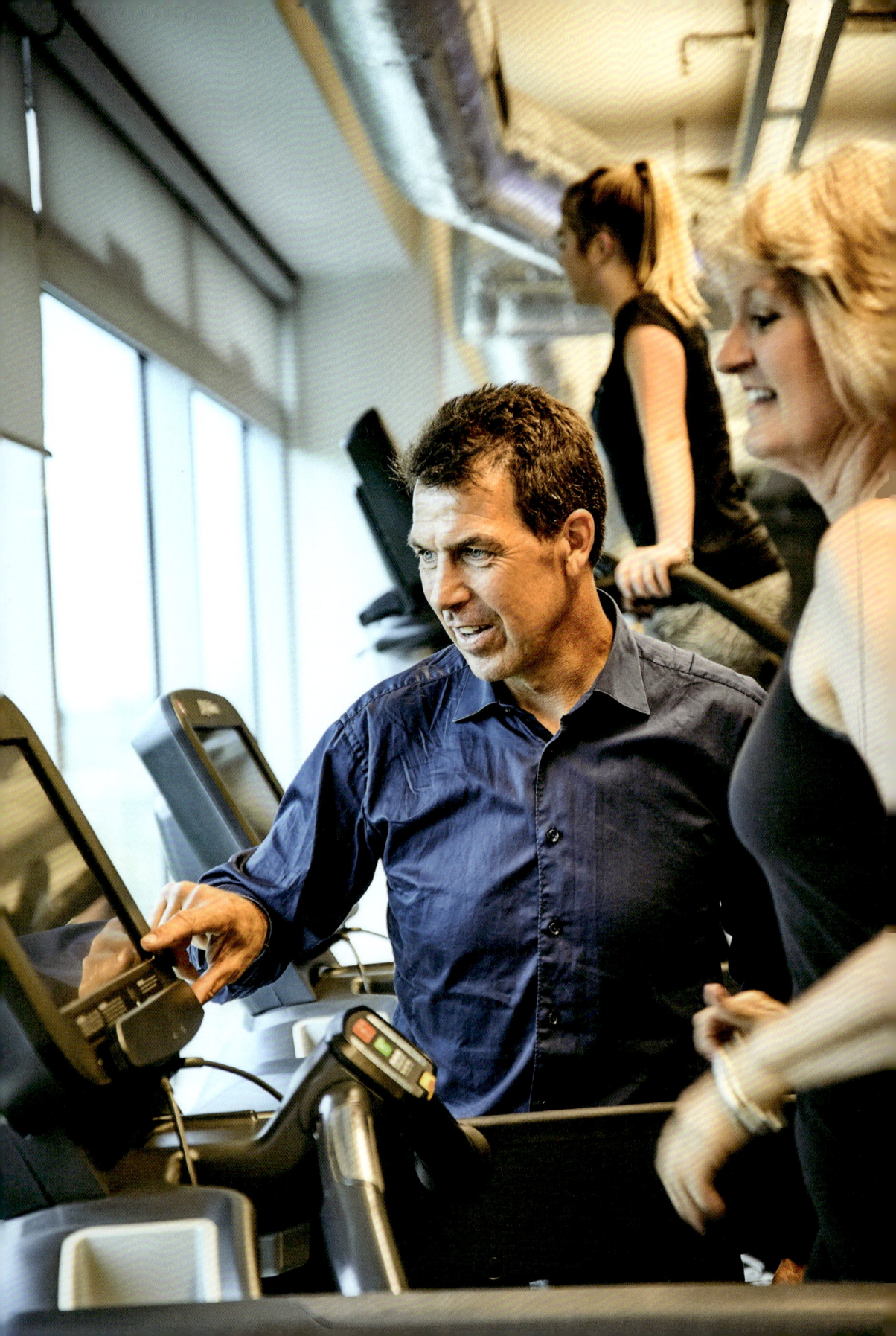

gegangen - insbesondere zu körperlicher Aktivität und Ernährung. In jüngerer Zeit hat uns das Aufkommen der positiven Psychologie zu einem vollständigeren Bild des Wohlbefindens verholfen. Meine Arbeit umfasst also drei verwandte Bereiche:

- An erster Stelle steht die **Ernährung -** insbesondere die Ernährung mit hohem (gesundem) Fettgehalt und die Reduktion von Zucker. Auch das Nicht-Essen (Fasten) ist entscheidend.

- Zweitens **körperliche Aktivität und Bewegung,** die überaus wichtig sind. Ich werde oft gefragt, was wichtiger ist: Ernährung oder Bewegung. Für mich ist das ein bisschen so, als würde ich fragen, was wichtiger ist: die linke Hand oder der rechte Fuß? Natürlich sind sie beide wichtig.

- Und schließlich geht es um das **Wohlbefinden im Allgemeinen.** Ich möchte auf der guten Arbeit aufbauen, die die positive Psychologie geleistet hat, und sie in kompakterer Form zugänglich machen. Besser zu essen und uns ein bisschen mehr zu bewegen ist aus meiner Sicht der einzige Weg, wie wir den Menschen helfen können, ein besseres Leben zu führen.

Mehr als zwei Jahrzehnte lang habe ich versucht, die Menschen dazu zu bringen, diese Dinge mit der Angst-Methode zu befolgen. Mein Team hat mehrere große Studien in der Primärversorgung, am Arbeitsplatz, in Schulen und Gemeinden, durchgeführt. Wir informierten die Leute über ihr Gesundheitsrisiko, erzählten, dass sie zu dick waren oder dass sie sich schlecht ernährten und inaktiv waren und dass sie die Folgen zu spüren bekämen, wenn sie sich nicht ändern würden. Wir führten das für die westliche Medizin typische „Defizitmodell" des Denkens durch. Dieses Modell ist gut gemeint, aber es ist schwer, Menschen dafür zu gewinnen, und letztlich sind die Ergebnisse schlecht. Wir bringen einige Leute dazu, sich für eine begrenzte Zeit zu verändern. Die Realität ist jedoch, dass es den meisten, denen wir auf diese Weise zu helfen versuchen, trotz unserer besten Absichten am Ende nicht besser geht.

Heute bin ich davon überzeugt, dass es einen besseren Weg gibt. Ich nenne es **positive Gesundheit.** Es ist eine neue Kombination aus evidenzbasierten Instrumenten, die sich aus der positiven Psychologie für die Gesundheit ergeben, mit einem starken Fokus auf Ernährung und Bewegung. Wir führen all dies hier für Sie zusammen. Sowohl die physischen Komponenten - Essen, Schlafen und Bewegen - als auch die psychologischen Zusammenhänge, Geben, Sich-Einlassen und so weiter.

Ich bin der Meinung, dass Sie, wenn Sie Ihre Essgewohnheiten dauerhaft verändern wollen, wissen müssen, warum Sie diesen Weg wählen. Sie benötigen neben dem Verständnis ein Repertoire an Techniken, die Ihnen und anderen dabei helfen, dorthin und immer wieder dorthin zu gelangen. Wir Menschen sind keine Roboter. Wir tun nicht immer das, was für uns am besten ist. Das Leben kommt uns in die Quere. Plötzlich finden Sie sich trotz Ihrer besten Absichten in einen großen Schokoladeneisbecher vertieft, um die Beförderung Ihres besten Freundes am Arbeitsplatz zu feiern. Das ist gut so. Tatsächlich ist es mehr als schön. Was wir hier brauchen, ist einfach eine Möglichkeit, diesen Moment zu genießen und dann weiterzumachen.

Oh, eine Sache noch - verschaffen Sie sich eine Perspektive! Die Tatsache, dass Sie das hier überhaupt gerade lesen, sollte Ihnen Anlass geben, darüber nachzudenken, wie gut Ihr Leben ist. Die Tatsache, dass diese Art der gesunden Ernährung für Sie von einigem Interesse ist, sagt etwas Tiefgründiges darüber aus, wie gut es Ihnen geht. Ich will nicht leichtfertig oder unhöflich sein, und ich weiß, dass die Dinge immer besser werden können. Aber die Realität ist, dass wir durch jede moderne Kommunikationsmethode eine Menge Nachrichten erhalten. Und es sind meistens schlechte Nachrichten. Schlechte Nachrichten erregen unsere Aufmerksamkeit; gute Nachrichten nicht so sehr. Es ist leicht, zu denken, dass die Welt auf geradem Weg zur Hölle geht, wenn man die Fakten mit der guten alten Zeit vergleicht, die hinter uns liegt. Meiner Meinung nach sind gerade das die Vergleiche, die wir anstellen sollten. Wir sollten rückwärts vergleichen, und wir sollten abwärts vergleichen. Ja, streben Sie danach, besser zu werden; das müssen Sie tun - aber nehmen Sie sich bitte die Zeit, um zu verstehen, dass das Leben gut ist, wenn Sie sich durch *Die Power-Fasten-Formel* beißen. Ich hoffe, dass Ihnen *Die Power-Fasten-Formel* gefällt und sie Sie auf dem Weg zu einem großartigen Leben unterstützt.

Die Ernährungsberaterin

DR. CARYN ZINN

DOZENTIN UND IN NEUSEELAND EINGETRAGENE ERNÄHRUNGSBERATERIN

Drei Jahre nach unseren ersten Veröffentlichungen kämpfe ich immer noch für einen fitten, gesunden und kohlenhydratarmen Lebensstil mit gesundem Fett (LCHF).

Seitdem ist viel passiert. Ich habe weitere Jahre klinische Erfahrung in meiner Ernährungspraxis als LCHF-Ernährungsberaterin gesammelt, ich habe mehr über die Arbeit im Zusammenhang mit LCHF gelernt – durch Lektüre der Studien, die veröffentlicht wurden, und auch dadurch, dass ich die Studien im Humanpotenzial-Zentrum der Auckland University of Technology selbst durchgeführt habe. Ich war auch an mehreren „aufregenden, aber gleichzeitig nicht so angenehmen Anti-LCHF-Anhörungen" mit Aufsichtsbehörden beteiligt, sowohl direkt als auch indirekt, einschließlich der Bereitstellung von Beweisen und des Kreuzverhörs als Sachverständige in der hochkarätigen LCHF-Ernährungsanhörung „Banting for Babies" des südafrikanischen Wissenschaftlers Professor Tim Noakes. Und wissen Sie was? Ich fühle mich noch sicherer, leidenschaftlicher und energischer als je zuvor, wenn es darum geht, die LCHF-Botschaft der Vollwerternährung weiter zu verbreiten. Wenn Sie sich mit LCHF ernähren, machen Sie weiter so. Wenn Sie keine Ahnung haben, wovon ich spreche, fangen Sie noch heute an, gesund zu werden.

Wie geht's weiter? Ich weiß, dass Sie das, was wir in diesem Buch für Sie auf Lager haben, lieben werden. Ja, es dreht sich alles um das Fasten, und im Moment gibt es nichts Innovativeres. Weil diejenigen, die das LCHF-Konzept „begreifen", wissen, dass es eigentlich leicht ist, ein oder zwei Mahlzeiten auszulassen (d. h. zu fasten). Nicht nur gehen die

beiden Konzepte Hand in Hand, sondern auch Wissenschaft und Praxis.

Seit ein paar Jahren integriere ich das intermittierende Fasten (IF) in meine Arbeit an meiner Klinik, der Caryn Zinn Nutrition. Ich setze es bei meinen Klienten ein, um ihnen zu helfen, ihre Ziele zu erreichen, sei es bei der Gewichtsabnahme, beim Management von Krankheiten oder bei der Optimierung von Alterung und Langlebigkeit. Wenn es um Gewichtsabnahme geht (denn Gewichtsabnahme verdient immer eine eigene Erwähnung), war das Fasten ein unglaublicher LCHF-Partner für den Erfolg. Für diejenigen, die trotz des Ankreuzens aller LCHF-Kästchen ihre letzten paar Kilo nicht abnehmen können, hat sich das Fasten wirklich bewährt. Ich arbeite mit vielen Frauen zusammen, die entweder in die Wechseljahre kommen, diese durchlaufen oder sie bereits hinter sich haben.

Es ist sehr befriedigend, mit diesen Menschen Erfolg zu haben, denn wenn sie zu mir kommen, haben sie alles versucht und sind mutlos und bereit, aufzugeben. Wenn Sie das sind, ein Ratschlag – geben Sie nicht auf: Sie sind noch nicht am Ende des Weges der Gewichtsabnahme angelangt. Fasten kann helfen und tut es auch, und in diesem Buch werde ich Ihnen alles darüber erzählen, wie es geht.

Fasten ist für mich kein Fremdwort. Da ich als Jüdin geboren und aufgewachsen bin, faste ich, seit ich denken kann, einmal im Jahr. Das 24-Stunden-Fasten gehört zu den wichtigsten jüdischen Feiertagen im hebräischen Kalender, dem Jom Kippur (Tag der Versöhnung). Für die spirituelle Seite haben wir einen ganzen Tag vorgesehen, um über das vergangene Jahr nachzudenken (im jüdischen

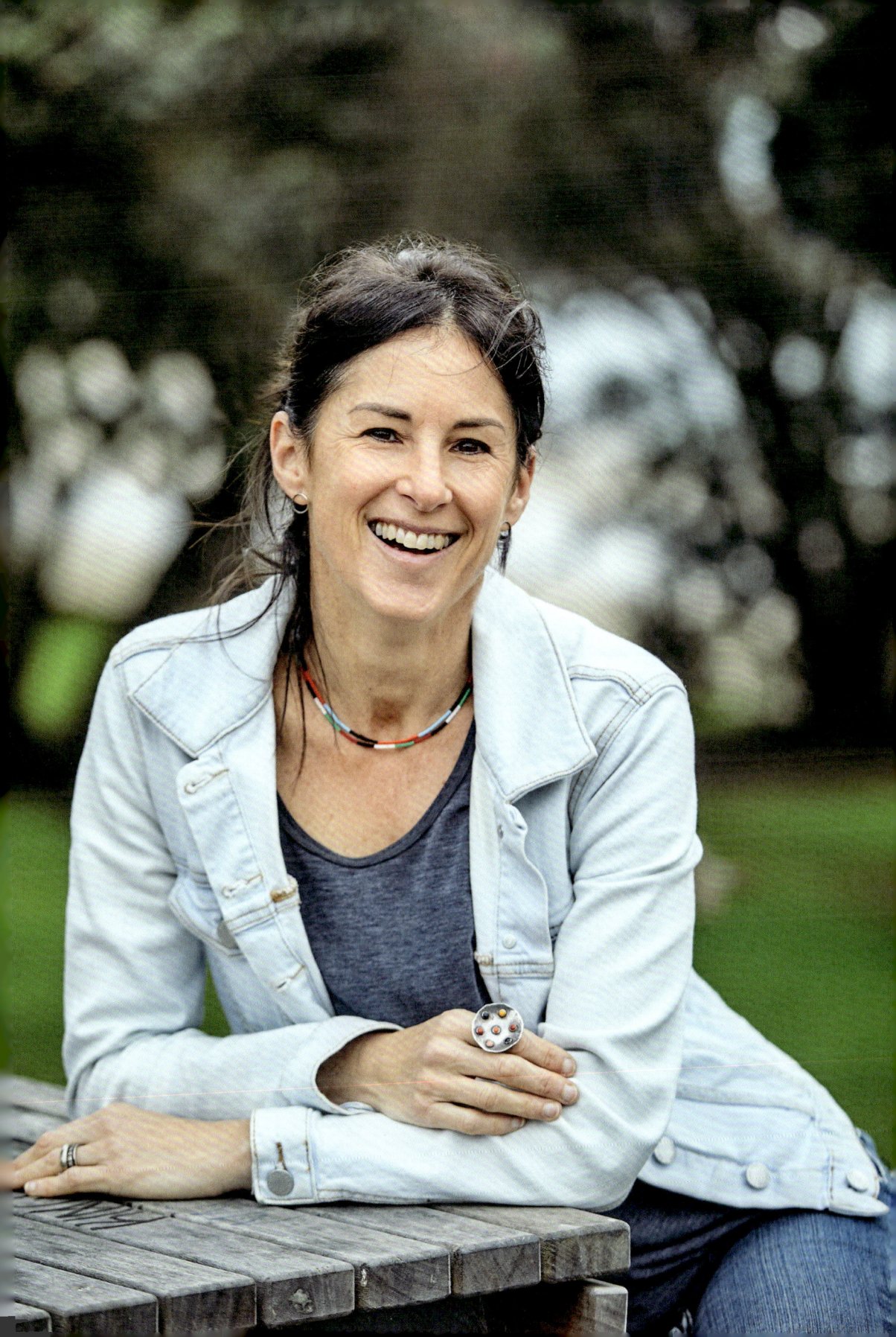

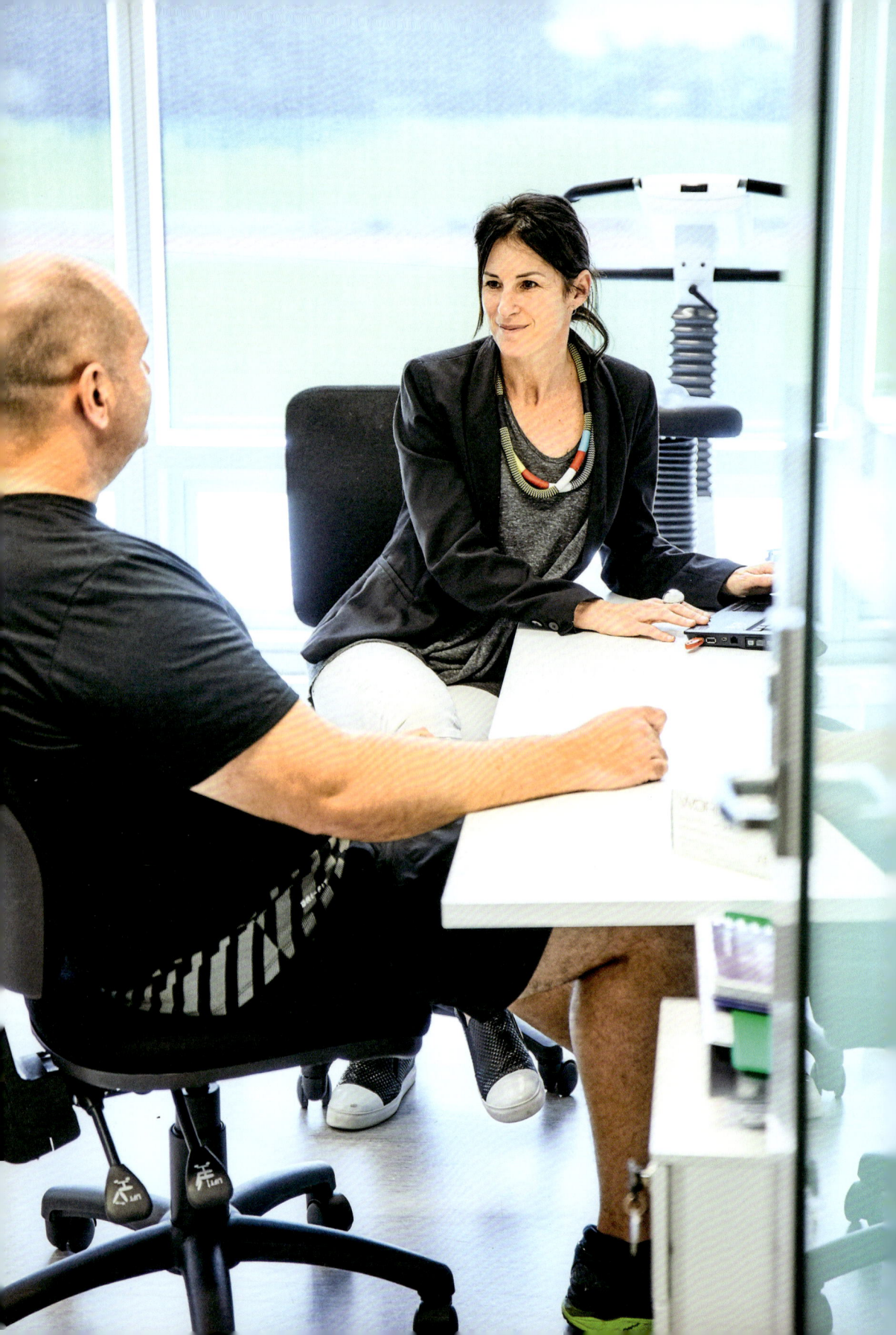

Kontext büßt man für seine Sünden, oder wofür auch immer man Vergebung wünscht). Für die physische Seite fasten wir für 24 Stunden - trinken nur Wasser. Obwohl ich selbst nicht religiös bin, empfinde ich die reiche Kultur des Judentums und den Umgang mit dem Essen als einzigartig.

Es war interessant, über meine vergangenen Fastenerfahrungen nachzudenken. Als kleines Kind war der Gedanke daran so entmutigend. Das Einzige, was mich am Leben hielt, war die Aussicht auf die traditionelle Belohnung am Ende der Fastenzeit. In der Nacht vor dem bevorstehenden „Tag X des Hungers" aß ich immer so viel, wie ich konnte, obwohl mir gesagt wurde, dass ich etwas anderes tun sollte. Ich saß dann den ganzen Tag in der Synagoge, träumte zugegebenermaßen vom Essen und machte einen stündlichen Countdown in meinem Kopf. Man durfte sich nicht mit anderen Dingen beschäftigen, denn bei Jom Kippur geht es um eine gezielte Pause von der Arbeit oder vom Spiel und nur darum, konzentriert nachzudenken (stellen Sie sich vor, wie gut das bei einem Kind ankommt). Es war ein harter Weg. Am Ende bekam ich immer Kopfschmerzen - einfach nur Wasser zu trinken war nie meine Stärke. Traditionell wird das Fasten mit etwas Süßem gebrochen, was für mich entweder Trockenfrüchte oder köstlicher Teiglach (geknotetes Gebäck, das in klebrigem Honigsirup gekocht wird) war. Wir Kinder schmuggelten diese in die Synagoge und stopften uns nach dem Gottesdienst mit Zucker voll (oh je!). Darauf folgte ein großes Familienessen, bei dem man sich unweigerlich überfressen musste. Wenn ich damals nur gewusst hätte, was ich jetzt weiß.

Seitdem ich LCHF anwende, faste ich nun regelmäßig und mit Leichtigkeit. Ich begrüße Jom Kippur jetzt sowohl als einen spirituellen als auch als einen körperlichen Gesundheitsförderer - nicht als eine gewaltige Aufgabe.

Meine Mahlzeiten vor und nach dem Fasten und meine Strategien, mir die Zeit zu vertreiben, sind ganz anders als früher. Heutzutage ist das Fasten für mich ein Kinderspiel und ich werde Ihnen all mein Wissen vermitteln. Also bitte, kommen Sie mit und schließen Sie sich dem Fastenclub an.

Der Chefkoch

CRAIG RODGER

Hallo zusammen. Mein Name ist Craig Rodger. Ich bin ein klassisch ausgebildeter Koch, der acht Jahre lang in Feinschmeckerrestaurants gekocht hat, darunter Michelin-Sterne-Restaurants in Schottland und London. Anschließend bin ich nach Neuseeland gegangen, wo ich weiterhin in Restaurants in Auckland gekocht habe, darunter auch in meinem eigenen.

Warum ist ein Koch überhaupt Teil eines Buches über das Fasten? Das ist eine berechtigte Frage – aber um sie zu beantworten, muss ich Ihnen ein wenig über meinen Hintergrund erzählen.

Ich wollte Koch werden, weil ich Gastfreundschaft lernen wollte. Nachdem ich zuvor einige verschiedene Karrierewege ausprobiert hatte, habe ich darüber nachgedacht, was mich als Person motiviert. So seltsam es klingt, aber ich wollte etwas tun, das den Menschen Freude bereitet und ihnen in irgendeiner Weise zugute kommt. Ich wollte gegenüber meiner Familie und meinen Freunden gastfreundlich sein. Ich wollte eine Reihe von Fähigkeiten erlernen, die es mir ermöglichen würden, ihnen Freude zu bereiten. Ich wollte auch, dass das, was ich tue, andere fördert. Meiner Erfahrung nach sind die besten Köche unerschrockene Menschenfreunde, die mehr für das Vergnügen anderer Menschen kochen als für das eigene.

Kochen auf einem wirklich hohen Niveau ist eine Achterbahnfahrt. Man ist gleichzeitig erschöpft und sprüht vor Energie. Es lohnt sich, Gäste zu erfreuen und mit unglaublichen, seltenen Produkten zu arbeiten. Aber gleichzeitig kann es sich ein wenig eindimensional anfühlen. Die Feinschmecker scheinen sich alle auf den Genuss von teuren, hochveredelten Lebensmitteln zu konzentrieren. Es ist ein Kochstil, der entweder ein- oder zweimal im Jahr genossen wird oder, von einigen wenigen, auch öfter. In gewisser Weise ist es ein Partyessen für Erwachsene. Es dämmerte mir, dass meine Karriere mich ziemlich weit von den Beweggründen fortgeführt hatte, aus denen ich das Kochen überhaupt erst hatte lernen wollen.

Etwa zu dieser Zeit lernte ich meine Frau Hailey kennen. Wir lebten ein paar Jahre in London, und ich fuhr fort, meinen Beruf in noch spezielleren Umgebungen auszuüben – 5-Sterne-Hotels, Catering bei glanzvollen Veranstaltungen, einschließlich einer dreitägigen Hochzeit auf einem Promi-Festival. Ich begann, mich immer mehr von den Menschen, für die ich kochte, und dem Essen, das ich zubereitete, zu distanzieren. Ich fühlte mich allmählich etwas abgestumpft. Also trafen wir die Entscheidung, nach Neuseeland zu gehen. Hailey ist dort geboren und aufgewachsen und machte einen längeren Auslandsaufenthalt, als wir uns kennenlernten.

Bei meiner Ankunft in Neuseeland beschloss ich, mich routinemäßig von einem Arzt untersuchen zu lassen – und meine Blutwerte zeigten, dass ich Prädiabetes hatte! Ich machte mir Sorgen, zumal ich zu diesem Zeitpunkt erst 28 Jahre alt war, aber ich war kaum überrascht. Ich dachte über meine Karriere und den damit verbundenen Lebensstil nach. Wir arbeiteten 14, 15, 16 Stunden am Tag. In einem Hotel fing ich um 7 Uhr morgens an und hörte um 23 Uhr auf, und das an 6 Tagen in der Woche. Das Hotel hatte nie zu, sodass mein freier Tag in der

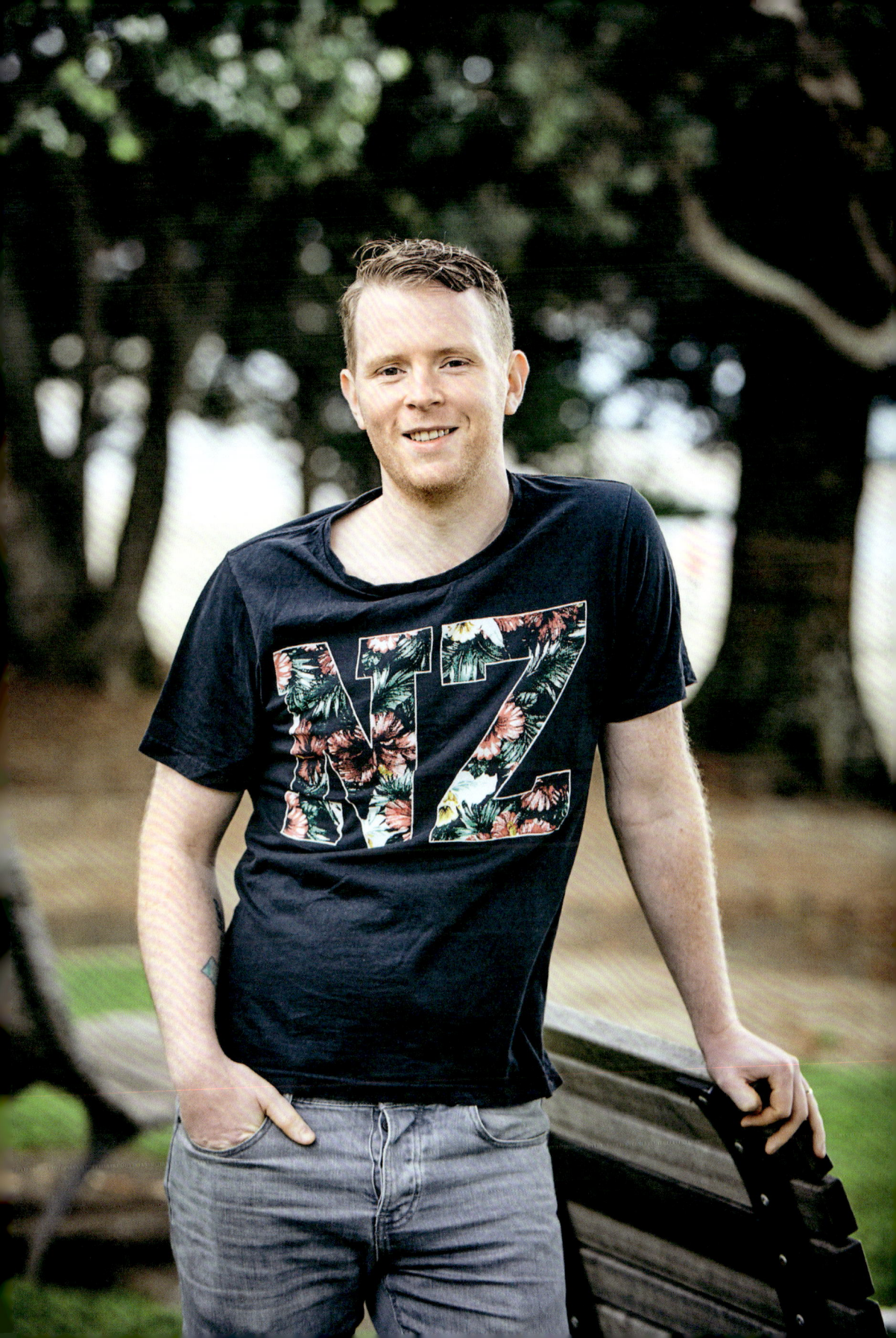

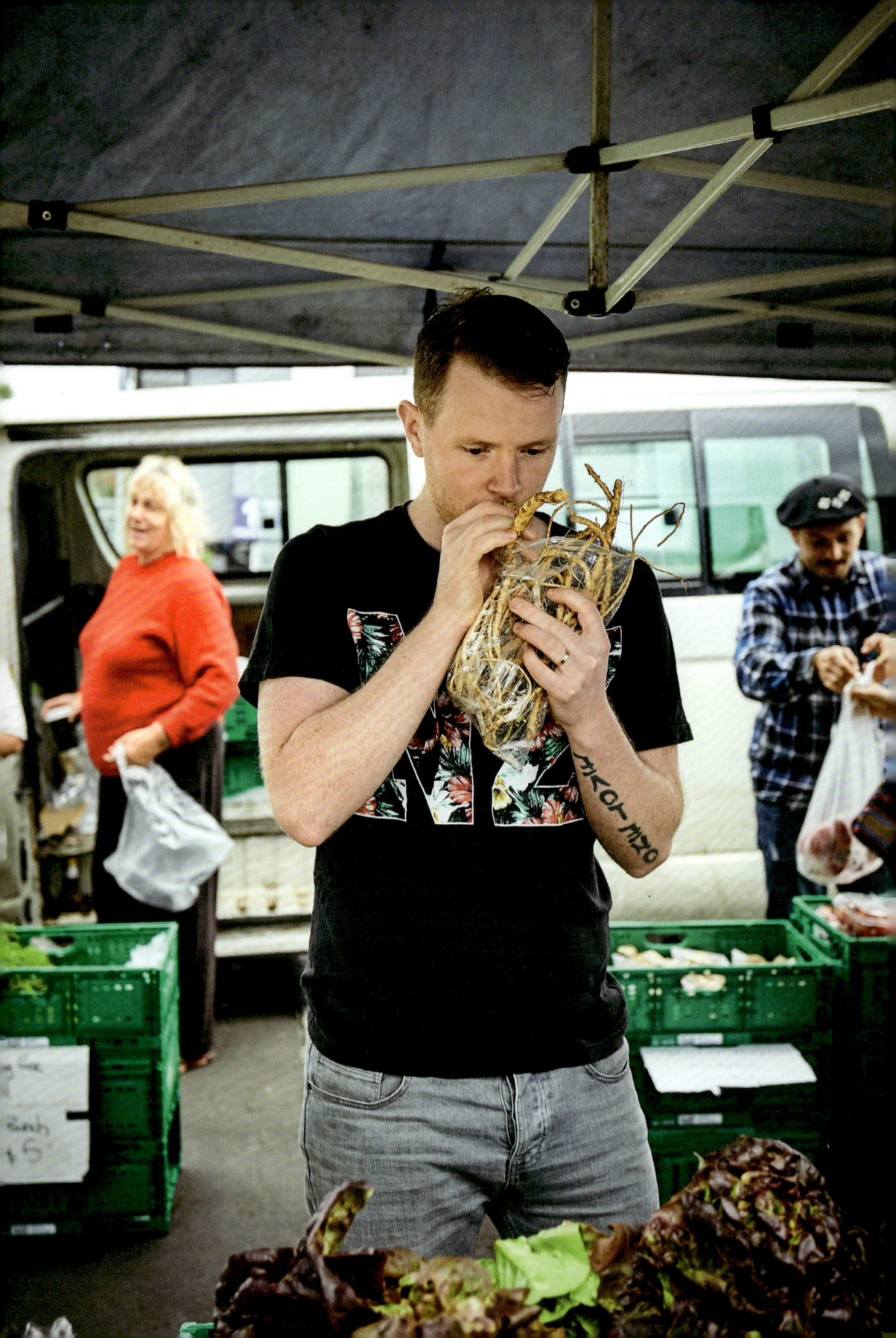

einen Woche ein Dienstag und in der nächsten ein Sonntag sein konnte. Mein Schlaf litt, meine Ernährung litt, und nach einer Weile setzte eine allgemeine Erschöpfung ein.

Ich beschloss, dass ich es mir selbst schuldig war, meine Ernährung besser in den Griff zu bekommen. Ich machte es mir nicht leicht, ich las Bücher, hörte mir viele Podcasts an und ging zu einem Seminar zum Thema Ernährung. Ich hatte mich damit befasst, wie sich die Kohlenhydratbelastung in unserer Ernährung auf unsere Gesundheit auswirkt, und es ergab für mich Sinn, dass ein Zusammenhang zwischen dem Konsum von Zucker und einem hohen Blutzuckerspiegel bestehen könnte. Ich besuchte ein Seminar über LCHF-Ernährung, das von Professor Grant Schofield und Dr. Caryn Zinn präsentiert wurde, und war wirklich beeindruckt von ihrer Botschaft.

Meine neuseeländische Familie hatte die Idee, ein Restaurant zu eröffnen, aber ich wollte einen LCHF-Ansatz für die Küche wählen. Sie unterstützten mich, und so wurde LOOP geboren – Neuseelands erstes LCHF-Restaurant, in dem der Schwerpunkt auf der Zubereitung von Speisen lag, die gleichermaßen köstlich und nahrhaft waren. Es war ein Werk der Liebe, das von all unseren treuen Kunden geschätzt wurde. Einer unserer Kunden war ein wettkampferprobter Ironman-Athlet und wollte bei LOOP eine Spendenaktion für seine Veranstaltung auf Hawaii organisieren. Er lud Grant zu einem Vortrag ein, und dort wurde Grants Idee geboren, ein Buch zu schreiben. Grant setzte sich bald darauf mit mir in Verbindung und wir begannen mit unserer gemeinsamen Arbeit. Hailey wurde im zweiten Jahr von LOOP schwanger, und ich wollte kein Koch/Vater sein, der sich schuldig fühlte, weil er so oft von seiner Familie getrennt war. Wir haben LOOP verkauft und konzentrieren uns jetzt auf andere Projekte.

Wieder einmal revolutionieren Grant Schofield und Caryn Zinn den Bereich der menschlichen Ernährung und Leistungsfähigkeit, indem sie die gesundheitsfördernden Vorteile des Fastens veranschaulichen. Das Essen ist nach wie vor von entscheidender Bedeutung, wenn man sich einer Fastenkur unterzieht – der Körper ist darauf vorbereitet, Nahrung zu erhalten, wenn man das Fasten abbricht, und es ist meine Aufgabe, schnelle, einfache Rezepte zuzubereiten, die mit nährstoffreichen Lebensmitteln vollgepackt sind.

Ich bin jetzt ein professioneller Rezeptentwickler für eine der führenden Lebensmittelmarken Neuseelands. Täglich kochen 8000 Menschen nach meinen Rezepten und tragen dazu bei, jeden Abend in der Woche einen echten Unterschied für diese Menschen zu machen.

Hannah Goran

ALTER: 37

BERUF: MANAGERIN FÜR GESUNDHEIT UND WOHLBEFINDEN

FAMILIE: 3 KINDER IM ALTER VON 2, 6 UND 7 JAHREN

TYPISCHE ARBEITSWOCHE: 50+ STUNDEN, FRÜHER ARBEITSBEGINN

ANDERE BESCHÄFTIGUNGEN: HINTER KINDERN HERLAUFEN.
ICH HABE GERADE EINEN SCHMERZHAFTEN RÜCKEN,
WAS MEINER LEBENSQUALITÄT NICHT ZUTRÄGLICH IST.

Hannah ist sehr beschäftigt mit langen Arbeitszeiten, Kinder- und Familienkram. Es ist ihr wichtig, gesund und in Form zu bleiben, aber letztendlich kommen ihr andere Dinge in die Quere. Sie begann mit LCHF, fühlte sich gut und verlor etwas Gewicht.

„Ich hatte jede erdenkliche (und erfolglose) Diät gemacht. Mein Universalkonzept war viel Salat, das Trinken aufzugeben und kalorienarm zu essen. So hatte ich ein paar Kilo abgenommen. Es wurde schwerer, und ich würde bald wieder dort sein, wo ich vorher war – d.h. ich hatte versagt und es machte keinen Spaß. Dann begann ich mit LCHF. Das war auch hart, zumindest in der Art, wie es schwer ist, an etwas festzuhalten, aber ich habe abgenommen und mein Gewicht gehalten. Es verringerte sich von 78 auf 69 kg. Ich war ziemlich zufrieden. Samstags ging ich es lockerer an und aß mehr Kohlenhydrate, aber ich versuchte, es nicht zu übertreiben. Ich stehe sowieso nicht so sehr auf zuckerhaltige Sachen, aber Brot und Butter sind meine Lieblingsspeisen."

Hannah fuhr dann mit ein wenig Fasten fort. „Ich schaffte es, durch die Kombination von LCHF und Fasten weitere 5 Kilo abzunehmen. Da ich berufstätig und darauf bedacht war, dass meine Herausforderungen beim Abnehmen keinen Einluss auf mein Familienleben hatten, fand ich das Fasten während der Arbeitstage am besten für mich. Das Fasten vom Vorabend bis zum Abend-

essen mit meiner Familie am nächsten Abend hat mir gut getan und ich fühlte mich immer besser, und mein Gewicht fiel weiter – und ich fühlte mich tatsächlich ziemlich gut und ich nahm weiter ab. An den Wochenenden fastete ich nicht. Wenn ich mit meiner Familie zusammen und bei anderen gesellschaftlichen Anlässen war, fastete ich nicht mehr so viel und achtete auch nicht so sehr auf Kohlenhydrate. Ich hasse es, die Person zu sein, die sagt: ‚Nein danke, ich bin auf Diät' oder ‚Das esse ich nicht'. Bei mir hat es funktioniert. Ich habe immer noch Probleme, wenn ich nicht arbeite, z.B. wenn wir einen Monat Familienurlaub im Ausland machen, dann bekomme ich die ganze Zeit weniger gutes Essen. Jetzt habe ich mich etwas mehr an das Montag/Dienstag-Muster gewöhnt.

Was ich bisher über Ernährung gelernt habe: LCHF funktioniert und ist für mich zu Hause ziemlich unkompliziert. Ich esse einfach das, was die Familie isst, und lasse die Kohlenhydrate weg. Ich habe gelernt, dass ich lange Zeit ohne Nahrung auskommen kann, und dass es mir dabei gutgeht. Ich kann mich bei der Arbeit in Situationen befinden, in denen es viele Kohlenhydrate und Junkfood gibt, und ich kann weitermachen, ohne der Verlockung nachzugeben, obwohl mir das viel schwerer fällt, wenn ich mit Freunden und Familie zusammen bin. Ich finde das zwar am schwierigsten, aber ich kann und habe es getan. Ich muss zugeben, dass ich nicht sehr offen darüber gesprochen habe, was ich tue, da ich im betrieblichen Gesundheitswesen arbeite, und ich wollte nicht wie eine Verrückte wirken, die nicht isst, ha! Uns wurde jahrzehntelang beigebracht, dass wir all diese Mahlzeiten und Snacks brauchen. Ich habe für mich gelernt, dass dies nicht der Fall ist.

Womit ich immer noch zu kämpfen habe: Ich bin viel in der Nähe von Lebensmitteln; bei der Arbeit, zu Hause. Das ist nicht optimal und ich bereite diese oft selbst zu.

Lieblingsessen: Rührei, Speck und Champignons.

Ratschläge, die ich jemandem geben würde, der mit dem Fasten beginnt: Das funktioniert, zumindest für mich."

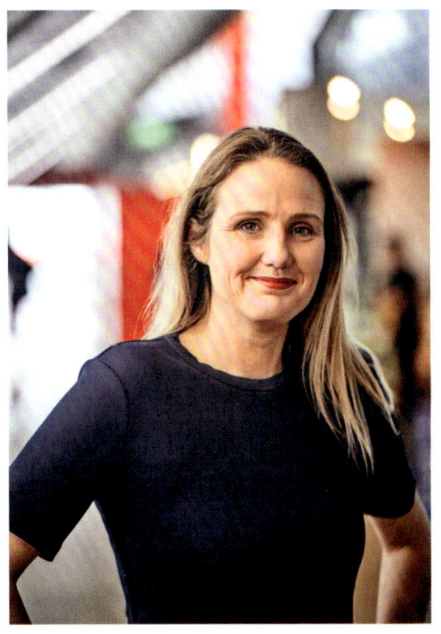

Unsere Kommentare: Hannah hat das Fasten in erster Linie zum Abnehmen genutzt. Es passt zu ihrem Lebensstil mit einem sehr vollen Arbeitstag: lange Arbeitszeiten, früher Arbeitsbeginn. Sie fängt einfach sehr früh an und isst nichts, trinkt nur einen Kaffee, bis sie nach Hause kommt, normalerweise zur Essenszeit der Familie.

Hannah hat eine Familie, die sich den kohlenhydratarmen und Power-Fasten-Lebensstil nicht wirklich zu eigen macht. Nun, ihre Kinder wissen es nicht, es ist ihnen egal, weil sie jung sind. Ihr Mann ist in ziemlich guter Verfassung und isst viele Kohlenhydrate. Aber sie pausiert an den Wochenenden einfach mit dem Fasten und dem kohlenhydratarmen Leben, wenn es unpraktisch wird. Das scheint bei ihr gut zu funktionieren. Sie isst ihre normalen Familienmahlzeiten und lässt die Kohlenhydrate unter der Woche einfach ausfallen. Hannah verlängert das Fasten auf 3 oder 4 Tage in der Woche, was für die meisten Menschen eine ziemlich harte Herausforderung ist. Aber aufgrund ihrer Arbeitssituation und ihrer Ziele beim Abnehmen sowie ihrer Neigung, am Wochenende wieder mehr Kohlenhydrate und andere Nahrungsmittel zu sich zu nehmen, hat sie eine große Energielücke, die sie mit Fettverbrennung füllen muss. Im Idealfall würden wir gerne sehen, dass sie etwas weniger fastet und die Qualität ihres Essens am Wochenende verbessert. Aber, hey – wer ist schon perfekt?

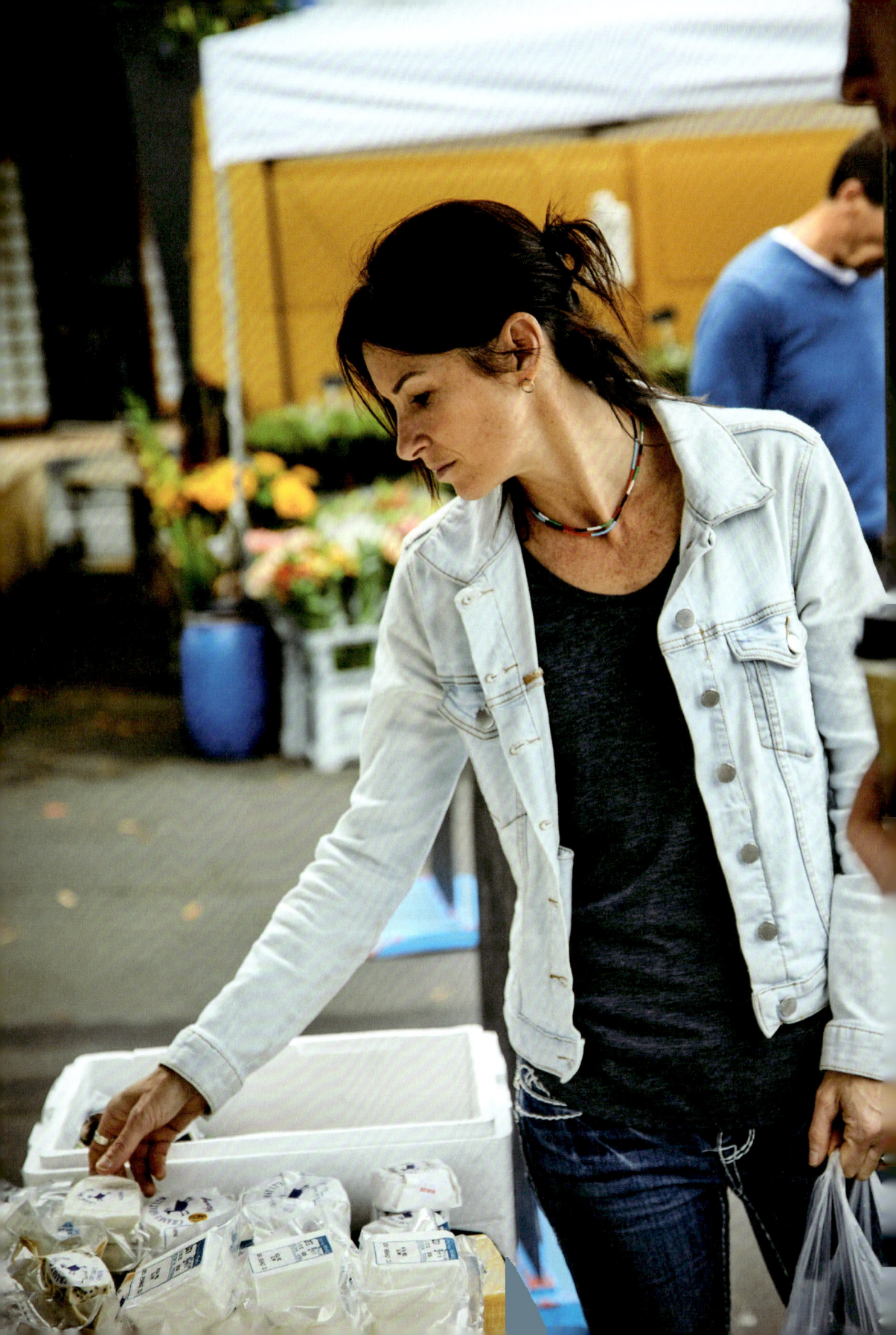

Teil 1
So funktioniert es

Hi, ich bin's, Caryn.

In diesem Abschnitt zeige ich Ihnen die Grundlagen des Power-Fastens aus einer realen, alltäglichen Perspektive. Natürlich werden Sie auf Ihrem Weg dorthin viele Fragen haben – lesen Sie einfach weiter, um die Antworten zu erhalten!

Bevor Sie sich mit dem Power-Fasten-Lebensstil auseinandersetzen, sollten Sie sich bewusst sein, dass Ihr Wohlbefinden in direktem Zusammenhang mt den Dingen steht, die Sie täglich tun, und mit der Art und Weise, wie Sie denken. Die Gedanken, die Sie haben, beeinflussen die Aktivitäten Ihres Körpers! Das Gehirn und der Körper sollten also nicht isoliert betrachtet werden – niemals. Nicht beim Essen und nicht beim Fasten. Das zu erkennen, ist wichtig, wenn Sie langfristig eine gesunde Ernährung und gesundes Fasten für sich wirken lassen wollen. Kommen Sie jetzt mit mir und ich werde Sie durch den gesamten Übergang zum Power-Fasten begleiten. Mein Ziel ist es, Ihnen die Ratschläge zu geben, die Sie brauchen, und Sie durch die Methode des Power-Fastens zu führen, um zu gewährleisten, dass es eine sichere, reibungslose und angenehme Reise wird.

Ist Fasten für mich das Richtige?

Ist das Konzept des „Fastens" - und vielleicht sogar das Wort selbst - zu konfrontativ, um überhaupt darüber nachzudenken, geschweige denn zu erwägen, etwas zu tun? Beschwört der Gedanke, nicht zu essen, automatisch negative Gefühle wie Hunger und Unwohlsein herauf? Wenn ja, sind Sie wahrscheinlich nicht allein und es ist nicht Ihre Schuld. Wir haben uns so daran gewöhnt, bei jeder Gelegenheit, mit jeder Emotion, aus Spaß, zur Regeneration, aus Langeweile und wenn die Uhr es uns sagt, zu essen. Aber bedenken Sie: Es war nicht immer so. Lassen Sie uns in der Zeit zurückgehen. Früher gab es keine Uhren, die eine vorgeschriebene Essenszeit anzeigten. Es gab keine Frühstücks-, Mittags-, Snack-, Abendbrot- oder Abendessen-Lebensmittel. Es gab nur Essen - und es wurde gegessen, wenn es verfügbar war, und nicht gegessen, wenn es nicht verfügbar war. So einfach ist das.

In der modernen Welt sind Lebensmittel heute so gut wie immer verfügbar. Für viele Menschen erfordert der Verzicht auf Nahrung heute tatsächlich bewusste Anstrengungen. Aber hier ist die gute Nachricht: Es gibt nichts, wovor man sich beim Fasten fürchten müsste. Wenn man es richtig macht, dann ist es so schwer, wie man denkt. Die Wissenschaft sagt uns, dass Zeiten, in denen wir nicht essen, gut für uns sind. Das ist eigentlich nichts Neues. Das Fasten wurde erstmals 1500 v. Chr. in der Bibel erwähnt - es wird ganze 78 Mal erwähnt, meist zu spirituellen Zwecken. Heute wissen wir, dass das Fasten bei der Gewichtsabnahme, bei der Vorbeugung und Besserung chronischer Krankheiten, bei der Selbstheilung der Körperzellen und sogar bei der Förderung eines längeren Lebens helfen kann.

Bevor Sie sich jedoch festlegen, ist es wichtig herauszufinden, ob das Fasten angesichts Ihrer spezifischen Umstände und Ihrer Ziele für Sie geeignet ist - und vor allem, ob das Fasten für Sie *nicht* geeignet ist. Deshalb fordern wir Sie dringend auf, unsere beiden Fasten-Screening-Tests zu machen: „Power-Fasten" und „Weniger Power". Es ist wirklich wichtig, beide Tests zu machen.

Fasten ist nicht für jeden etwas, und trotz seines potenziellen gesundheitlichen Nutzens kann es manchen Menschen mehr schaden als nützen, manchmal, ohne dass sie sich dessen bewusst sind. Sie müssen also wissen, ob es für Sie das Richtige ist, bevor Sie loslegen.

TEST NUMMER 1

Der Power-Fasten-Test

Beantworten Sie alle 12 Fragen mit JA oder NEIN.
Berechnen Sie jedes JA mit 1 Punkt, jedes NEIN mit 0 Punkten

Power-Fasten-Fragen	Punktezahl 1 für Ja, 0 für Nein
1. Haben Sie unerwünschtes Körperfett zu verlieren?	_____
2. Haben Sie unerwünschtes Körperfett, das Sie anscheinend einfach nicht verlagern können?	_____
3. Essen Sie manchmal, wenn Sie nicht hungrig sind? (d. h. aus Langeweile, Fröhlichkeit, Traurigkeit, Feiern und/oder Mitleid)	_____
4. Wollen Sie Ihre Lebenserwartung verbessern? (d. h. lange und gesund leben)	_____
5. Wollen Sie besser gerüstet sein, um Ihr Krebsrisiko zu minimieren?	_____
6. Wollen Sie Ihren Blutzuckerspiegel unter Kontrolle bringen?	_____
7. Wollen Sie mithelfen, Ihre Hormone zu regulieren, die Hunger und Sättigung kontrollieren?	_____
8. Wollen Sie Ihr Essverhalten und Ihre Essgewohnheiten insgesamt verbessern?	_____
9. Wollen Sie Ihren Geist schärfen und Ihre Gehirnfunktion verbessern?	_____
10. Wollen Sie Ihr Immunsystem stärken?	_____
11. Haben Sie das Gefühl, dass Sie eine Entgiftung brauchen?	_____
12. Essen Sie mehr als 28-mal in der Woche? (4-mal pro Tag)	_____
Gesamtergebnis	/ 12

Im Gegensatz zu den meisten Tests, bei denen 6 von 12 oder 50% ein Bestehen ist, ist bei diesem Test eine 1 von 12 ein Bestehen. Denn wenn Sie nur eine dieser Fragen mit JA beantworten, bedeutet dies, dass Sie in gewisser Weise vom Fasten profitieren können. Das ist ein guter Anfang.

NUN ZUM TEST NUMMER 2

Weniger-Power-Test

Es gibt nur 6 Fragen. Auch hier beantworten Sie jede mit JA oder NEIN.
Für jedes JA erhalten Sie 1 Punkt. Für jedes NEIN erhalten Sie 0 Punkte.

erst mal Weniger-Power-Fragen

Punktezahl
1 für Ja, 0 für Nein

1. Sind Sie schwanger oder stillen Sie? _____

2. Haben Sie eine Vorgeschichte mit Essstörungen? _____

3. Verursacht Ihnen Ihr Verhältnis zur Ernährung großen Kummer? _____

4. Sind Sie eine Persönlichkeit des Typs A? (d. h. hohe Ängstlichkeit, schnell gestresst?) _____

5. Sind Sie ein Kind oder ein(e) Heranwachsende(r)? _____

6. Haben Sie Typ-1-Diabetes oder eine chronische Krankheit, die viele Medikamente erfordert, oder eine seltene Stoffwechsel- oder genetische Krankheit? _____

Gesamtergebnis / 6

Die Interpretation des Ergebnisses bei diesem Test ist etwas komplexer als beim ersten Test. Wenn Ihr Ergebnis bei 1 oder darüber liegt, sollten Sie anfangen, auf einige Warnsignale in Bezug auf das Fasten zu hören. Lassen Sie es uns erklären:

Frage 1
Wenn Sie schwanger sind oder stillen, ist Fasten im Moment nichts für Sie. Es ist wahrscheinlich nicht schädlich (denn – seien wir ehrlich – die morgendliche Übelkeit, die Sie in der Schwangerschaft oft bekommen, führt dazu, dass Sie am Ende der Schwangerschaft teilweise fasten), aber das Ziel in dieser Lebensphase ist es, Kalorien und Nährstoffe für Ihr Baby zu optimieren. Fasten kann sehr wohl zu einem späteren Zeitpunkt für Sie geeignet sein, also legen Sie es erst mal auf Eis und kommen Sie später darauf zurück.

Fragen 2 und 3
Wenn Sie eine Vorgeschichte mit Essstörungen oder eine extrem schwankende Beziehung zum Essen haben (indem Sie darüber nachdenken, dass es Ihnen ein ernsthaftes Maß an Ängsten verursacht, das über das hinausgeht, was als normal angesehen wird), sollten Sie sich vor dem Fasten hüten. Es könnte für Sie oder gegen Sie wirken, deshalb müssen Sie sicherstellen, dass Sie es aus den richtigen Gründen tun. Wenn Sie es doch versuchen, sollten Sie genau darauf

achten, ob und wie Ihre Emotionen/Ihr Gemütszustand betroffen sind.

Wenn Sie sich zutrauen, das Fasten auszuprobieren, ist der beste Weg, die Dinge unter Kontrolle zu halten, „niedrig anzufangen und langsam vorzugehen". Damit meine ich, dass Sie behutsam ins Fasten einsteigen, indem Sie ein einfaches Programm für den Anfang wählen (d. h. nur eine Mahlzeit auslassen, wie z. B. das Frühstück) und von da aus weitermachen. Wenn Sie feststellen, dass dies keine negativen Auswirkungen hat, können Sie fortfahren. Fasten könnte tatsächlich dazu beitragen, Ihr Verhältnis zum Essen zu verbessern. Aber wenn Sie feststellen, dass es den gegenteiligen Effekt hat, dann ist es einfach nichts für Sie. Das setzt natürlich voraus, dass Sie sich selbst und anderen gegenüber aufmerksam und ehrlich sind. Möglicherweise müssen Sie professionelle Hilfe suchen, um dies herauszufinden. Das Letzte, was wir wollen, ist, Ihnen und Ihren Lieben Schaden zuzufügen. Das Ziel dieses Buches ist es, Ihnen zu optimaler Gesundheit und Wohlbefinden zu verhelfen.

Frage 4

Wenn Sie wissen, dass Sie im Allgemeinen schnell gestresst sind, sollten Sie besonders vorsichtig sein, wenn Sie sich für das Fasten entscheiden. Der Grund dafür ist, dass beim Fasten Ihr Stresshormon Cortisol ansteigt. Für Menschen, die nicht unter Angstzuständen leiden, ist das zwar kein Problem, aber wenn Sie fasten, kann das Fasten die Situation verschlimmern. Es könnte also sein, dass Fasten nichts für Sie ist oder dass Sie kleinere Schritte unternehmen müssen als das, was wir in unserer Montag/Dienstag-Power-Fasten-Methode vorschlagen. Wie dem auch sei, im Endeffekt sollten Sie darauf achten, wie Sie sich fühlen. Denn Sie werden bald herausfinden, ob Fasten für Sie und Ihre Gesundheit, körperlich und geistig, von Vorteil ist oder nicht.

Frage 5

Wenn Sie ein Kind im Wachstum oder Heranwachsende oder Heranwachsender sind (unter

18 Jahren), konzentrieren Sie sich einfach darauf, zu wachsen und sich vollwertig zu ernähren, regelmäßig aktiv zu sein und das Leben zu genießen. Wenn Sie unbeabsichtigt eine Mahlzeit auslassen, wie es bei Kindern oder Jugendlichen oft der Fall ist, dann ist das in Ordnung - warten Sie mit dem gezielten Fasten einfach noch einige Zeit.

Frage 6

Nicht zu essen ist eine gute Möglichkeit, Ihren Blutzucker und Ihr HbA1c (ein Maß für die langfristige Blutzuckerkontrolle) auf ein normales Niveau zu bringen und sogar zu erreichen. Wenn Sie an Typ-2-Diabetes leiden und kein Insulin einnehmen, dann sollte Fasten eigentlich Teil Ihres Ernährungsplans sein. ABER wenn Insulin benötigt wird, ist das ein anderes Spiel. Das bedeutet zwar nicht, dass Sie nicht fasten können, aber es bedeutet, dass Sie sich vorher mit den richtigen Informationen ausstatten und darauf vorbereitet sein müssen, Ihre Medikation nach und nach anzupassen. Idealerweise sollten Sie dies in Zusammenarbeit mit unterstützendem medizinischem Fachpersonal tun.

Es gibt auch Krankheiten, bei denen Fasten nicht empfehlenswert ist - lesen Sie die Liste ab Seite 228 und sprechen Sie mit Ihrem Arzt, bevor Sie das Fasten in Betracht ziehen.

Ihr Ergebnis

Wenn Sie bei „Weniger Power" einen oder mehr Punkte erreicht haben, dann nehmen Sie bitte Power zurück - machen Sie Ihre Hausaufgaben. Lassen Sie sich helfen, die Dinge gut im Auge zu behalten, und gehen Sie vorsichtig vor.

Und wie geht es weiter?

Diejenigen unter Ihnen, die 1 oder mehr von 12 Punkten beim „Power-Fasten-Test" und 0 von 6 Punkten beim „Weniger-Power-Test" erreicht haben, können sich das getrost sparen - lassen Sie uns weitermachen.

Willkommen im Fastenclub!

So geht Power-Fasten

Power-Fasten ist eine wirkungsvolle Kombination aus Fasten und qualitativ hochwertigen kohlenhydratarmen Mahlzeiten mit gesundem Fett (LCHF). Diese Kombination kann und wird Ihr Leben verändern. Aber täuschen Sie sich nicht – die ersten Phasen sind nicht einfach und Sie können sich auch nicht durch sie hindurchwursteln. Sie werden zwar schnelle Ergebnisse erzielen, aber Sie müssen organisiert sein und sich auf einige gravierende Veränderungen Ihres Stoffwechsels einstellen. Die Idee dahinter ist, dass Sie Ihr gesamtes Stoffwechselsystem belasten, insbesondere Ihr Gehirn.

Das Ergebnis ist die Hormesis – die schnelle Anpassung Ihres Körpers (siehe Teil 4, H *wie Hormesis* für eine vollständige Erklärung dieser wichtigen Idee). Sie werden sich hier durch einige Details beißen müssen, um es geschehen zu lassen! Dinge einfach zu weit oder nicht weit genug zu treiben wird nicht funktionieren.

> *Manche Menschen wollen, dass es geschieht,*
> *manche wünschen, dass es geschieht,*
> *manche lassen es geschehen.*
>
> **MICHAEL JORDAN**

Das ist es – kurz und bündig

Der Ansatz des Power-Fastens basiert auf den neuesten wissenschaftlichen Erkenntnissen über Fasten, Ernährung und menschliches Verhalten. Es integriert eine optimale Kombination von Biologie, Psychologie und Realität. Es könnte genau das sein, was Ihnen die besten Chancen bietet, Ihre Ziele langfristig zu erreichen. Das kommt auf Sie zu:

1 Bereiten Sie sich körperlich und geistig auf Ihr Fasten vor, indem Sie zuerst ein Fettverbrenner werden (LCHF essen) und dann (unmittelbar zuvor) sonntags vernünftig sein sollten. Am Sonntag nehmen Sie zur Essenszeit eine kleine LCHF-Mahlzeit zu sich. Essen Sie nicht zu viel.

2 Fasten Sie am Montag und Dienstag bis zum Abendessen. Keine Verpflegung zum Frühstück oder Mittagessen, keine Snacks, und trinken Sie viel Wasser. Tee und Kaffee sind erlaubt (aber nur mit einem Spritzer Milch oder Sahne). Beginnen Sie mit kürzeren Perioden, z. B. 16-20 Stunden Fasten, wenn Sie das Gefühl haben, darauf hinarbeiten zu müssen.

3 Kochen und essen Sie Chefkoch Craigs Power-Mahlzeiten am Montag- und Dienstagabend. Die Mahlzeiten sind kohlenhydratarm, reich an gesundem Fett und voll Power-Nährstoffen. Sie sind einfach, sättigend und nahrhaft. Essen Sie, bis Sie sich zufrieden fühlen – ohne Kalorienzählen. Aber auch hier gilt: Essen Sie nicht zu viel. Kein Dessert und kein Alkohol.

4 Gehen Sie am Mittwoch bis Sonntag zurück auf bis zu 3 Mahlzeiten pro Tag (weniger, wenn Sie das Gefühl haben, dass Sie weniger brauchen). Suchen Sie Lebensmittel mit niedrigem HI-Wert (die vor Kurzem und offensichtlich noch am Leben waren). Reduzieren Sie raffinierte und verarbeitete Lebensmittel auf ein Minimum, vermeiden Sie Zucker und viel Stärke. Essen Sie, bis Sie satt sind.

5 Gönnen Sie sich freitags und samstags bis zu maximal 3 Leckereien oder kohlenhydratreichere Verwöhn-Mahlzeiten (z. B. noch ein paar Kartoffeln, Süßkartoffeln oder Pastinaken) und/oder Alkohol, wenn Ihnen das schmeckt.* Essen Sie nicht zu viel, aber genießen Sie Ihre weniger strengen Tage, indem Sie bewusst essen.

6 Kommen Sie am Sonntag („Achtsamer Sonntag") wieder voll auf Kurs - essen Sie wenig und halten Sie die Kohlenhydratmenge niedrig, um sich darauf vorzubereiten, die nächste Fastenperiode problemlos zu überstehen und sich für die bevorstehende Woche zu organisieren.

All dies ist in dem folgenden Diagramm zusammengefasst – eine Woche Power-Fasten.

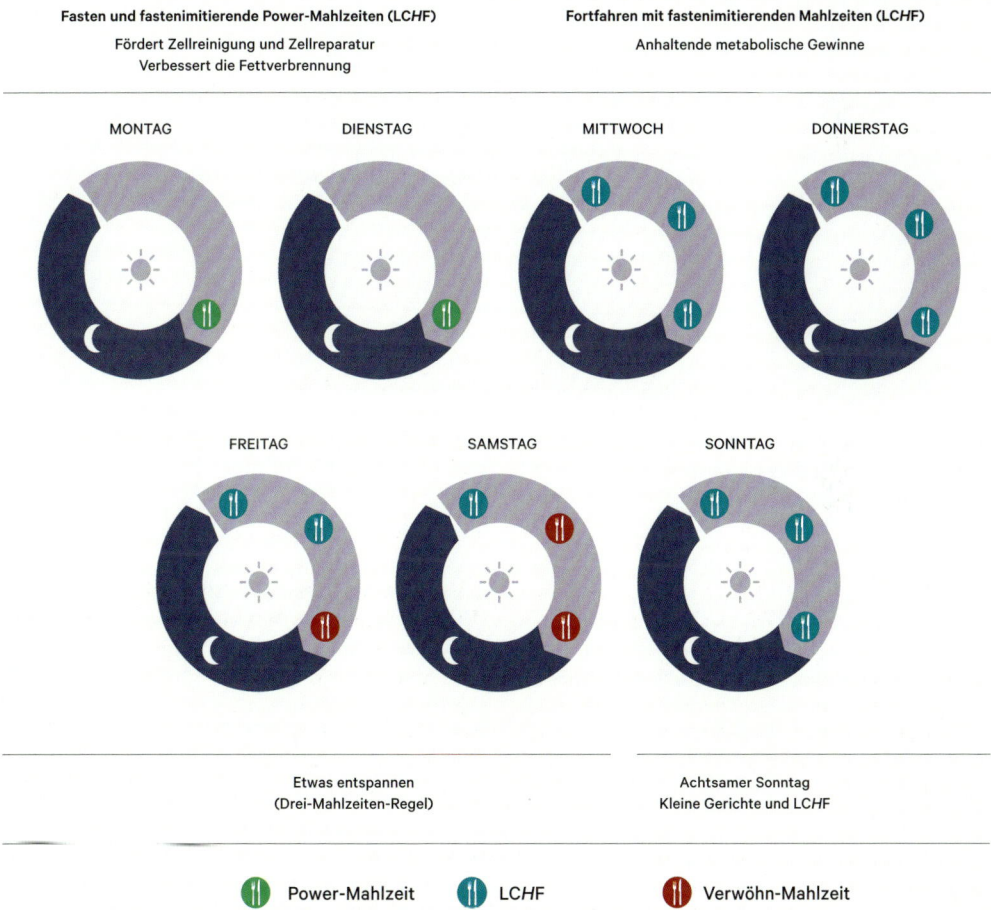

Fasten und fastenimitierende Power-Mahlzeiten (LC*HF*)
Fördert Zellreinigung und Zellreparatur
Verbessert die Fettverbrennung

Fortfahren mit fastenimitierenden Mahlzeiten (LC*HF*)
Anhaltende metabolische Gewinne

MONTAG   DIENSTAG   MITTWOCH   DONNERSTAG

FREITAG   SAMSTAG   SONNTAG

Etwas entspannen
(Drei-Mahlzeiten-Regel)

Achtsamer Sonntag
Kleine Gerichte und LC*HF*

Power-Mahlzeit   LC*HF*   Verwöhn-Mahlzeit

* Halten Sie sich in den ersten Wochen mit den Verwöhn-Mahlzeiten etwas zurück, wenn Sie vor allem abnehmen wollen.

Darum funktioniert es

Das sind die 6 größten Vorteile des Power-Fastens:

1. Verbrennung von Körperfett und Gewichtsverlust.
2. Schützt Ihr Gehirn und verbessert Ihre kognitiven Fähigkeiten.
3. Verbesserung der Immunfunktion und Reduzierung des oxidativen Stresses (Alterung).
4. Eine stabilere Stimmung über den Tag hinweg und Überwinden von Heißhungerattacken.
5. Mehr darüber erfahren, wie Lebensmittel auf Sie wirken.
6. Mehr Zeit und mehr Geld haben, um es anderswo zu investieren.

Sehen wir uns nun etwas genauer an, warum wir glauben, dass Sie das Power-Fasten ausprobieren sollten.

1. Es funktioniert MIT Ihrer Biologie und Ihren natürlichen Neigungen ...

... indem Sie mit Ihrer Biologie und Ihren natürlichen Neigungen arbeiten, statt gegen sie:

Fettverbrennung - indem es das Insulin niedrig hält, ermöglicht das Power-Fasten Ihrem Körper, auf natürliche Weise in einen Zustand der Fettverbrennung überzugehen. Durch das Fasten kann das Fett aus den Fettspeichern in Ihrem Körper als Brennstoff verwendet werden, um Sie in Schwung zu halten. (Siehe *F wie Fettverbrennung* in Teil 4 dieses Buches.)

Kontrolliert den Blutzucker - der Verzehr von Lebensmitteln erhöht das Hormon Insulin. Kohlenhydrate und Zucker sind die Hauptnahrungsmittel, die das Insulin in die Höhe schießen lassen. Beim Power-Fasten wird durch die längere Zeit ohne Nahrung das Insulin gesenkt und der Blutzucker normalisiert. (Siehe *E wie Energiebalance* in Teil 4.)

Schärft Ihren Verstand - durch Fasten montags und dienstags kommen Sie der Ernährungsketose näher und sogar in sie hinein. Und wenn Sie sich in Ketose befinden, können die Ketone, die Ihr Gehirn als Energiequelle nutzt, Ihre geistige Klarheit schärfen und Ihnen ermöglichen, sich besser zu konzentrieren. Power-Fasten hat Vorteile sowohl für Ihre Gesundheit als auch für Ihre Produktivität, ganz gleich, wo Sie sind - bei der Arbeit, zu Hause oder am Strand (denken Sie an all die Bücher, die Sie lesen könnten!). Ketone können auch den Appetit unterdrücken, was es viel einfacher macht, ohne Nahrung auszukommen. (Siehe *G wie Gehirn* und *K wie Ketone* in Teil 4.)

Erlaubt es Ihnen, mit Ihrer inneren Uhr im Einklang zu sein (zirkadiane Rhythmen) - zirkadiane Rhythmen sind die natürlichen physiologischen 24-Stunden-Zyklen des Körpers. Sie sagen uns, dass wir abends hungriger sein werden als zu anderen Tageszeiten. Dies ist einer der Hauptgründe dafür, dass unsere Power-Fasten-Methode ein satt machendes Essen am Abend ermöglicht. (Siehe *T wie Tageszeit* in Teil 4.)

Reinigt und stellt wieder her - wenn Sie fasten, geht Ihr Körper in den Modus „Reparieren und Wiederherstellen" über. Wissenschaftlich wird dieser als Autophagie (Aufräumen der Zellen) und als Apoptose (Töten alter und nutzloser Zellen) bezeichnet, wodurch neues Wachstum ermöglicht und das Immunsystem gestärkt wird. Im Wesentlichen erledigt die Natur Ihre Hausarbeit für Sie. (Siehe *A wie Autophagie und Apoptose*, *D wie Detox* und *I wie Immunsystem* in Teil 4.)

Erlaubt Ihnen insbesondere, die physiologischen Vorteile des Fastens und des imitierenden Fastens zu kombinieren - Fasten wird imitiert, wenn Sie qualitativ hochwertige, nahrhafte LCHF-Lebensmittel essen. Der Verzehr von LCHF „ahmt" das Fasten nach, indem er Sie in einem fettverbrennenden, Keton produzierenden Zustand hält und Ihnen einen Höhepunkt geistiger Klarheit verschafft - einige der wichtigsten Vorteile, die ebenfalls durch das Fasten erreicht werden. (Siehe *L wie Low Carb Healthy Fat* in Teil 4.)

Untergräbt nicht Ihre Stoffwechselrate - im Gegensatz zu einer Diät, bei der Ihre tägliche Kalorienaufnahme eingeschränkt wird, senkt Power-Fasten nicht Ihre Stoffwechselrate, Ihnen ist nicht kalt und Sie fühlen sich nicht müde und hungrig. (Siehe *C wie Caloric restriction oder Kalorieneinschränkung* und *M wie metabolischer Vorteil* in Teil 4.)

2. Es funktioniert MIT Ihrer Psyche ...

... indem Sie mit Ihrer Psyche arbeiten und nicht gegen sie:

Stimmt Sie ein – wenn Sie fasten, werden Sie „wacher" und sich Ihrer Gedanken und Gefühle bewusster. Neben den körperlichen Vorteilen ist auch die spirituelle Seite des Fastens etwas, das man auskosten sollte. Sie werden sowohl mit der Anstrengung als auch mit dem Ergebnis zufrieden sein. (Siehe *G wie Gehirn* in Teil 4.)

Ermöglicht Achtsamkeit – indem Sie den größten Teil des Montags und Dienstags nichts essen, schaffen Sie sich mehr Zeit und die Möglichkeit, innezuhalten und achtsamer zu sein. Möglicherweise werden Sie sich einiger Essgewohnheiten und/oder schlechter Gewohnheiten bewusster, die Sie vielleicht über Bord werfen könnten.

Hilft, das Verlangen nach Essen zu besiegen – Power-Fasten macht Ihnen Ihre Hunger-/Sättigungs-Signale bewusster und ermutigt Sie, ihnen zuzuhören. Wenn Sie nicht wirklich fasten, geht es um intelligentes Essen – nicht so viel essen, wie Sie können oder was immer Sie wollen. Power-Fasten hilft Ihnen, Ihren Heißhunger zu besiegen, denn es stabilisiert Ihren Blutzuckerspiegel, hält Sie ernährungsphysiologisch in Schach und bringt Sie dazu, auf Ihren Körper zu hören und auf seine Bedürfnisse einzugehen. (Siehe *U wie alles unter Kontrolle* in Teil 4.)

3. Es funktioniert MIT Ihrer Realität ...

... indem Sie mit Ihrer Realität arbeiten, kann das Power-Fasten leicht in Ihren Lebensstil integriert werden.

Ein richtiges Abendessen (anstatt es auszulassen oder einzuschränken und Kalorien zu zahlen) **entspricht eher den abendlichen Ritualen des Lebens.** Der Abend ist eine Zeit, in der Sie von Natur aus hungriger sind als den Rest des Tages, sodass es durchaus sinnvoll ist, sich hinzusetzen und eine nahrhafte Mahlzeit zu genießen, wenn Sie herunterkommen. (Siehe *T wie Tageszeit* in Teil 4.)

Es verfeinert Ihre Ernährung – im Gegensatz zu anderen Fastenmethoden hält Sie unser Leitfaden für das Essen während des Power-Fastens in ernährungsphysiologischer und hormoneller Hinsicht auf der Spur. Unsere Power-Mahlzeiten stellen sicher, dass Sie nach Ihrem Fastentag qualitativ hochwertige, nährstoffreiche Mahlzeiten zu sich nehmen. In der übrigen Zeit hält Sie unsere LCHF-Philosophie der Vollwerternährung in der Fettverbrennung und Ihre Hormone im Gleichgewicht.

Noch ein Grund, Power-Fasten zu probieren

Wenn Sie nicht essen, sparen Sie Geld und Zeit! Sie essen nichts, also müssen Sie auch nichts kaufen oder kochen. Für uns sind das große Vorteile des Fastens. Egal, wie viel Geld oder Zeit man hat, es ist immer gut, etwas zu sparen.

Was werden Sie also mit dem Extra machen? Hier sind unsere Lieblingsideen:

1. Geben Sie es weiter. Verwenden Sie das gesparte Geld oder sogar das Essen selbst für jemanden, der es sich wirklich nicht leisten kann, gut zu essen, und der im Spiel des Lebens weniger Glück hat als Sie. Forschungen aus der Sozialpsychologie zeigen, dass es in der Tat von größerem Nutzen sein kann, anderen Menschen etwas zu geben, anstatt es für sich selbst auszugeben.

2. Schulden tilgen. Die meisten entwickelten Länder haben ein Problem damit, dass Menschen mehr ausgeben als sie verdienen. Wenn Sie also nicht schuldenfrei sind, ist das Beste, was Sie mit dem gesparten Geld tun können, die Schulden zu tilgen.

3. Sie können jederzeit Lebensmittel von besserer Qualität kaufen. Zum Beispiel ist Wildlachs ein qualitativ hochwertigeres Nahrungsmittel als Zuchtlachs. Sie investieren in Ihre eigene Gesundheit.

4. Geben Sie etwas Zeit und Geld für Ihre Beziehungen aus. Gehen Sie mit Freunden oder der Familie zum Abendessen aus. Amüsieren Sie sich.

5. Sparen Sie noch mehr Zeit, indem Sie mit dem gesparten Geld einige ungeliebte Aufgaben auslagern. Denken Sie zum Beispiel an den Hausputz oder an Ihre Steuererklärung.

Power-Fasten und Ihr Lebensstil

Ich empfehle, den Power-Fasten-Plan einen Monat lang jede Woche zu befolgen, für einen guten Einstieg in gute Gewohnheiten und Routinen (und natürlich großartige Ergebnisse). Anschließend können Sie eines von drei Dingen tun:

1. Machen Sie jede Woche mit der Montag/Dienstag-Routine weiter, wenn es Ihnen passt.

Oder

2. Führen Sie zu Beginn jedes Monats (jeden ersten Montag im Monat) eine Woche lang den Power-Fasten-Plan durch und nehmen Sie dann für den Rest des Monats wieder Ihre gewohnte gesunde Vollwertkost zu sich. Diese Methode eignet sich hervorragend zur Gewichtserhaltung und zur langfristigen Anpassung an Ihren Lebensstil.

Oder

3. Wenn Sie eine Frau sind und von monatlichen Hormonschwankungen im Zusammenhang mit der Menstruation und/oder den Wechseljahren betroffen sind, starten Sie Ihren Monat einfach am ersten Montag nach dem Ende Ihrer Periode: 2 Wochen mit Power-Fasten und 2 Wochen ohne. Diese Methode passt am besten zu Ihrer Biologie – siehe Teil 2, auch wenn Sie die Wechseljahre bereits hinter sich haben.

Diese Entscheidungen liegen noch vor Ihnen. Alles, was Sie vorerst wissen müssen, sind unsere 10 Regeln des Power-Fastens.

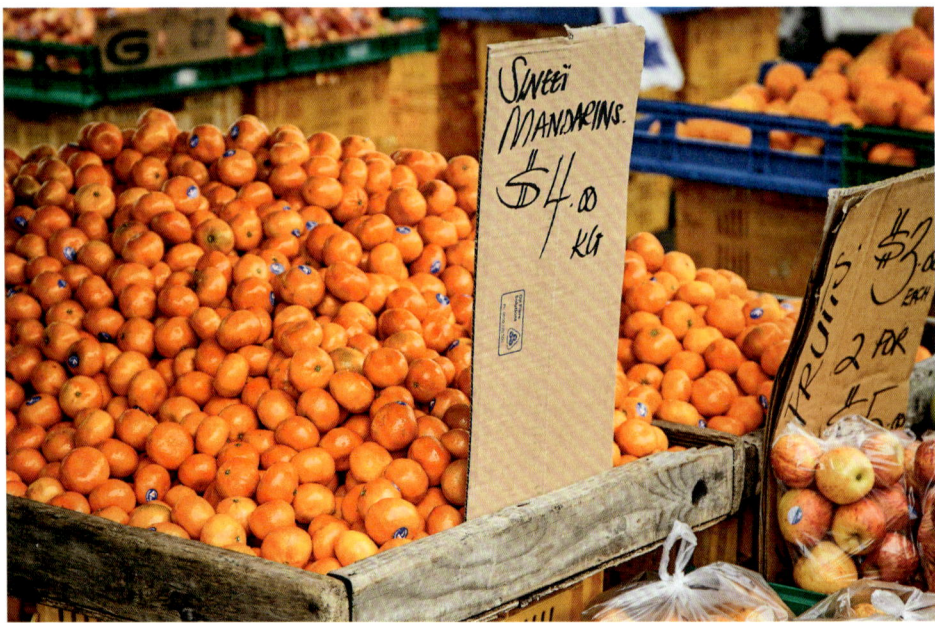

Die 10 Regeln des Power-Fastens

Power-Fasten ist einfach: Man isst montags und dienstags tagsüber nichts, nimmt Power-Mahlzeiten zum Abendessen zu sich und isst dann von Mittwoch bis Samstag weiterhin LCHF, wobei gelegentlich eine Leckerei eingeworfen wird. Sonntags wird ausschließlich LCHF gegessen, um auf das Fasten am Montag vorzubereiten. Zusammengenommen und regelmäßig geübt, werden die 10 Regeln des Power-Fastens bald zur Gewohnheit – und ehe man sich versieht, wird man diese Art des Fastens, Essens und Denkens annehmen, ohne sich selbst infrage zu stellen. Und los geht's ...

Ein Fettverbrenner werden

Um mit dem Fasten Erfolg zu haben und es aufrechtzuerhalten, müssen Sie ein effizienter Fettverbrenner werden. So können Sie das Power-Fasten leicht, glücklich und mit den meisten Vorteilen durchstehen. Wenn Sie bereits versucht haben, LCHF zu essen, werden Sie die Vorteile erfahren haben, welche dieses für die Bewältigung des Hungers, die Überwindung von Heißhungerattacken und die Aufrechterhaltung Ihres Energieniveaus hat.

Überspringen Sie Regel 1: Wenn Sie wollen, können Sie sofort zum Power-Fasten übergehen, ohne zuerst zum Fettverbrenner zu werden – aber Sie werden mehr Schmerzen haben, wenn Sie es auf diese Weise tun. Power-Fasten wird Sie zu einem effizienten Fatburner machen, aber es wird (viel) mehr wehtun, als wenn Sie sich zuerst an das Fett gewöhnen. Es ist in Ordnung, wenn Sie einfach sofort anfangen wollen – seien Sie sich nur bewusst, was Sie erwartet.

Ein Fettverbrenner zu sein bedeutet, „fettadaptiert" zu sein. Sie können sich an Fett gewöhnen, indem Sie LCHF (d. h. Low Carb) essen, und innerhalb von ein oder zwei Wochen werden Sie es schaffen. Je strikter Sie die Kohlenhydratverbrennung einschränken, desto schneller sind Sie am Ziel. Wenn Sie fett-adaptiert werden, bedeutet dies, dass Sie fast doppelt so gut wie früher Energie aus Fett gewinnen können, dass Sie Ihr Gehirn und Ihren Körper mit all der Energie versorgen können, die er aus Ihren Fettspeichern benötigt.

Warum ist das notwendig? Erstens, weil fettadaptiert zu sein bedeutet, dass die reduzierte Nahrungsaufnahme am Montag und Dienstag von selbst kommt und Sie sich gut fühlen werden, weil Ihr Körper jetzt leicht Körperfett als Brennstoff verwendet. Es wird einfacher und lohnender sein. Zweitens, wenn Sie LCHF essen, machen Sie eine „Fasten-imitierende" Diät. Sie werden die Vorteile des Fastens länger und leichter beibehalten, wenn Sie in der Zeit, in der Sie nicht fasten, kohlenhydratarme Mahlzeiten zu sich nehmen können.

Wie werden Sie zum Fettverbrenner? Ganz einfach: Reduzieren Sie Zucker und Stärke und essen Sie mehr gesundes Fett (siehe Regel 7).

Fazit: Essen Sie LCHF und werden Sie ein Fettverbrenner, um das Power-Fasten einfacher und lohnender zu machen.

Am Sonntag achtsam sein

Es ist der Tag vor dem Power-Fasten. Sie essen LCHF, und Ihr Körper ist fett-adaptiert. Toll, gute Arbeit. Um eine weiche Landung am Montag zu ermöglichen, empfehle ich Ihnen einige spezifische Dinge, die Sie tun sollten und die Sie nicht tun sollten. Ich nenne es „Achtsamer Sonntag".

AM SONNTAG TUN	AM SONNTAG UNTERLASSEN
Essen Sie LCHF-Mahlzeiten über den Tag verteilt.	Essen Sie nicht, was immer Sie wollen – dies ist kein Vor-Fasten-Fest.
Nehmen Sie Sonntagabend eine kleine Mahlzeit zu sich.	Essen Sie nicht zu viel – übermäßiges Essen in der Nacht zuvor macht Sie am nächsten Tag hungrig.
Planen Sie im Voraus: Bereiten Sie Ihren Kühlschrank und Ihre Speisekammer für die kommende Woche vor und achten Sie besonders darauf, dass die Zutaten für Ihre Power-Mahlzeiten bereitliegen.	Zögern Sie nicht die Essensplanung hinaus, und bereiten Sie sich Ihre Power- und anderen Mahlzeiten für die kommende Woche vor.
Achten Sie darauf, dass Sie viel Flüssigkeit zu sich nehmen, vor allem, wenn Sie am Samstagabend auf der Piste waren – Wasser ist am besten.	Ändern Sie am Sonntag nicht Ihre sozialen Gewohnheiten. Machen Sie, was Sie immer tun.
Stellen Sie sich mental auf das Power-Fasten ein.	Sitzen Sie nicht herum und denken Sie über das Essen nach, denken Sie nicht zu viel nach, stressen Sie sich nicht, und lassen Sie sich nicht durch das bevorstehende Fasten Ihren Sonntag ruinieren – das wäre verschwendete Sorge, denn es wird einfacher, als Sie denken.

Fazit: Am Sonntag bereiten Sie sich auf die kommende Woche vor – essen Sie kleine Mahlzeiten mit niedrigem HI-Faktor und LCHF.

3

Montags und dienstags bis zum Abendessen power-fasten

Montagmorgen: Das Power-Fasten beginnt. Essen Sie kein Frühstück, Mittagessen oder andere Snacks. Trinken Sie keinen Alkohol. Essen Sie am Montag- und Dienstagabend eine Power-Mahlzeit. Diese sind einfach, sättigend und nahrhaft. 22-24 Stunden lang nichts zu essen ist der entscheidende Teil des Ganzen.

Dadurch werden die Autophagie und die Zellreparatur stimuliert, die Sie gesund und schlank halten.

Ich weiß aber, was Sie im Moment denken – wie um alles in der Welt werde ich das schaffen? Machen Sie sich keine Sorgen – es ist eigentlich viel einfacher, als Sie denken:

1. Fangen Sie einfach an und sehen Sie, wie weit Sie kommen

Wenn Sie immer noch versuchen, sich mit dieser ganzen Fastenidee abzufinden, dann gehen Sie einfach Schritt für Schritt vor.

- Beginnen Sie am ersten Montag, indem Sie das Frühstück auf 10 Uhr verschieben. Wenn Sie am Abend zuvor um 18 Uhr zu Abend gegessen haben, haben Sie gerade Ihre ersten 16 Stunden gefastet! Versuchen Sie dann am Dienstag, das Frühstück ganz auszulassen und es bis zum Mittagessen durchzuhalten.
- Versuchen Sie in der zweiten Woche des Monats, das Frühstück und Mittagessen am Montag und Dienstag auszulassen, aber nehmen Sie einen Nachmittagssnack zu sich.

Wir sind ziemlich zuversichtlich, dass Sie in der dritten Woche des Monats problemlos damit zurechtkommen werden, montags und dienstags bis zum Abend nichts zu essen.

2. Halten Sie sich von Essen fern

Es ist sinnlos, seinen Willen zu einem Duell herauszufordern, wenn es um das Essen geht – ich kann in 9 von 10 Fällen sagen, wer gewinnt. Wenn es um Versuchungen geht, machen Sie es sich so einfach wie möglich. In unserem Alltag ist Essen immer präsent. Wo auch immer Sie sich befinden, bei der Arbeit, zu Hause oder im sozialen Umfeld, Sie sind nie weit weg von Lebensmitteln. Hier sind also meine Top-5-Tipps, wie Sie Versuchungen in Ihrer Umgebung vermeiden:

- Im Büro: Vermeiden Sie den Plausch in der Kaffeeküche, oder schauen Sie nur kurz vorbei, schon mit einer Tasse Kaffee oder Tee in der Hand, und halten Sie sich vom Essen fern, damit Sie nicht in Versuchung geraten.
- Zu Hause: Meiden Sie die Küche. Ich weiß, wenn ich zu Hause bin, esse ich manchmal zu viel, und das hat nichts mit Hunger zu tun!
- Vermeiden Sie Lebensmitteleinkäufe. Der Gang durch den Supermarkt wird nur Ihren Hunger anregen, was wir um jeden Preis vermeiden wollen.
- Geselligkeit: Schlagen Sie lieber einen Spaziergang vor, als einen Freund in einem Café zu treffen. Oder wenn Sie den Ort nicht wählen können, begnügen Sie sich mit einer Tasse Tee oder Kaffee und überlegen Sie sich immer wieder, warum Sie fasten, damit Sie keine Essensfantasien haben. Soziale Situationen bieten sich oft zum Essen an, aber sie müssen es nicht.
- Essensgerüche: Vermeiden Sie Orte mit verführerischen Essensgerüchen. Der Geruch bestimmter Lebensmittel wird wahrscheinlich Ihre Geschmacksnerven anregen, und wenn das geschieht, könnte es Probleme geben. Wenn Sie einkaufen, sollten Sie sich von verlockenden Aromen wie frischen Backwaren oder Grillwürsten fernhalten.

Natürlich ist es im Alltag manchmal unvermeidlich, in der Nähe von Lebensmitteln zu sein. Die Zubereitung des Schulessens für die Kinder ist ein gutes Beispiel dafür oder wenn Ihre Arbeit die Zubereitung von Lebensmitteln beinhaltet. Sagen Sie sich einfach, dass dieses Essen nichts für Sie ist. Und wenn Sie mit dieser Arbeit fertig sind, drehen Sie ihm einfach den Rücken zu.

3. Beschäftigt bleiben

Wenn ich einen Ratschlag wählen müsste, um Ihnen an Ihren Power-Fasten-Tagen zu helfen, dann diesen: Beschäftigen Sie sich. Wenn Sie beschäftigt sind, ist Ihr Verstand (und/oder Ihre Hände) anderweitig beschäftigt und alles andere fügt sich. Selbst wenn Sie eine Welle des Hungers überrollt, wenn Sie beschäftigt genug sind, merken Sie es nicht und die Welle ebbt wieder ab. Wie oft hatten Sie schon einen so arbeitsreichen Tag, dass Sie einfach keine Zeit zum Mittagessen hatten? Das ist die Art von intensiver Beschäftigung, die Sie sich wünschen. Aber denken Sie daran: Beschäftigung ist etwas anderes als Stress. Denken Sie einen Moment darüber nach. Es könnte den Unterschied ausmachen, ob Sie den Tag gut überstehen, weil Sie beschäftigt sind oder Ihre Situation verschlimmern, weil Sie gestresst sind.

TIPPS FÜR BERUFSTÄTIGE:
- Power-Fasten an Ihren arbeitsreichen Tagen.

Wenn Sie Ihren Arbeitsplan nicht selbst bestimmen können, wählen Sie andere arbeitsreiche Tage für das Power-Fasten. Im Idealfall wählen Sie zwei aufeinanderfolgende Tage, aber es ist keine große Sache, wenn Sie das nicht tun (wenn Sie eine Frau sind, siehe Seite 95 in Teil 2).

- Wenn Sie Einfluss auf Ihren Arbeitsplan haben, setzen Sie enge Projektfristen, die auf Power-Fasten-Tage fallen. Dieses Gefühl der Dringlichkeit, etwas pünktlich fertigzustellen, ist eine der besten Möglichkeiten, um Lebensmittel ganz unten auf der Prioritätenliste zu halten.
- Planen Sie so viele Besprechungen wie möglich innerhalb desselben Tages, vor allem in der Mittagspause. Achten Sie natürlich darauf, dass diese kein Mittagessen beinhalten.
- Planen Sie etwas Bewegung ein – das nimmt nicht nur Zeit in Anspruch, sondern macht einen freien Kopf und erhält die Muskelmasse während des Fastens.
- Wenn Ihre Arbeit weniger anstrengend ist, nehmen Sie ein Projekt in Angriff, das Sie schon eine Weile aufschieben – zum Beispiel Ihr E-Mail-Postfach bis zum Ende des Tages auf null herunterzufahren.

TIPPS FÜR ZU HAUSE:

- Planen Sie etwas Bewegung oder aktive Zeit ein. Gehen Sie mit einem Freund oder mit Ihrem Hund spazieren.
- Nehmen Sie ein Projekt in Angriff, das Sie auf die lange Bank geschoben haben.
- Haken Sie all die lästigen Dinge und Aufgaben ab, die sich angesammelt haben.
- Halten Sie Ihre Hände beschäftigt – bringen Sie den Garten in Form; dekorieren oder ordnen Sie um (eine Veränderung ist so gut wie ein Urlaub, sagt man); spielen Sie eine Partie Karten; machen Sie sich an ein aufregendes neues Buch; spielen Sie ein Musikinstrument (und wenn Sie nicht wissen, wie, ist dies vielleicht eine gute Zeit, es zu lernen!) Was auch immer Ihnen gefällt, wenn Sie sich beschäftigen, haben Sie weniger Zeit, um über Essen nachzudenken.

Fazit: Power-Fasten bedeutet, montags und dienstags kein Frühstück, kein Mittagessen, keine Snacks und keinen Alkohol. Essen Sie abends eine Power-Mahlzeit. 22–24 Stunden lang *nichts* zu essen ist der entscheidende Teil.

Salz und viel Flüssigkeit

Richtig viel Flüssigkeit

Es ist wichtig, während des Power-Fastens ausreichend Flüssigkeit zu sich zu nehmen. Die Flüssigkeitszufuhr macht das Fasten nicht nur einfacher, sondern gehört auch zu dessen „Entgiftungscharakter". Nieren und Leber sind die natürlichen Entgiftungsorgane des Körpers. Es ist wichtig, genügend Wasser zur Verfügung zu haben, um Giftstoffe zu entfernen.

Wie viel brauchen Sie also? Der genaue Flüssigkeitsbedarf ist von Person zu Person unterschiedlich. Ihr Stoffwechsel, Ihre Schweiß-rate, Ihr Aktivitätsniveau und Ihre Umgebung, alles hat Einfluss darauf, wie viel Sie benötigen, sodass es schwierig ist, einen pauschalen Richtwert festzulegen. Das Mantra „Trinken Sie täglich acht Gläser Wasser" ist wissenschaftlich nicht belegt. An einem normalen Ess-/Trink-Tag werden alle Flüssigkeiten zu Ihrer täglichen Aufnahme gezählt – nicht nur Wasser –, wenn Sie also viel Gemüse und etwas Obst essen, zählt dies auch. An Power-Fasten-Tagen sollten Sie nicht viel Flüssigkeit aus der Nahrung zu sich nehmen. Das bedeutet, dass Sie mehr Wasser durch die erlaubten Getränke zu sich nehmen. Es ist wichtig, dass Sie für sich selbst herausfinden, wie viel Flüssigkeit Sie benötigen. Hören Sie auf Ihren Körper und versuchen Sie, Symptome der Dehydrierung, wie dumpfe Kopfschmerzen, trockene Lippen oder Konzentrationsschwäche, zu verhindern. Es bedeutet auch, regelmäßig zur Toilette zu gehen, mindestens 3-4 Mal am Tag, und einen guten, klaren oder strohfarbenen Urin zu haben. Ein stark riechender, dunkelgelber Urin bedeutet wahrscheinlich, dass Sie dehydriert sind und auf jeden Fall mehr Wasser trinken müssen.

Das empfehlen wir, um beim Power-Fasten ausreichend Flüssigkeit zu sich zu nehmen:

ERLAUBT	NICHT ERLAUBT
• Wasser, still oder sprudelnd – keine Aromen außer eine Zitronen- oder Limettenscheibe oder frische Kräuter wie Minzblätter • Heißes Wasser mit einer Zitronen- oder Limettenscheibe, einem Stück frischem Ingwer (oder einem anderen Kraut/Gewürz), oder einem Spritzer Apfelessig • Kräutertee • Tee und Kaffee, höhstens 3-4 Tassen pro Tag vorzugsweise schwarz, aber ein Spritzer Milch oder Sahne ist in Ordnung	• Alle zuckerhaltigen Getränke (auch „leichte") • Diätgetränke • Chai Latte • Milchkaffee/Latte macchiato/Cappuccino/Moccachino • Smoothies • Kombucha • Kokosnuss-Wasser • Knochenbrühe • Alkohol

Was ist mit Koffein?

Einige sagen, dass koffeinhaltige Getränke vermieden werden sollten, weil die Leber arbeiten muss, um das Koffein zu verarbeiten, und um die Autophagie (Zellreinigung) und die Alterung aufzuhalten, sollten wir unsere Organe einfach ruhen lassen. Andere sagen, dass Koffein den Stoffwechsel beschleunigt und dabei hilft, mehr Fett zu verbrennen. Darüber ist sich die Jury noch nicht einig. Tierstudien legen nahe, dass Koffein tatsächlich eher hilfreich als schädlich sein kann, aber es gibt keine guten Studien am Menschen, an denen wir uns orientieren könnten. Wir wollen, dass das Power-Fasten machbar ist. Wenn also kleine Mengen Tee und Kaffee nötig sind, um Sie durch die Fastenphase zu bringen, dann soll es so sein.

Wie steht es mit Salz?

Wenn Sie beim Power-Fasten 2 Tage lang kein Salz zusammen mit unseren Power-Mahlzeiten essen, werden Sie wahrscheinlich keinerlei Probleme haben. Wenn Sie sich jedoch manchmal ein wenig benommen fühlen, Kopfschmerzen oder Krämpfe haben, brauchen Sie vielleicht etwas Salz. Schwindelgefühle oder Kopfschmerzen, wenn Sie mit dem Power-Fasten beginnen, sind normal. Das liegt daran, dass Insulin die Salzrückhaltung im Körper kontrolliert. Wenn das Insulin drastisch gesenkt wird, kann der Natriumspiegel im Blut stark absinken und Probleme verursachen. Dies ist wahrscheinlicher, wenn Sie viele Kohlenhydrate und Zucker zu sich genommen haben und dann plötzlich zum Fasten übergehen, anstatt sich vorher an die LCHF-Ernährung zu gewöhnen.

Wie sollten Sie also Ihr Salz bekommen, wenn Sie nichts essen? Normalerweise mischt man einen Teelöffel Salz, ein Salzstäbchen oder eine Elektrolytbrausetablette in Wasser und trinkt es – das ist nützlich, da es auch Ihr Flüssigkeitslevel hoch hält. Eine etwas seltsam anmutende Methode ist, dass man ein bisschen Salz in eine Schüssel gibt und es tagsüber isst. Eine weitere Möglichkeit ist, eine Prise Salz in den Kaffee zu geben. Das Salz nimmt die Bitterkeit, die Kaffee haben kann, wenn man keine oder nur wenig Milch hinzufügt. Längere Fastenzeiten sind eine ganz besondere Herausforderung – dabei ist die regelmäßige Zufuhr von Salz und anderen Vitaminen und Mineralien Pflicht.

Fazit: Nehmen Sie beim Power-Fasten ausreichend Flüssigkeit zu sich. Salz schmeckt dann gut, wenn Sie es am meisten brauchen.

Power-Mahlzeiten am Montag und Dienstag

Was ist eine Power-Mahlzeit? Nun, es ist eine Mahlzeit mit vielen Nährstoffen. Sie sind **einfach, sättigend und nahrhaft.** Und es sind Gerichte, die Sie an Power-Fastentagen zubereiten werden; mit diesen Gerichten stellen Sie sicher, dass Ihnen keine benötigten Nährstoffe fehlen. Mit Power-Mahlzeiten maximieren Sie das, was wir Akademiker als „Nährstoffdichte" bezeichnen. Und nein – es handelt sich nicht um eine Mahlzeit in Power-Größe; wir möchten sogar, dass Sie auch nach dem Fasten nicht zu viel essen. Wir glauben nicht an Power-Nahrung oder Lebensmittel, die magische Eigenschaften haben. Aber wir glauben an die Nährstoffdichte und den HI-Faktor (Human Interference). Wir glauben, dass es klug ist, Lebensmittel zu wählen, die nur wenig verarbeitet werden und bei denen erkennbar ist, dass sie vor Kurzem noch in der Natur gelebt haben.

Fazit: Kochen Sie eine unserer acht speziell entwickelten Power-Mahlzeiten für das Abendessen am Montag und Dienstag, wenn Sie fasten.

Nicht zu viel essen, nur genießen

Das klingt vielleicht komisch, aber nicht zu essen macht eigentlich nicht hungrig. Wir wissen aus Studien, dass das Hungerhormon Ghrelin mit der Zeit abnimmt, wenn man nichts isst. Wenn es also an der Zeit ist, mit dem Essen fortzufahren, essen Sie zu viel, und das ohne, dass Ihr Hungerhormon Ihnen sagt, dass Sie essen sollen. Tatsächlich sind wir uns nicht ganz sicher, warum manche Menschen sich überessen. Ein Grund dafür könnte sein, dass das Fasten ihre Geschmacksnerven irgendwie zurücksetzt – jeder, der mindestens 24 Stunden gefastet hat, wird wissen, dass das erste Essen nach dem Fasten einfach köstlich schmeckt. All dies im Hinterkopf, möchte ich Ihnen einige Strategien zeigen, wie Sie aktiv dazu beitragen können, nicht zu viel zu essen. Und um den Genuss dessen, was man isst, absolut zu maximieren.

Meine Top-4-Tipps nicht zu viel zu essen:
1. Craigs Power-Mahlzeiten – sie wurden nicht nur im Hinblick auf eine optimale Ernährung entwickelt, sondern sollen auch sättigend wirken und das Sättigungsgefühl fördern.
2. Essen Sie langsamer. Genießen Sie Ihr Essen. Geben Sie Ihrem Magen die Zeit, die er braucht, um zu merken, dass sein kleiner Urlaub vorbei ist, und erzeugen Sie einen

gewissen Sättigungsgrad, bevor der Großteil des Nahrung im Magen ankommt.

3. Trinken Sie vor und zu Ihrer Mahlzeit Wasser. Dies wird zu einem Sättigungsgefühl beitragen.

4. Genießen Sie Ihr Essen. Manche Menschen fasten tatsächlich nur, damit sie ihr Essen besser genießen können. Das ergibt durchaus Sinn. Wir wissen, dass die ersten Nahrungsmittel nach dem Fasten zu besonderen Geschmackserlebnissen werden können. Das ist bei mir sicherlich beim Power-Fasten der Fall und wurde nach einem kürzlich durchgeführten dreitägigen Fastenexperiment bestätigt. Okay, ich habe mein Fasten mit einer von Craigs Power-Mahlzeiten gebrochen. Die sind immer köstlich – aber ehrlich gesagt, es war, als ob jede Zutat mit erhöhtem Geschmack und erhöhter Textur glänzte. Was die wenigen Stücke dunkler Schokolade betrifft, die ich danach gegessen habe, so war es, als hätte ich Schokolade zum ersten Mal entdeckt – eine Geschmacksexplosion. Durch Power-Fasten werden Ihre Geschmacksknospen lebendig, und Sie werden das Essen so viel mehr genießen.

Langsamer und bewusster zu essen, um den Geschmack unserer Mahlzeiten zu schätzen und zu genießen, bedeutet auch, unserem Essverhalten mehr Aufmerksamkeit zu schenken. Heutzutage neigen wir dazu, schnell zu essen, und sind oft so abgelenkt, dass wir die Freuden des Essens aus den Augen verlieren. Achtsames Essen bedeutet, sich bewusst darum zu bemühen, zu verstehen, was, wann und warum man isst, und dann vielleicht eher entsprechend zu handeln. Es genügt nicht, über seine schlechten Entscheidungen nachzudenken, wenn man seine Verhaltensweisen nicht ändert. Für einige reicht es aus, sich auf das Jetzt zu konzentrieren und einfach nur aufmerksam zu sein. Echte Einsichten entstehen oft, wenn Sie anfangen, über Ihre Beziehung zu Lebensmitteln nachzudenken und in uns hineinzuhören.

Fazit: Vermeiden Sie übermäßiges Essen in Zeiten, in denen nicht gefastet wird. Achten Sie auf Ihre Essgewohnheiten, gehen Sie es langsamer an und genießen Sie Ihre Mahlzeiten.

Sind Sie ein achtsamer Esser? Machen Sie unseren Test:

Wenn ich nicht faste, dann ...

esse (oder trinke) ich auch, wenn ich nicht hungrig bin	JA / NEIN
esse (oder trinke) ich aus Langeweile	JA / NEIN
esse (oder trinke) ich, wenn ich glücklich bin	JA / NEIN
esse (oder trinke) ich, wenn ich traurig oder deprimiert bin	JA / NEIN
esse (oder trinke) ich, wenn ich gestresst bin oder Angst habe	JA / NEIN
esse (oder trinke) ich, wenn Nahrungsmittel in der Nähe sind	JA / NEIN
esse (oder trinke) ich, wenn ich Auto fahre oder fernsehe	JA / NEIN
esse (oder trinke) ich, ohne bestimmten Anlass	JA / NEIN
esse ich zu viel	JA / NEIN
esse ich zu Essenszeiten, auch wenn ich keinen Hunger habe	JA / NEIN

Wenn Sie mindestens 5 dieser Fragen mit JA beantwortet haben, könnte es sich lohnen, Ihre Ernährungssituation zu reflektieren und wirklich zu verstehen, warum und wie Sie die Situation ändern können. Und – das ist am wichtigsten – genießen Sie Ihr Essen.

7

Von Mittwoch bis Sonntag LCHF

Eine kohlenhydratarme Ernährung mit gesunden Fetten ist Grundlage einer optimalen Ernährung und Antwort auf viele Gesundheitsprobleme. Denn LCHF ist aus folgenden Gründen ein integraler Bestandteil des Power-Fastens:

1. LCHF ist eine dem Fasten ähnliche Art zu essen. Indem Sie Ihre Kohlenhydrate niedriger und Ihre gesunden Fette höher halten, können die physiologischen Vorteile des Fastens, insbesondere Fettverbrennung und geistige Klarheit, den Rest der Woche anhalten.

2. Vor dem Fasten am Montag und Dienstag bereitet LCHF Ihren Körper metabolisch darauf vor, Körperfett als Brennstoff zu verwenden, was beim Fasten auf natürliche Weise geschieht. Diese Vorbereitung macht das Fasten viel einfacher. Verstehen Sie mich nicht falsch: Sie können jederzeit mit dem Fasten beginnen, sogar von diesem Moment an, aber wenn Sie nicht regelmäßig LCHF essen und Ihr Körper nicht daran gewöhnt ist, in diesem Fettverbrennungsmodus zu sein, wird es wehtun. So einfach ist das.

3. Es gibt Ihnen ein Sättigungsgefühl, dämpft den Hunger und nimmt Ihnen den Drang zu essen, wenn Sie Hunger haben. Das bereitet Sie wunderbar auf das Fasten vor. Diejenigen, die sich bereits auf der LCHF-Reise befinden, werden wissen, dass es leicht ist, hier und da eine Mahlzeit auszulassen, und es ist wahrscheinlich, dass Sie sowieso schon einmal gefastet haben. Power-Fasten verlängert diesen Effekt, damit Sie maximalen Nutzen daraus ziehen können.

4. Indem Sie sicherstellen, dass Sie LCHF von höchster Qualität einsetzen, optimieren Sie Ihre Nährstoffaufnahme. Essen Sie unverarbeitete Nahrungsmittel. Unsere Logik dabei ist, dass diese Lebensmittel mit niedrigem HI-Faktor den höchsten Gehalt an bioverfügbaren Nährstoffen aufweisen.

Fazit: Der Verzehr von LCHF für den Rest der Woche verlängert die Vorteile, die Sie aus dem Verzicht auf jegliche Nahrung ziehen.

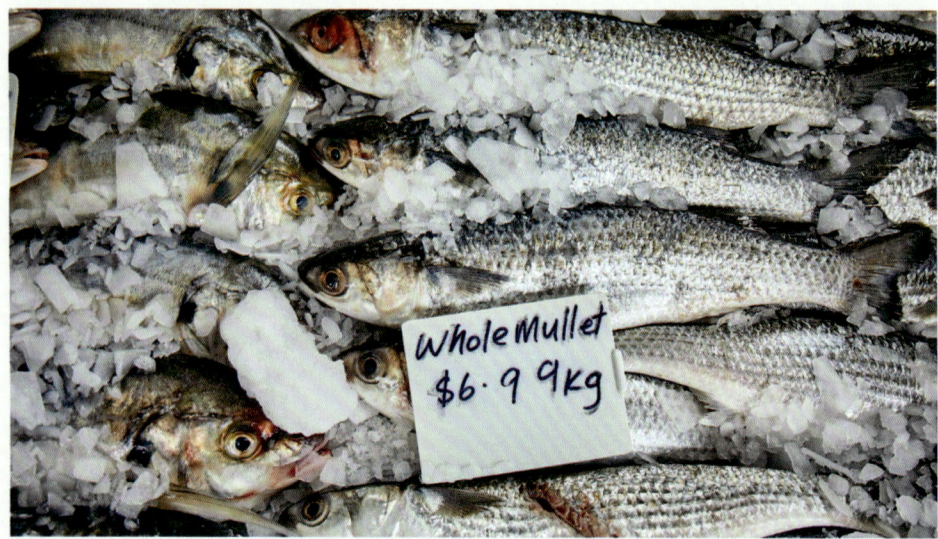

Eine schnelle Übersicht für alle LCHF-Einsteiger

LCHF – WAS GEHÖRT DAZU?

- Kohlenhydrate von hoher Qualität aus Vollwert-nahrung, die nur minimal verarbeitet werden, wie Gemüse (nicht sehr stärkehaltig), Obst, Milchprodukte und gelegentlich Hülsenfrüchte

- Protein aus minimal verarbeitetem Fleisch, Fisch, Huhn, Eiern, Milchprodukten, Nüssen und Samen

- Fett aus ganzen, minimal verarbeiteten Pflanzen und tierischen Quellen, einschließlich Avocado, Olivenöl, Nüssen, fetthaltigen Fischs, Milchprodukten, Kokosnussprodukten und Butter

LCHF – WOMIT MUSS MAN VORSICHTIG SEIN?

- Wurstwaren und Käse

- Natürlich oder künstlich gesüßte Lebensmittel und Getränke und verpackte „Low Carb"-Riegel

- Hülsenfrüchte, große Mengen an stärkehaltigem Gemüse und zuckerreichen Früchten

LCHF – WAS GEHÖRT NICHT DAZU?

- Raffinierte und verarbeitete zuckerhaltige Junkfoods

- Raffinierte, nährstoffarme, verpackte, kohlen-hydratreiche Lebensmittel, darunter die meisten Getreidearten wie Brot, Cerealien, Nudeln, Reis, Müsliriegel und Cracker

Die genaue Menge an Kohlenhydraten, die jeder Mensch benötigt, variiert – der genaue Bedarf hängt individuell von vielen Faktoren ab. Als allgemeine Richtlinie gilt jedoch, dass Sie mit LCHF zwischen 50 und 100 g Gesamtkohlen-hydrate pro Tag bei mäßiger Einschränkung oder weniger als 50 g pro Tag bei ketogener Ernährung (einem höheren Grad der Einschränkung) zu sich nehmen sollten. Die Tabellen auf den nächsten Seiten zeigen Ihnen, welche Lebens-mittel Sie am besten essen sollten, welche Lebensmittel Sie manchmal zu sich nehmen können und welche Lebensmittel Sie vermeiden sollten.

Die Zahlen in den Klammern zeigen die Gesamtkohlenhydratmenge in Gramm pro Portion (d. h. einschließlich Ballaststoffen). Beachten Sie, dass sich die Kohlenhydratwerte von Lebensmitteln von Land zu Land deutlich unterscheiden.

Gemüse (1 Portion, soweit nicht anders angegeben)

JA!	VIELLEICHT ...	NEIN.
Ohne Stärke, frisch oder gefroren	**Stärkehaltig, frisch oder gefroren**	Alle Gemüse, die in hoch-verarbeiteten Pflanzenölen frittiert werden
Alfalfa-Sprossen, roh (0,1 g)	Kartoffel, gekocht (10,8 g)	
Artischockenherzen, gekocht (1,1 g)	Süßkartoffel, gekocht (13,7 g)	
Aubergine, gekocht (1,1 g)	Kürbis, gekocht (20,0 g)	
Avocado (5,2 g)	Maiskolben, gekocht (14,8 g)	
Blumenkohl, gekocht (1,8 g)	Pastinake, gekocht (9,7 g)	
Bohnen, grün, gekocht (1,9 g)	Taro, gekocht (18,7 g)	
Brokkoli, gekocht (0,1 g)	Yamswurzel, gekocht (19,5 g)	
Brunnenkresse, roh (0,04 g)		
Butternuss, gekocht (7,0 g)		
Champignon, roh (0,1 g)		
Chicorée, 1 Kopf, roh (2,1 g)		
Chinakohl, gekocht (0,8 g)		
Endivie, roh (1,3 g)		
Erbsen, gekocht (5,9 g)		
Erbsen, roh (7,1 g)		
Fenchel, roh (0,6 g)		
Frühlingszwiebel, 1, roh (1,5 g)		
Gewürzpaprika, grün, roh (1,2 g)		
Gewürzpaprika, rot, roh (3,2 g)		
Grünkohl, gekocht (3,0 g)		
Gurke, roh (1,3 g)		
Karotte, roh (2,3 g)		
Knoblauch (1 Zehe = 0,5 g)		
Knollensellerie, gekocht (1,6 g)		
Kohl, gekocht (1,1 g)		
Kohlrabi, roh (2,8 g)		
Kopfsalat, roh (0,4 g)		
Kräuter und Gewürze – 1 Prise		
Lauch, gekocht (3,2 g)		
Mangold, gekocht (2,4 g)		
Okraschoten, roh (1,2 g)		
Oliven (1,3 g)		
Pak Choi, gekocht (0,4 g)		
Radieschen, roh (1,6 g)		
Rosenkohl, gekocht (1,0 g)		
Rote Bete, gekocht (5,6 g)		
Rübe, gekocht (1,4 g)		
Schnittlauch, roh (0,7 g)		
Sellerie, roh (1,8 g)		
Spargel, gekocht (1,6 g)		
Spinat, gekocht (1,3 g)		
Tomate, roh (2,6 g)		
Zucchini, gekocht (1,0 g)		
Zwiebel, gekocht (3,0 g)		

Die Zahlen in Klammern geben die Kohlenhydrate in Gramm pro Portion an.

Obst (1 Portion, soweit nicht anders angegeben)

JA!	VIELLEICHT …	NEIN.
Ananas, frisch (9,3 g)	Banane (31 g)	Alle Früchte mit Zuckerüberzug oder frittiert in hochverarbeiteten Pflanzenölen (z. B. frittierte Bananen)
Apfel (13,0 g)	Obst in Dosen, in Saft abgefüllt, abgetropft, z. B. 1 kleine Dose Pfirsiche (9,6 g)	
Aprikose, frisch (4,6 g)		Obst in Dosen, in Saft, nicht abgetropft, 1 kleine Dose (12,4 g)
Avocado (1,0 g)		
Beeren, gemischt; gefroren oder frisch (4,5 g)		Obst, in Sirup konserviert, abgetropft, 1 kleine Dose (13 g)
Birne (19 g)		Obst, in Sirup konserviert, nicht abgetropft, 1 kleine Dose (28,9 g)
Feige, frisch (4,8 g)		
Granatapfel, mit Saft (15,1 g)		Trockenfrüchte, gemischt (59 g)
Guave (1,7 g)		
Kirschen, frisch (10,5 g)		
Kiwi (8,0 g)		
Kokosnuss, frisch (1,7 g)		
Limette, 1 kleine (9,0 g)		
Mandarine (8,5 g)		
Mango (12,9 g)		
Melone (4,4 g)		
Nektarine (11,2 g)		
Orange (11,0 g)		
Pampelmuse (11,8 g)		
Papaya (5,1 g)		
Pfirsich (9 g)		
Pflaume (6 g)		
Tamarillo (2,3 g)		
Wassermelone, 1 Scheibe (10,9 g)		
Weintrauben (13,2 g)		
Zitrone, 1 kleine (10,0 g)		

Die Zahlen in Klammern geben die Kohlenhydrate in Gramm pro Portion an.

Tierisches Eiweiß

JA!	VIELLEICHT...	NEIN.
Eier Fisch: alle Arten Speck und Würste von sehr guter Qualität (ohne Gluten- oder Laktosefüllstoffe) Innereien: Leber, Niere, Herz Geflügel: alle Teile oder Stücke von Huhn, Ente, Fasan, Pute Fleisch: alle Arten, alle Teilstücke vom Rind-, Lamm-, Schweine-, Wild-, Kalbfleisch, Schinken Meeresfrüchte: Muscheln, Garnelen, Krebse, Jakobs- muscheln	Paniertes Fleisch: gefrorene, panierte Fischfilets, Fischfrikadellen Fleisch und Fisch: gepökelt, eingelegt, geräuchert Verarbeitetes Fleisch: Speck, Salami, Chorizo, Wurstwaren	Stark verarbeitetes/frittiertes Fleisch (z. B. Nuggets/ konserviertes Dosenfleisch)

Diese Lebensmittel enthalten, wenn überhaupt, nur minimale Kohlenhydrate, daher wurden keine Werte aufgeführt.

Milchprodukte (1 Portion, soweit nicht anders angegeben)

JA!	VIELLEICHT...	NEIN.
Butter (nur kleine Mengen) Crème fraîche (3,1 g) Käse, jede Sorte (nur kleine Mengen) Milch, Vollfett/Rohmilch* (5,7 g) Naturjoghurt, ungesüßt, vollfett (3-8 g) Sahne (3,5 g) Sauerrahm (3,3 g)	Käse, verarbeitet (nur kleine Mengen) Naturjoghurt, fettarm, ungesüßt (5,3 g) Obstjoghurt, fettarm (4,7 g)	Aromatisierte Milch (12,3 g) Frozen Yoghurt (18 g) Obstjoghurt, fettarm, gesüßt (11-17 g) Speiseeis (21-26 g)

Die Zahlen in Klammern geben die Kohlenhydrate in Gramm pro Portion an.
* Bitte beachten Sie, dass es generell empfohlen wird, unpasteurisierte (Roh-)Milch zu vermeiden, wenn Sie schwanger sind.

Kuhmilch-Ersatzprodukte (1 Portion, soweit nicht anders angegeben)

JA!	VIELLEICHT...	NEIN.
Kokosnusscreme (3-5 g) Kokosmilch (1-3 g) Ungesüßte Mandelmilch (0,4 g)	Reismilch (5,5 g) Sojamilch (4,7 g) Ziegenmilch (5,4 g)	Künstlicher milchfreier Kaffeeweißer, 1 Teelöffel (1 g)**

Die Zahlen in Klammern geben die Kohlenhydrate in Gramm pro Portion an.
** Künstlicher milchfreier Kaffeeweißer mag kohlenhydratarm sein, aber er besteht aus vielen verarbeiteten und künstlichen Zusätzen.

Nüsse, Samen und Hülsenfrüchte* (1 Portion, soweit nicht anders angegeben)

JA!	VIELLEICHT …	NEIN.
Cashewkerne, roh (13,0 g)	Edamame-Bohnen, gekocht (7,5 g)	Adzukibohnen, gekocht (24,5 g)
Chiasamen, 1 EL (6 g)	Erdnüsse (6,2 g)	Kichererbsen, gekocht (23,3 g)
Kürbiskerne (Pepitas), 1 EL (1,6 g)	Kidneybohnen, gekocht (13,1 g)	Perlgraupen, gekocht (20,7 g)
Leinsamen, 1 EL (0,5 g)	Linsen, gekocht (10-13 g)	Spalterbsen, gekocht (21,6 g)
Limabohnen, gekocht (1,4 g)	Schwarze Bohnen, gekocht (13,4 g)	Verarbeitete Öle auf Samen-basis: Sonnenblumen, Traubenkerne, Distel, Sesam
Macadamianüsse, roh (3,2 g)	Tofu, gekocht (0,7 g)	
Mandeln, roh (5,0 g)		
Mungbohnen, roh, gekeimt (3,2 g)		
Nussbutter, 1 EL (0,5-4 g)		
Paranüsse, roh (2,9 g)		
Pekannüsse, roh (11,0 g)		
Pinienkerne, roh (10,6 g)		
Pistazien, roh (8,9 g)		
Sesamsamen, 1 EL (0,7 g)		
Sonnenblumenkerne, 1 EL (0,6 g)		
Walnüsse, roh (2,3 g)		

Die Zahlen in Klammern geben die Kohlenhydrate in Gramm pro Portion an.
* Hülsenfrüchte variieren stark in ihrem Kohlenhydratgehalt; einige haben einen sehr hohen, also achten Sie auf Ihre Portionen.

Fette und Öle

JA!	VIELLEICHT …	NEIN.
Avocadoöl	Erdnussöl	Hochverarbeitete Pflanzenöle: Distelöl, Maisöl, Palmöl (Umweltschutzgründe), Rapsöl, Reiskleieöl, Sojabohne, Sonnenblume, Traubenkerne
Butter	Hanföl	
Entenfett	Sesamöl	
Flachs-/Leinsamenöl		Margarine
Kokosöl		
Macadamiaöl und andere Öle auf Nussbasis		
Olivenöl		
Schmalz		

All diese Lebensmittel enthalten, wenn überhaupt, nur minimale Kohlenhydrate, daher wurden keine Werte aufgeführt.

Gewürze, Saucen und Dressings* (1 Portion, soweit nicht anders angegeben)

JA!	VIELLEICHT...	NEIN.
Aioli, auf Olivenölbasis (1,1 g)	Chutney (6,3 g)	Honig (16,5 g)
Austernsauce (1,2 g)	Fertigmayonnaise oder Aioli mit hohem Zuckergehalt, die verarbeitete Pflanzenöle enthalten (siehe vorherige Seite)	Nudelsauce (26 g)
Currypaste (1,0 g)		Sirup (11,4 g)
Essigsorten (0,1 g)		
Fischsauce (0,8 g)	Hummus (1-3 g)	
Kokosmilch/-sahne, ½ Becher (2-3 g)	Minzgelee (10 g)	
Mayonnaise, auf Olivenölbasis, niedriger Zuckergehalt (0,2-3 g)	Salsa (1-7 g)	
Pesto (0,7 g)	Thailändische süße Chilisauce (8,5 g)	
Salatsaucen aus guten Ölen (siehe vorherige Seite) und Essig	Tomatenrelish (2-7 g)	
	Tomatensauce (4 g)	
Senf (1,7 g)		
Soja-/Tamarisauce (1,2 g)		
Tahini (0,2 g)		
Worcestersauce (3,1 g)		
Zitronen-/Limettensaft (0,3 g)		

Die Zahlen in Klammern geben die Kohlenhydrate in Gramm pro Portion an.
* Ein Wort zu Dressings: Während viele Dressings und Saucen kohlenhydratarm sind (z. B. Blauschimmelkäse, Caesar, Ranch, französisch, italienisch usw.), werden im Handel gekaufte Sorten oft mit verarbeiteten Pflanzenölen wie Canola- und Sonnenblumenöl hergestellt. Versuchen Sie, welche zu finden, die nur Olivenöl enthalten, oder stellen Sie Ihr eigenes Dressing her. Wenn Sie welches kaufen, achten Sie auf versteckten Zucker.)

Getränke (1 Portion, soweit nicht anders angegeben) und Alkohol** (Mengen, wie angegeben)

JA!	VIELLEICHT...	NEIN.
Kaffee, gebrüht (0,8 g)	Diätgetränke (0 g)	Fruchtkonzentrat, Sirup, 2 EL (17,5 g)
Tee (0 g)	Diätsoda (0 g)	Energy Drinks (21,4 g)
Wasser, still oder sprudelnd (0 g)	(Siehe den Hinweis zu künstlichen Süßstoffen, nächste Seite)	Aromatisierte Milch (19,7 g)
Champagner, 1 Glas, 100 ml (1,3 g)	Bier, 340-ml-Flasche (10-15 g)	Fruchtsaft (16-23 g)
Rot-/Weißwein, 1 Glas, 100 ml (0-2,6 g)	Apfelwein, 330-ml-Flasche (8,3 g)	Erfrischungsgetränke (22,5 g)
Spirituosen (Whisky, Wodka, Rum), 30 ml (0 g)	Liköre, 30 ml (3-17 g)	
	kohlenhydratarmes Bier, 330-ml-Flasche (3-7 g)	

Die Zahlen in Klammern geben die Kohlenhydrate in Gramm pro Portion an. ** Denken Sie daran, dass Alkohol ein Gift und eine Quelle leerer Kalorien ist, also halten Sie die Gesamtzufuhr im Allgemeinen niedrig. Spirituosen enthalten zwar keine Kohlenhydrate, zuckerhaltige Mixgetränke jedoch schon!

Süßes* (Mengen wie angegeben)

JA!	VIELLEICHT...	NEIN.
Dunkle Schokolade: 55% Kakao, 2 Stück, 20 g (1-10 g) Dunkle Schokolade: 70% Kakao, 2 Stück, 20 g (7-9 g) Zartbitterschokolade: 85% Kakao, 2 Stück, 20 g (5-8 g) Zartbitterschokolade: 90% Kakao, 2 Stück, 20 g (4-6 g)	Schokolade: Milchschokolade oder eine andere Sorte mit weniger als 55% Kakaoanteil, 2 Stück, 20 g (11-15 g) Zuckerfreier Kaugummi (0 g, siehe aber die Anmerkung über künstliche Süßstoffe unten)	Süßigkeiten, z. B. 10 kleine Jellybeans (10,3 g) 2 Geleeschlangen (40 g)

Die Zahlen in Klammern geben die Kohlenhydrate in Gramm pro Portion an.

* Diese Produkte haben alle einen hohen Zuckergehalt; ein Teil des LCHF-Lebensstils besteht darin, den „süßen" Gaumen zu verändern, daher sollte die Gesamtaufnahme begrenzt werden.

Süßstoffe**

JA!	VIELLEICHT...	NEIN.
	Natürliche Süßstoffe: Stevia, Erythrit	Künstliche Süßstoffe: Aspartam, Sucralose, Acesulfam, Saccharin, Xylitol, Sorbitol

Alle Süßstoffe enthalten, wenn überhaupt, nur minimale Kohlenhydrate, daher wurden keine Werte aufgeführt.

**Beachten Sie, dass einige künstliche Süßstoffe immer noch eine Insulinspitze verursachen können, daher ist es am besten, sie zu vermeiden - überprüfen Sie das Etikett, wenn Sie „zuckerfreie" Produkte kaufen.

Sonstiges

JA!	VIELLEICHT...	NEIN.
Japanische Konjak- oder Kelpnudeln (kohlenhydratfrei) (1 g)	Kohlenhydratarme Proteinriegel, 1 Riegel (4-6 g), auf versteckte Kohlenhydrate achten	Mit stark verarbeiteten Pflanzenölen hergestellte Lebensmittel

Die Zahlen in Klammern geben die Kohlenhydrate in Gramm pro Portion an.

8

Wie Steve Jobs sein: Routinen zum Vorteil nutzen

Hier bitte ich Sie, in eine Routine zu kommen. Immer und immer wieder das Gleiche zu tun. Ich weiß, dass das Leben nicht immer nach Plan verläuft, aber ohne Pläne hat man keine Chance.

Seien Sie also wie Steve Jobs und bereiten Sie sich auf den Erfolg vor. Steve trug bekanntlich immer die gleichen Levi's, schwarze Rollkragenpullover und Turnschuhe, egal zu welchem Anlass. Seine Idee war, dass dies seinen Geist von (Kleidungs-) Entscheidungen befreite und ihm mehr geistige Energie gab, um sich auf das wirklich Wichtige zu konzentrieren, wie die Erfindung von iPod, iPad und iPhone. Er ging von dem Prinzip aus, dass der Mensch nur begrenzte Willenskraft und Energie für kognitive Anstrengungen hat. Das heißt, dass wir tagtäglich eine begrenzte Fähigkeit zu Willenskraft und anderen kognitiv anstrengenden Aufgaben wie Kreativität und Problemlösung haben. Steve rechnete damit, dass ihm weniger für die wichtigen Dinge übrig bliebe, wenn er Energie sinnlos für das, was er jeden Tag anziehen sollte, verwenden würde.

Dasselbe gilt für das Power-Fasten; eigentlich gilt es für jede gesunde Ernährung. Regelmäßig die gleichen gesunden Mahlzeiten zu essen ist ein Erfolgsrezept. Damit meine ich, dass man weniger Variationen bei dem hat, was man isst.

Wie bei vielen Dingen in der Ernährung ist dies das genaue Gegenteil zur konventionellen Meinung. Ernährungswissenschaftler (einschließlich mir, bevor ich es besser wusste) sagen Ihnen seit Jahrzehnten, dass Sie ein Maximum an Vielfalt in Ihrer Nahrung brauchen, um alle Nährstoffe zu erhalten. Nach dem, was ich jetzt weiß, wäre es mir lieber, wenn Sie mit weniger Abwechslung in der Spur blieben und alle Nährstoffe, die Sie brauchen, durch nährstoffreiche Nahrung erhalten würden.

Menschen, die sich täglich mit einer „Universal"-Mahlzeit ernähren und die täglich zwischen einer begrenzteren Auswahl an Möglichkeiten wählen, neigen dazu, schlanker zu sein und mit den Unregelmäßigkeiten des Lebens besser zurechtzukommen. Wenn das Leben vom Plan abweicht, kann die Bewältigung einer gesunden Ernährung – und mittendrin das Power-Fasten – schwierig sein. Und es hat einen Dominoeffekt: Je schlechter die Ernährung wird, desto mehr geraten auch andere Lebensbereiche aus den Fugen.

Weniger Variation ist entscheidend für die Gewichtsabnahme, bei der die Disziplin rund ums Essen um eine weitere Stufe angehoben werden muss. Deshalb haben wir in Teil 2 dieses Buches ein Arbeitsblatt über das Erreichen Ihrer Ziele bei der Gewichtsabnahme erstellt (siehe Seite 94), das Ihnen dabei helfen soll, aus zwei Universal-Frühstücken und Universal-Mittagessen und drei Abendessen zu wählen sowie persönliche Regeln für das Essen, den Alkoholkonsum und das Kaffeetrinken aufzustellen. Dies wird Ihnen helfen, sich schnell die Gewohnheiten anzueignen, die Sie brauchen, um auf dem richtigen Weg zu bleiben, falls (und wenn) alles um Sie herum in die Brüche geht.

Beachten Sie – es geht nicht darum, fad und langweilig zu sein, es geht darum, sich das Leben leicht zu machen. Es geht um Mahlzeiten, die einfach, sättigend und nahrhaft sind und die Sie lieben. Es geht darum, dass Sie sich um eine Sache weniger Gedanken machen müssen und mehr geistige Energie für all die anderen wichtigen Entscheidungen haben, die Sie täglich treffen müssen.

Fazit: Um erfolgreich zu sein, brauchen Sie Routine und müssen sich daran gewöhnen, die meiste Zeit die gleichen oder ähnliche Mahlzeiten zu essen (Universal-Mahlzeiten).

Die Drei-Mahlzeiten-Regel

Nach Regel 8 ist es wichtig zu wissen, dass wir alle, selbst mit guten Absichten und großartigen Techniken, von Zeit zu Zeit von der Geraden abkommen werden. Und das ist in Ordnung. Es ist sogar unerlässlich. Sie dürfen also bei einigen Leckereien schwach werden. Abgesehen davon, dass Sie sonntags vernünftig sind und montags und dienstags power-fasten, bedeutet dies bis zu 3 Verwöhn-Mahlzeit pro Woche. (Wenn Sie sich im ersten Monat des Power-Fastens befinden und/oder Gewichtsabnahmeziele haben, ist die Drei-Mahlzeiten-Regel eine Ein-Mahlzeiten-Regel – d. h. nur 1 Leckerei pro Woche). Um es klar zu sagen: Die Drei-Mahlzeiten-Regel bedeutet jedoch nicht, dass Sie dreimal pro Woche Junkfood zu sich nehmen müssen. Sie bedeutet, das Menschsein zu umarmen und Ihnen dabei zu helfen, die meiste Zeit auf Kurs zu bleiben. Es geht auch darum, einen Leckerbissen zu genießen, wenn man sich dafür entscheidet, und sich nicht von Schuld- und Versagensgefühlen überwältigen zu lassen. Ganz gleich, ob es sich um eine Mahlzeit mit mehr Kohlenhydraten im Allgemeinen handelt, z.B. mehr Obst und/oder Milchkaffee oder einfach um ein Eis mit vollem Zuckergehalt oder Kuchen, es ist wichtig, dass Sie diese als Teil des Plans annehmen und nicht als vom Plan abweichend. Ein guter Tag mit gesunder Ernährung ist immer besser als ein Tag mit minderwertigem Junkfood. Das ist eine wissenschaftliche Tatsache, und kein Diätbuch, kein Diätguru, kein Bio-Hacker und niemand in den sozialen Medien sollte etwas anderes behaupten. Es gibt jedoch eine grundlegende Realität: In dieser Welt feiern wir, wir haben Mitleid, wir füllen die Langeweile mit ... Essen! Und wir können das Essen, das wir bekommen, nicht immer kontrollieren. Und manchmal genießen wir einfach das eine oder andere Essen außerhalb der Regeln, die wir uns selbst aufgestellt haben. Hinzu kommen Stress, Schlafmangel, berufliche Verpflichtungen, familiäre Verpflichtungen, Krankheiten und Verletzungen, der Menstruationszyklus (siehe Teil 2) und das Leben an sich, die allesamt dazu beitragen, Fasten und gesunde Ernährung zu erschweren. Es geht nicht darum, ob man vom Plan „abfällt", sondern wann. Die Versuchung ist wahrscheinlicher am Freitagabend oder Samstag, am Ende einer arbeitsreichen Woche.

Gezieltes „Chillen" mit dem Essen kann zuweilen enorme Vorteile haben, sowohl in verhaltensmäßiger als auch in physiologischer Hinsicht, die für die langfristige Aufrechterhaltung der Dinge sogar wesentlich sein können. Sie wollen nicht sozial benachteiligt werden und Spaßverderber sein. Aber genauso wichtig ist es für Sie, gesund zu bleiben. Deshalb werden Sie sich die meiste Zeit an Dinge halten müssen – nur nicht die ganze Zeit.

Der Trick besteht darin, den Schaden einzudämmen und gleichzeitig das Vergnügen zu maximieren. Sie könnten mit Junkfood immer schlechter abschneiden – Sie könnten mehr essen. An irgendeinem Punkt ist aufzuhören besser als weiterzumachen.

Wenn es um Junkfood geht, gibt es ein Gesetz des abnehmenden Ertrags. In der Wirtschaft nennt man das Grenznutzen. Das erste Stück Pizza, das man isst, bringt am meisten Spaß, das zweite Stück etwas weniger und so weiter. Ab dem fünften Stück macht es praktisch keinen Spaß mehr (kein Grenznutzen) und man fühlt sich langsam satt – und ab dem sechsten Stück fühlt man sich schlechter (negativer Grenznutzen). Die Moral dieser Geschichte ist, dass der Spaß an Junkfood fast immer in seltenen und kleineren Mengen liegt. Regelverstöße sind die Regel. Fühlen Sie sich nicht schuldig und denken Sie nicht: „Ich fange nächste Woche einfach wieder an." Sie befinden sich im Hier und Jetzt, also bleiben Sie ruhig und machen Sie weiter.

Fazit: Wenn Sie „außer Plan" essen, sollten Sie wissen, dass es eigentlich immer noch Teil des Plans ist, also genießen Sie ohne Schuldgefühle. Genießen Sie eine vernünftige Menge und machen Sie so schnell wie möglich wieder weiter – es zählt, was Sie in 90 Prozent der Fälle tun.

Die eigene Wahrheit finden

Silicon-Valley-Unternehmer verwenden den „Mom-Test", um den Wust des Kundenfeedbacks zu durchdringen und zum Kern dessen zu gelangen, was das eigentliche Problem ihrer Kunden oder potenziellen Kunden ist. Er wird „Mom-Test" genannt, weil es allgemein anerkannt ist, dass es wertlos ist, seine Mom um objektives Feedback zu seinem neuen Produkt zu bitten oder, in unserem Fall, zu „Sieht mein Hintern darin groß aus?". Sie liebt Sie und wird Ihnen sagen, was Sie hören möchten. In seinem Buch *Der Mom Test* gibt Rob Fitzpatrick einen Überblick darüber, wie man aus Gesprächen mit Kunden oder potenziellen Kunden echte, umsetzbare Erkenntnisse gewinnt, statt nur Lob oder Verallgemeinerungen und Meinungen zu äußern, die Ihnen nicht wirklich helfen, ein besseres Produkt zu entwickeln oder (in unserem Fall) unsere Gesundheits- und/oder Gewichtsabnahmeziele zu erreichen. Hier sind die wichtigsten Prinzipien, wie sie zur Erreichung eines gesundheitsbezogenen Ziels angewandt werden:

1. Viele Menschen lügen Sie an, auch Sie sich selbst! „Ich bin nur ein paar Kilo übergewichtig" oder „Ich esse normalerweise die meiste Zeit *LCHF*". Leere Worte stehen im Weg: generische Behauptungen („Ich nehme gewöhnlich", „Ich nehme immer", „Ich nehme nie"), zukunftsgerichtete oder hypothetische Versprechungen („Ich würde", „Ich werde", „Ich könnte").

2. Alles, was die Zukunft betrifft, wird übermäßig optimistisch sein. „Nächste Woche werde ich mehr Zeit haben und weniger gestresst sein, sodass dies ein guter Zeitpunkt sein wird, um mit dem Power-Fasten zu beginnen."

3. Was zählt, sind die Verhaltensweisen und Handlungen der Vergangenheit. Fragen Sie sich also nicht: „Was esse ich normalerweise unter der Woche?" Fragen Sie sich, was genau Sie in den letzten 3 Tagen gegessen haben.

4. Wir alle haben sehr wenig Einblick in die Lösungen unserer eigenen Probleme. Oftmals verstehen uns wichtige Menschen oder Freunde besser als wir selbst. Stellen Sie ihnen die richtigen Fragen, um alle Verhaltensweisen auf den Punkt zu bringen, mit denen Sie gegenwärtig Ihre Bemühungen um Gesundheit und Gewichtsabnahme sabotieren.

Fazit: Wenn Sie Ihre Ziele erreichen wollen, dann müssen Sie wirklich verstehen, warum dieses Ziel für Sie wichtig ist und wie Sie sich ungewollt selbst sabotieren können!

DAS ARBEITSBLATT ZUM MOM-TEST – ERKENNE DICH SELBST!

Wenn Sie diese Fragen beantworten, werden Sie Ihr „Warum" und das Problem, das das Power-Fasten für Sie lösen wird, wirklich verstehen. Die Idee ist, dieses Arbeitsblatt so gut wie möglich auszufüllen. Sie müssen nicht auf alles eine Antwort haben. Das Ziel besteht darin, über Ihre ehrlichen, objektiveren Antworten nachzudenken und zu sehen, was in der Vergangenheit funktioniert hat und was Sie realistischerweise wahrscheinlich in Zukunft tun werden.

Überzeugungen
Was braucht es, um erfolgreich abzunehmen und/oder bei ausgezeichneter Gesundheit zu sein?

Wie sind Sie zu der Form gekommen, in der Sie heute sind?

Werte
Was ist für Sie im Leben am wichtigsten?

Was macht Sie am meisten stolz auf Ihre Gesundheit oder Ihr Aussehen?

Eigene Verhaltensweisen in Bezug auf Gesundheit und/oder Gewichtsabnahme (finden Sie konkrete Beispiele!)
Was erhöht die *Wahrscheinlichkeit*, dass Sie Ihre Gesundheits- oder Gewichtsabnahmeziele erreichen?

Wann ist dies das letzte Mal geschehen?

Welche Auswirkungen hatte das?

Was macht es weniger *wahrscheinlich*, dass Sie Ihre Gesundheits- oder Gewichtsabnahmeziele erreichen?

Wann ist dies das letzte Mal geschehen?

Welche Auswirkungen hatte das?

Zentrale Herausforderungen
Was sind Ihre drei größten Herausforderungen, wenn es darum geht, Gewicht zu verlieren und/oder Ihre Gesundheitsziele zu erreichen?

Werden sie besser oder schlechter?
Hat sich in letzter Zeit etwas verändert?

Großer Erfolg

Was war der letzte große Meilenstein/große Gewinn/Erfolg, den Sie in Bezug auf Ihre Gesundheit oder Ihre Gewichtsabnahme hatten?

_____

Was ist passiert?

_____

_____

Was bedeutete das für Sie?

_____

_____

Ziele und Maße

Was ist Ihr Ziel in Bezug auf Gewichtsabnahme oder Gesundheit?

_____

Wie werden Sie wissen, wann Sie dies erreicht haben?

_____

Wann werden Sie dies erreichen?

_____

Welchen Unterschied wird das in Ihrem Leben machen?

_____

_____

_____

Eine Woche Power-Fasten

Wir – Caryn und Grant – wollen Ihnen zeigen, was wir tun und wie unser Körper darauf reagiert. Hier sind also unsere Daten. Abbildung 1.1 zeigt die Veränderungen der Beta-Hydroxybutyrat- (d. h. Keton-) Werte im Blut über eine Woche. Denken Sie daran, dass es darum geht, den Körper während der Montag- und Dienstag-Power-Fasten-Zeit in eine leichte Ketose zu treiben, um die Fettverbrennung, geistige Klarheit, Autophagie und die allgemeine Zellregeneration zu fördern. Der Plan sieht vor, dies so einzurichten, dass am Sonntag die Kohlenhydrate vernünftig begrenzt werden und die Fastenzeit mit Vollwert-LCHF-Essen für den Rest der Woche fortgesetzt wird, sodass Sie sich gegen Ende der

Woche einige Ausnahmen erlauben können. Der von Caryn ist die graublaue Linie und der von Grant die dunkelblaue. Die Punkte sind die Ketonwerte, die zweimal täglich gemessen werden. Die Punkte unterhalb der roten Linie stehen für niedrige Ketonwerte, was bedeutet, dass Kohlenhydrate in erster Linie zur Energiegewinnung eingesetzt werden. Zwischen der roten und der grünen Linie besteht eine leichte Ketose – ein Teil des Fetts wird zur Energiegewinnung verbrannt, aber auch einige Kohlenhydrate. Oberhalb der grünen Linie wird Fett ausschließlich zu Energiezwecken verbrannt, auch im Gehirn.

Eine Woche Power-Fasten: Blutketonspiegel

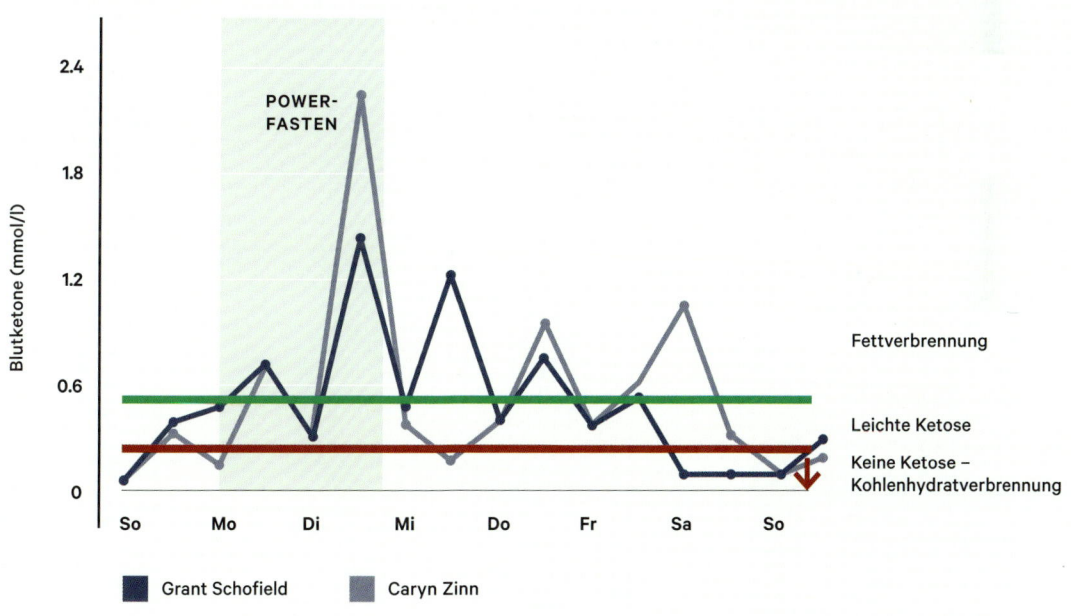

Abb. 1.1: Wie sich die Blutketone – zur Messung der Fettverbrennung – über eine Woche Power-Fasten verändert haben.

Caryn – die Woche der Ernährungsberaterin

Tag/Mahlzeit	Mahlzeiten
Sonntag/Frühstück **Sonntag/Mittagessen** **Sonntag/Abendessen** *Anmerkungen*	Kaffee, Eier und Gemüse Beeren, Sahne, Trockenfleisch und ein Apfel Blumenkohl bolognaise (Reste) *Kein schlechter Esstag, abgesehen davon, dass mein Mittagessen eher einem zweiten Frühstück glich. Hatte eine großartige 90-minütige Radtour am Morgen mit Ehemann Mark und Pepper, dem ungarischen Vizsla.*
Montag/Morgen **Montag/Abendessen** *Anmerkungen*	Tee, Kaffee (etwas Sahne), Wasser Power-Mahlzeit: Lachs-Poké-Bowl *Ich begann den Tag mit einem 60-minütigen Krafttraining (nicht zu anstrengend), gefolgt von einem Kaffee. Ich hatte einen sehr anstrengenden Tag, daher war das Fasten einfach. Allerdings fiel es mir schwer, nach dem Abendessen ohne Schokolade auszukommen!*
Dienstag/Morgen **Dienstag/Abendessen** *Anmerkungen*	Tee, Kaffee (Spritzer Sahne), Wasser Power-Mahlzeit: Zartes Hühnchen mit grünem Power-Gemüse *Ein weiteres 60-minütiges Training, wieder nichts allzu Großes. Wieder sehr beschäftigt, also keine Probleme. Wenn ich ein Hungergefühl habe, trinke ich einfach eine Tasse Tee oder Kaffee. Auch hier war die fehlende Schokolade nach dem Abendessen eine Herausforderung.*
Mittwoch/Frühstück **Mittwoch/Mittagessen** **Mittwoch/Abendessen** *Anmerkungen*	Beeren, Joghurt und Nüsse, Kaffee Geflügelsalat, Tee Snacks mit Gurke/Sauerrahm, Lammkoteletts und Gemüse, Schokolade *60-minütiges Training am Morgen, dann ging ich mit Pepper am Abend spazieren. Juhu, zurück zur Schokolade heute Abend – die hat gut geschmeckt!*
Donnerstag/Frühstück **Donnerstag/Mittagessen** **Donnerstag/Abendessen** *Anmerkungen*	Beeren, Joghurt und Nüsse, Kaffee Eier und Salat, Tee Lachs und Gemüse *60-minütiges Morgen-Training.*
Freitag/Frühstück **Freitag/Mittagessen** **Freitag/Abendessen** *Anmerkungen*	Nur Wasser Nur Wasser Käse und Kräcker, Blumenkohl bolognaise *60-minütiger Spaziergang mit Pepper (morgens und abends). Weitere 24 Stunden gefastet – siehe die Geschichte dazu später, sie ist interessant.*
Samstag/Frühstück **Samstag/Mittagessen** **Samstag/Abendessen** *Anmerkungen*	Milchkaffee und Biltong Nüsse, Karotten Geflügelsalat, Schokolade, Wein *90-minütiger Buschspaziergang. Ein leichter, eigentlich nicht hungriger Tag, aber abends etwas zu viel Schokolade.*

Allgemeine Anmerkungen

Ich fühlte mich während meiner Woche des Power-Fastens total wohl – voller Energie und nicht sonderlich anders als sonst. Das Fasten fühlte sich gut an und meine Produktivität war großartig. Beachten Sie, dass es in meiner Woche einige sehr ähnliche Universal-Mahlzeiten gibt, insbesondere für das Mittagessen während der Woche. Ich mache immer meine eigenen Salate zum Mittagessen und achte darauf, dass ich gute Variationen bei den Salatzutaten bekomme. Wenn es darum geht, einen tollen Salat zu machen, sind Ihnen nur durch mangelnde Fantasie Grenzen gesetzt!

Ich habe auch am Freitag gefastet, denn es war Jom Kippur, der jüdische Feiertag, den ich in meiner Geschichte auf Seite 24 erwähnt habe. Traditionell ist dies ein reines Wasserfasten, also habe ich es so gemacht. Aber gegen Ende des Tages fand ich heraus, dass mich das Fasten ein wenig irritierte und ich einfach nur essen wollte. Nicht weil ich hungrig war, sondern weil bereits am Montag und Dienstag Power-Fasten war. So brach ich mein Fasten ein paar Stunden früher ab – mit Kräckern (ungewöhnlich), aber ich hatte einfach Lust dazu. Ich hatte das Gefühl, dass zwei 24-Stunden-Fasten-Tage meine psychologische Grenze innerhalb von einer Woche waren. Ein- bis zweimal im Jahr faste ich kontinuierlich 3 bis 5 Tage, aber das hat seine ganz eigene Psychologie und ist etwas, das ich nur hin und wieder tun könnte.

Mehr über Ketone

- Ich kenne mich gut mit dem Essen von LCHF im Allgemeinen aus und bin ziemlich gut an Fett gewöhnt. Der Einstieg in die Ketose (d. h. oberhalb der grünen Linie) dauert also nicht lange.
- Mein Ketonmuster während der Woche war dem von Grant sehr ähnlich. Ich war ziemlich überrascht zu sehen, dass meine Ketone am Dienstagabend so hoch werden (2,2 mmol/l) und am Mittwochabend so tief fallen, aber ich schätze, das ist die individuelle Variation, die man bekommt – vor allem, wenn es um Bewegung geht, was etwas ist, worüber wir im Allgemeinen mehr wissen müssen.

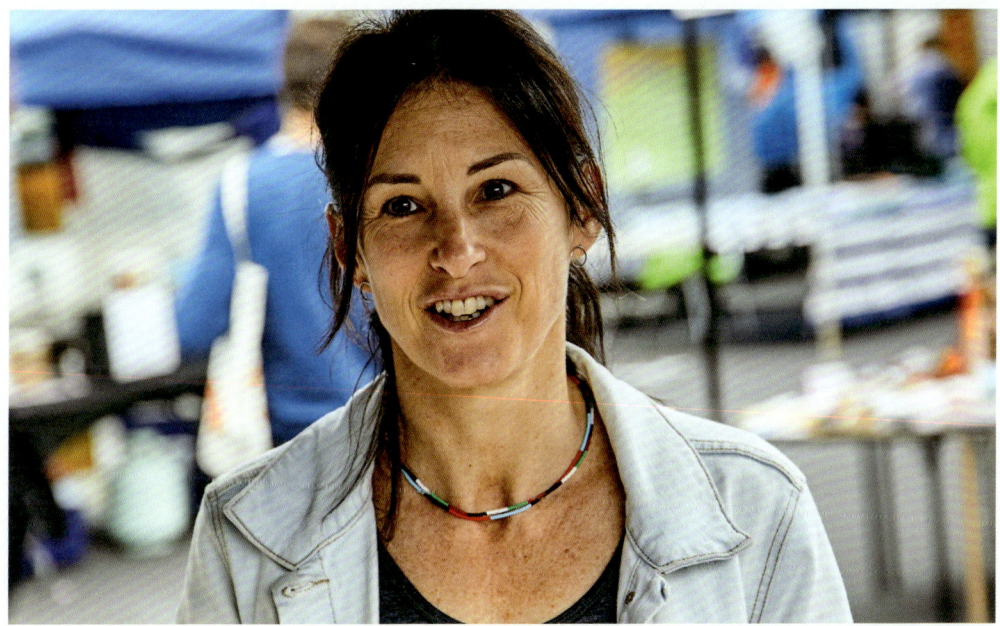

Grant – Die Woche des „Fett-Professors"

Tag/Mahlzeit	Mahlzeiten
Sonntag/Frühstück Sonntag/Mittagessen Sonntag/Abendessen *Anmerkungen*	Kaffee x 2 Mandeln, Käse, Avocado, Lachs Grüne Bohnen, Paprika, Hühnchen, Kokosmilch-Curry *Guter, vernünftiger LCHF-Sonntag. Fühlte sich den ganzen Tag gut an.* *Trainiert (leichter 10-Kilometer-Lauf).*
Montag/Morgen Montag/Abendessen *Anmerkungen*	Kaffee x 2 Lachs, Schweinefleisch, Käse, Nüsse, zwei große Karotten *Louise war weg, und meine Power-Mahlzeit war wirklich ein bisschen* *zusammengepuzzelt. Ich fühle mich gut, keine Hungerprobleme,* *nach dem Essen bin ich zufrieden. Meine Ketone sind jetzt oben, genau in* *der Fettverbrennungszone. Bewegung – mit dem Fahrrad zur/von der Arbeit* *pendeln.*
Dienstag/Morgen Dienstag/Abendessen *Anmerkungen*	Kaffee x 2 Nüsse, Schweinefleisch, Käse, Fischpastete (mit Gemüsebeilage), ein wenig Kartoffeln darin *Ich kochte für die Familie, also aß ich vor dem Abendessen (während der* *Vorbereitungen) Nüsse/Schweinefleisch/Käse, da ich anfing, mich ein wenig* *benachteiligt zu fühlen. Hartes Cross-Fit-Training um 6 Uhr morgens.* *Interessant zu beobachten, wie die Ketone nach solch hochintensivem Training* *abfallen, obwohl ich fastete und viel Energie hatte.*
Mittwoch/Frühstück Mittwoch/Mittagessen Mittwoch/Abendessen *Anmerkungen*	Kaffee x 2, Speck, Rührei, Avocado, Tomate, Käse Nüsse Glas Wein (rot), Rindfleisch, Salat, einige Kohlenhydrate *Fühle mich gut. Tagsüber wurde die Zeit knapp und es gab kein richtiges* *Mittagessen. Die einzige körperliche Übung war das Gehen.*
Donnerstag/Frühstück Donnerstag/Mittagessen Donnerstag/Abendessen *Anmerkungen*	Kaffee x 2 Käse, Avocado, Nüsse, Muscheln, Joghurt Hühnchen und Krautsalat *Fühle mich gut. Hatte ein spätes Frühstück/frühes Mittagessen, das mich* *durchgebracht hat. Bewegung: mit dem Hund Gassi gehen.*
Freitag/Frühstück Freitag/Mittagessen Freitag/Abendessen *Anmerkungen*	Kaffee x 2, Rührei und Rösti Nichts Bier x 2, Steak, Gemüse und Pommes Frites. *Ich bin ständig bei der Arbeit beschäftigt und unterbreche nicht, um zu Mittag* *zu essen. Zumindest ist es eine schlechte Angewohnheit, keine Pausen zu* *machen. Bewegung: Pendeln mit dem Fahrrad zur/von der Arbeit. Ich habe das* *Bier genossen. Louise war die ganze Woche zur Arbeit unterwegs, und ich war* *für drei Jungen verantwortlich ...*
Samstag/Frühstück Samstag/Mittagessen Samstag/Abendessen *Anmerkungen*	Kaffee x 2, Joghurt und Beeren Salat – Fleisch, Nüsse, Käse, Olivenöl und alles Gemüse, das ich finden konnte Bier x 3 und Pommes Frites, Fleischwürste und Gemüse, Nüsse und Käse *Hätte wahrscheinlich bei 2 Bieren aufhören und weniger Pommes essen sollen.* *Bewegung – ein paar Stunden ernsthafte Arbeit im Garten.*

Allgemeine Anmerkungen

Die Ausführungen links geben Auskunft über eine Woche Ernährung beim Schreiben dieses Buchs ... Ich hätte eine Woche wählen können, in der alles perfekt ist, aber das wäre wirklich falsch. Wie Sie bin ich ein ganz normaler Typ, der sich seinen Weg durch die Arbeitswoche bahnt, sich um Kinder kümmert, herumläuft und Dinge tut. In dieser Woche war meine Frau Louise die ganze Zeit in Australien zur Arbeit unterwegs, und mein ältester Sohn Sam hatte einen Psoas-Muskelriss und war an den Rollstuhl gefesselt, sodass ich ziemlich viel zu tun hatte!

Bei Portionen habe ich keine richtigen Grenzen. Ich esse genug, um mich zufrieden zu fühlen, und nicht mehr. Wenn ich eine ernsthafte Schwäche habe, dann ist es das Naschen nach dem Essen. Ich versuche, dies zu begrenzen (Willenskraft erforderlich).

Ich war ziemlich beschäftigt, als ich tatsächlich bei der Arbeit war, und habe am Ende nur sehr wenige Pausen gemacht – was, wie Sie mir sicher zustimmen werden, eine schlechte Gewohnheit ist. Das Power-Fasten konnte ich aber gut durchhalten.

Ich habe den Achtsamen Sonntag gut umgesetzt. Tatsächlich werden Sie an der Blutketonkurve sehen, dass ich in der Lage war, diese sehr schnell aus dem Nichts auf eine gute Fettverbrennung hochzufahren und die meisten Wochentage dort zu halten. Es waren Bier und Pommes Frites, die mich Freitag- und Samstagabend zurück in die Kohlenhydratverbrennungszone schickten! Nicht die perfekte Diät, aber ich habe das Bier und die Pommes Frites genossen. Wenn Sie abnehmen wollen, sollten Sie mit dieser Art von Lebensmitteln etwas vorsichtiger umgehen.

Mehr über Ketone

Wie Caryn, bin auch ich gut fett-adaptiert und habe Erfahrung mit LCHF-Essen, sodass ich schnell in eine Ernährungsketose schlüpfen kann. Es gibt tägliche Schwankungen bei den Ketonen – morgens sind sie in der Regel niedriger, abends höher. Dies ist typisch.

Bei hochintensivem Fastentraining wird Glukose aus der Leber verdrängt, und die Ketonwerte sinken. Dies muss noch weiter erforscht werden, aber ich denke, es ist völlig normal).

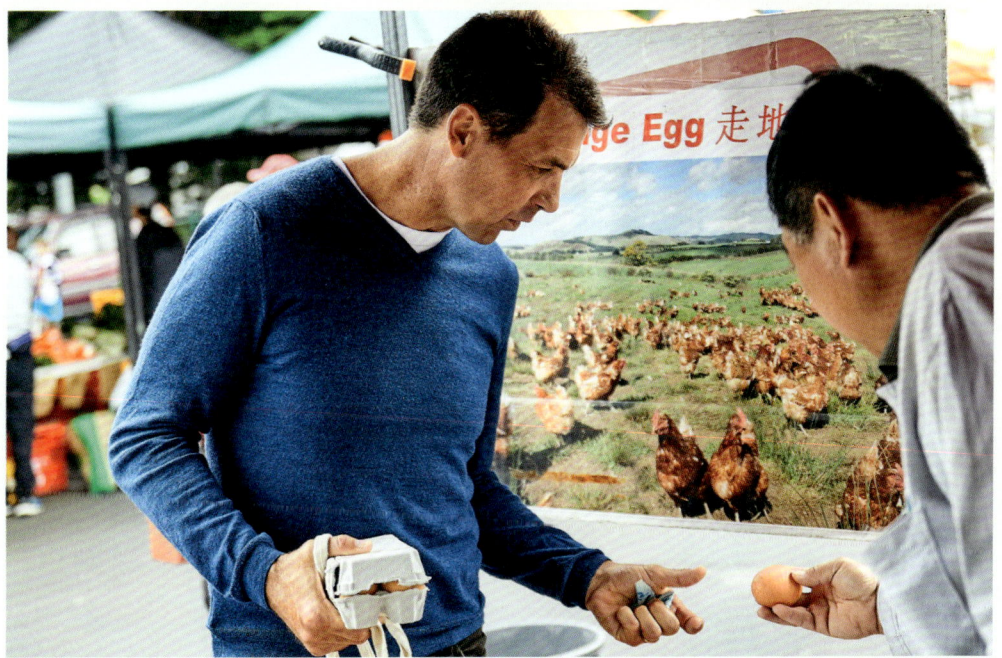

Power-Fasten und andere Fastenmethoden

Was ist also der Unterschied zwischen unserer Power-Fasten-Methode und dem, was es in der Fastenwelt bereits gibt? Eigentlich eine Menge. Bei unserer Methode haben wir das Beste von dem, was derzeit verfügbar ist, genommen und es noch verbessert, indem wir Biologie, Psychologie und Realität kombiniert und aufeinander abgestimmt haben. Lassen Sie uns einen Blick auf die wichtigsten Fastenmethoden werfen, von denen Sie wahrscheinlich schon gehört haben. Da wir alle unterschiedlich sind, könnten Sie einige davon ausprobieren, wenn Sie möchten, und sehen, wie Sie darauf reagieren. Wir haben uns hier die Freiheit genommen, unsere Erfahrungen und die verhaltensmäßigen und biologischen Vor- und Nachteile der einzelnen Methoden zu kommentieren.

Kalorien-Reduktion

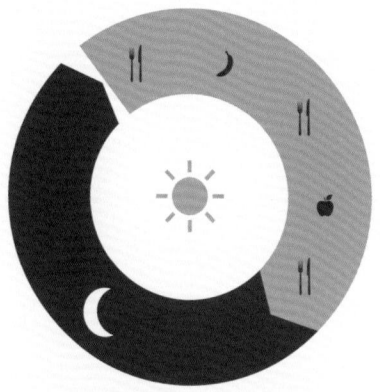

Beschreibung:
Chronisch geringes Essen im Vergleich zu Ihrem täglichen Energieaufwand. Sie essen um 10-30 Prozent weniger. Zeitpunkt und Zusammensetzung der Mahlzeiten sind nicht festgelegt, aber es geht darum, die Portionen zu reduzieren.

Pro:
- Sie werden Gewicht verlieren.
- Eine langfristige Kalorieneinschränkung wird sich positiv auf das Altern auswirken.
- Alle bekannten metabolischen Gesundheitsparameter werden sich wahrscheinlich verbessern.

Kontra:
- Zu den Nebenwirkungen gehören Hunger und ein geringer Abfall Ihres Grundstoffwechsels.
- Der Rückgang des Stoffwechsels zusammen mit einem Anstieg der Hungerhormone treibt die anschließende Gewichtszunahme an.
- Die Hormonfunktion kann beeinträchtigt werden, und wenn dies der Fall ist, können Ihr Sexualtrieb und die Temperaturregulierung (d. h. das Kältegefühl) beeinträchtigt werden.
- Es ist nicht nachhaltig – es erfordert konstante Willenskraft, was dem Menschen nicht so sehr liegt.

UNSERE MEINUNG
Früher hätte die Natur uns dazu gezwungen - nicht nur war die Nahrungsmittelversorgung saisonal, sondern sie war oft einfach schwieriger zu gestalten -, aber in der modernen Lebensmittelumgebung (Nahrung ist überall) muss es einen einfacheren Weg geben.

Reduzierte Essensfensterzeit

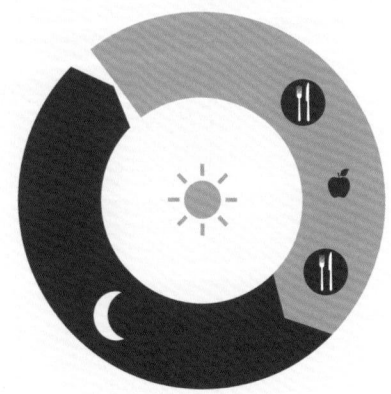

Beschreibung:
In seiner einfachsten Form fasten Sie einfach

16 Stunden lang und essen in den 8 Stunden danach, was immer Sie wollen. Das Fenster könnte weiter reduziert werden, um das Fasten zu verlängern und das Essfenster zu verkürzen.

Pro:

- Man verpasst nur das Frühstück, und das ist ziemlich einfach zu bewerkstelligen.
- Es ist ein guter Ausgangspunkt für viele Menschen, die noch nicht mit dem Fasten begonnen haben.
- Sie können mit dem Fenster spielen, je nachdem, wie Sie sich fühlen, welche Ziele Sie verfolgen und ob Sie Lust zum Selbstversuch haben.
- Bei Fasten von mehr als etwa 16 Stunden wird der Insulinspiegel wahrscheinlich deutlich gesenkt und die Autophagie angeregt.
- Es ist nachhaltig.

Kontra:

- Unkontrolliertes Essen im Essenszeitfenster kann zu übermäßigem Essen führen.
- Ohne Einschränkung der Kohlenhydrate und ohne den Plan, Vollwertkost zu essen, ist es wahrscheinlich immer noch eine qualitativ schlechte Ernährung.

UNSERE MEINUNG

Diese Methode gefällt uns. Sie ist der einfachste Weg, um etwas über das Fasten zu lernen und den Glauben zu überwinden, dass man essen muss, um zu funktionieren. Das Gegenteil ist natürlich der Fall. Das ist die Grundlage des Power-Fastens, aber wir glauben, dass ein bisschen mehr Struktur drum herum unerlässlich ist.

5:2-Diät
Beschreibung:

Hier können Sie an 5 Tagen der Woche essen, was immer Sie wollen, oder sich zumindest wie üblich ernähren, aber Ihre Kalorien auf 500 kcal (Frauen) bzw. 600 kcal (Männer) an 2 Tagen der Woche beschränken. Der Zeitpunkt der Mahlzeiten wird nicht besprochen, ebenso wenig wie die Zusammensetzung der Nahrung.

Pro:

- Menschen, die sich auf diese Weise ernähren, essen an „normalen" Tagen mehr, aber sie werden höchstwahrscheinlich immer noch ein Nettokaloriendefizit über die Woche hinweg haben, verglichen mit der „normalen" Ernährung.

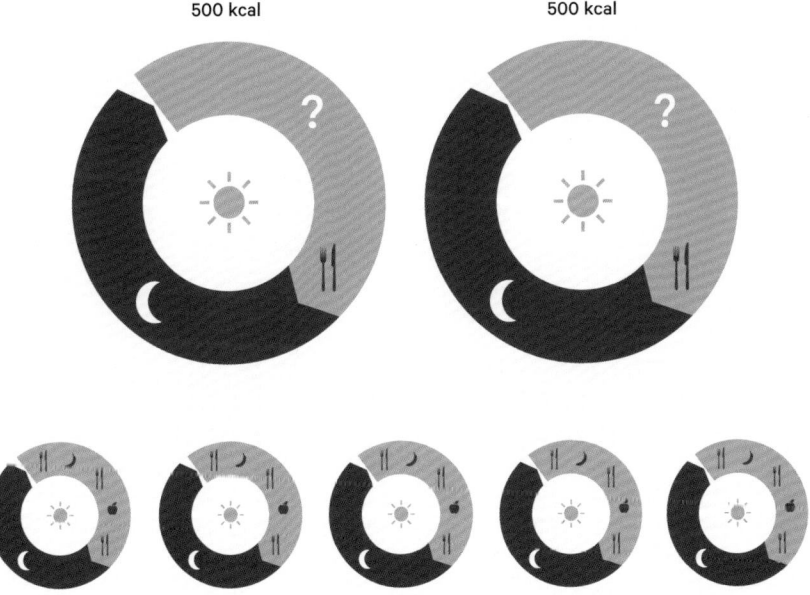

- Es gibt bescheidene Verbesserungen beim Gewicht und anderen Stoffwechselergebnissen.
- Der Einfluss von Fasten- und Nichtfasten-Tagen auf das Verhalten finden manche sehr hilfreich.

Kontra:
- Ohne die Beachtung der Essenszeiten und der Zusammensetzung der Mahlzeiten, einschließlich der Zusammensetzung der Mahlzeiten für den Rest der Woche, ist es unwahrscheinlich, dass Sie Ihre Fettverbrennung optimal entwickeln würden.
- Sie können Ihre 500/600 kcal tatsächlich in kleinen Schritten über den Tag verteilen, was bedeutet, dass Sie eigentlich nicht die physiologischen Vorteile des Fastens haben.
- Wenn Ihre freien Tage Schrott sind, dann ist der Großteil Ihrer Ernährung immer noch Schrott.

UNSERE MEINUNG
Es ist eine gute Grundlage, auf der einige bessere Ideen aufgebaut werden können, um dies nachhaltig und machbar zu machen. Genau das haben wir versucht.

Pro:
- Menschen, die auf diese Weise essen, neigen dazu, an „normalen Tagen" mehr zu essen, aber insgesamt weniger.
- Es gibt gute Verbesserungen beim Gewicht und anderen Stoffwechselergebnissen.
- Der Umfang des Fastens wird Sie dazu zwingen, ein guter Fettverbrenner zu werden.
- Der Wechsel von Fasten- und Nichtfasten-Tagen ist für manche Menschen sehr attraktiv.

Kontra:
- Das wird wahrscheinlich wehtun: Wenn Ihre freien Tage Schrott sind, dann ist der Großteil Ihrer Ernährung immer noch Schrott.

UNSERE MEINUNG
Das kann nach einer Weile ziemlich hart werden. Sozial ist es schwer. Wir bezweifeln, dass es auf lange Sicht tragfähig ist, obwohl es die Probanden in einigen Studien sechs Monate lang durchgehalten haben.

Fasten jeden zweiten Tag

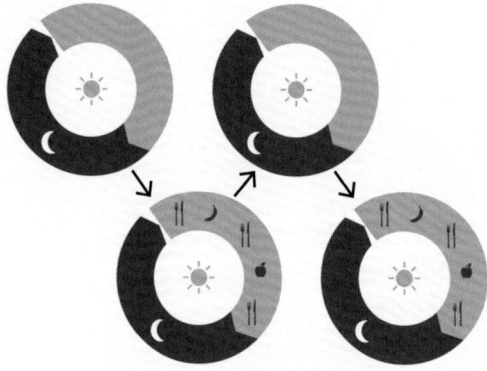

Beschreibung:
Hier fasten Sie jeden zweiten Tag (es gibt auch eine modifizierte Version, bei der Sie an diesen Tagen etwa 500 kcal haben können). An anderen Tagen können Sie essen, was immer Sie wollen.

Warrior-Diät

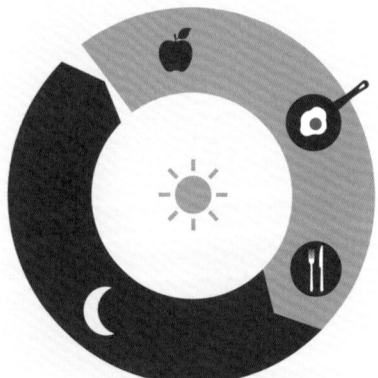

Beschreibung:
Sie essen hauptsächlich abends, nachdem Sie Ihre „Kriegerpflichten" für den Tag erledigt haben. Dies hat eine Philosophie des „Unteressens" und des „Überessens". Was als Fasten während des Tages gemeint ist, lässt immer noch Obst, Gemüse und kleine Mengen an Proteinen zu.

Pro:

- Wenn es gut ausgeführt wird, ist es dem komprimierten Essensfenster ziemlich ähnlich.
- Es kann ein guter Einstieg in das Fasten sein.
- Es kann helfen, die Mentalität der „3 Mahlzeiten am Tag" zu überwinden und das Verlangen nach Essen zu besiegen.

Kontra:

- Es ist kein wirkliches Fasten, wenn tagsüber Essen erlaubt ist. Fettverbrennung und Autophagie werden nicht stimuliert, es sei denn, Sie sind sehr aktiv und jünger.

UNSERE MEINUNG

Es ist eine Lösung, und der Name gefällt manchen. Diese Diät ist bei jüngeren Männern sehr beliebt.

Power-Fasten

Beschreibung:

Sie essen an 2 aufeinanderfolgenden Tagen einmal täglich eine Abendmahlzeit, ohne Snacks und ohne Alkohol. Die abendliche Power-Mahlzeit ist einfach, sättigend und nahrhaft und enthält wenig Kohlenhydrate. Sie essen nicht zu viel. An den restlichen Tagen halten Sie sich idealerweise an einen hauptsächlich auf Vollwertkost basierenden LCHF-Plan (niedriger HI-Faktor). Bei maximal 3 Mahlzeiten pro Woche darf die Ernährung auch mal davon abweichen.

Pro:

- Sie haben alle biologischen Vorteile des natürlichen Reparatur- und Reinigungsprozesses des Körpers (Autophagie). Sie erhalten die Stoffwechselsignalisierung durch Ketone aufrecht, sind aber in der Lage, mit der Drei-Mahlzeiten-Regel daraus wieder in den natürlichen anabolen Prozess zurückzukehren. An den Fastentagen essen Sie eine sättigende, nährstoffreiche Power-Mahlzeit, wenn Sie von Natur aus am hungrigsten sind, d. h. abends.
- Es ist nachhaltig, weil es mit der natürlichen Biologie des Körpers arbeitet, nicht gegen sie.
- Es ist ein großartiger Einstieg für diejenigen, die an längerem Fasten interessiert sind.

Kontra:

- Sie müssen so organisiert sein, dass Sie die Power-Mahlzeiten vorbereiten können.
- Wenn Sie die Drei-Mahlzeiten-Regel anwenden, werden Sie möglicherweise nicht abnehmen.

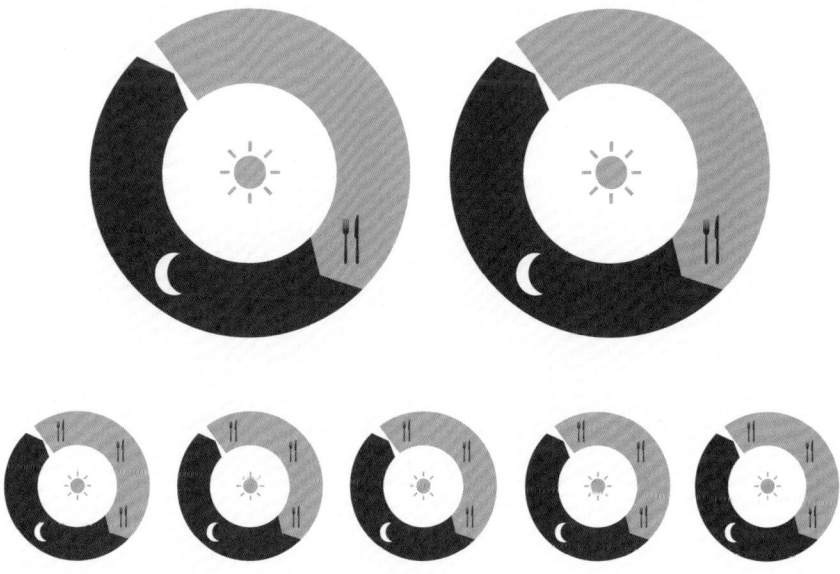

Wahrscheinlich müssen Sie strenger sein, um erfolgreich abzunehmen.

- Übermäßiges Essen, wenn nicht gefastet wird, kann für manche Menschen ein Problem werden.

UNSERE MEINUNG
Natürlich gefällt uns das! Der Teufel steckt, wie immer, im Detail. Siehe unsere 10 Regeln oben. Lesen Sie auch Teil 2, der sich speziell mit der Gewichtsabnahme befasst, denn diese ist entscheidend dafür, wie Männer und Frauen sich unterschiedlich verhalten sollten, um die gewünschten Ergebnisse zu erzielen. Eine entsprechende Struktur ist unerlässlich.

---

3 bis 5 Tage fasten

Beschreibung:
Sie halten einfach zwischen 3 und 5 Tagen ohne Nahrung aus. Es gibt drei Versionen:
1. Nur Wasser
2. Nur Wasser, Tee und Kaffee
3. Knochenbrühe-Ergänzung

Pro:
- Autophagie- und Regenerationsprozesse werden vollständig in Gang gesetzt.
- Sie werden sich danach wahrscheinlich sehr gut fühlen. Es ist eigentlich überraschend, wie gut Sie sich während des Fastens fühlen.
- Sie werden während dieses längeres Fastens wenig Hunger verspüren.

- Sie werden viel über sich selbst lernen, und Ihr Verhältnis zum Essen wird sich für immer positiv verändern.
- Sie werden Ihren fettverbrennenden Stoffwechsel umstellen.

Kontra:
- Dies birgt einige Hürden, die es zu überwinden gilt. Sie werden die normalen sozialen Situationen und Umgebungen vermeiden müssen, in denen Sie von Essen umgeben sind.
- Das ist wirklich etwas für erfahrene Fastende, denn wenn Sie noch nie gefastet haben, dann wird das wirklich wehtun.
- Die Schlafqualität und -quantität kann bei manchen Menschen leiden.
- Wie auch immer Sie dies tun, es wird psychologisch herausfordernd sein.
- Schlanke Menschen, die sich dafür entscheiden, dies aus gesundheitlichen Gründen zu tun und nicht, um abzunehmen, riskieren einen weiteren Gewichtsverlust.

UNSERE MEINUNG
Jeder, der in das Fasten eingestiegen ist, möchte vielleicht irgendwann versuchen, länger zu fasten. Sie werden sich tugendhaft und gestärkt fühlen und den vollen Nutzen aus den biologischen Signalen und Ihrer psychologischen Beziehung zum Essen ziehen. Wegen der erforderlichen psychologischen Anstrengung handelt es sich um eine Art „ein- oder zweimal im Jahr".

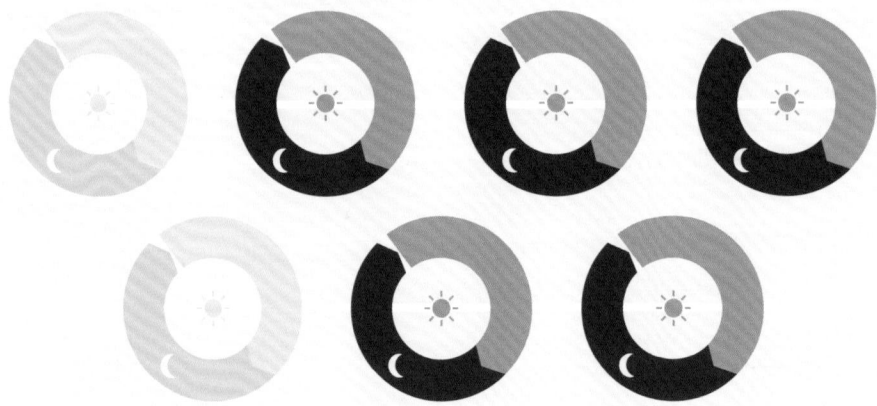

EINIGE EINBLICKE VON CARYN

Ich habe vor Kurzem mein allererstes Drei-Tage-Fasten beendet und wollte Ihnen meine Gründe dafür nennen und meine Erfahrungen teilen. Während die Wissenschaft rund um das Fasten für eine Reihe von gesundheitlichen Vorteilen überzeugend ist und Vorteile in Bezug auf Gewichtsabnahme, Blutzuckerkontrolle, Immunität, Anti-Aging und mehr umfasst, ging es für mich hauptsächlich um vier Aspekte:

1. Die geistige Klarheit, die mit einer tiefen Ernährungsketose einhergeht.
2. Die Vorteile von Apoptose und Autophagie – im Wesentlichen Zelltod sowie Säuberung und Verjüngung von Zellen, die sowohl ihr Haltbarkeits- als auch ihr Verfallsdatum überschritten haben. Ich glaube, dass dies etwas ist, was ich ein paarmal im Jahr tun kann, zusammen mit den anderen Dingen, die ich regelmäßiger tue (gut essen, gut schlafen, gut leben), und kürzerem Fasten, um eine Degeneration des Gehirns und jegliche Zellabweichung zu verhindern.
3. Langlebigkeit und Anti-Aging-Eigenschaften. Es gibt nur wenige Dinge, die wir aktiv für das Anti-Aging tun können.
4. Einfach, um es zu erleben. Der Wert in der Erforschung Ihrer Beziehung zu Lebensmitteln (auch wenn Sie glauben, dass Sie eine gute haben) öffnet die Augen und ist sehr lohnenswert, wenn Sie ein nachdenklicher Mensch sind. Außerdem bin ich der festen Überzeugung, dass ich von meinen Klienten nichts verlangen werde, was ich nicht selbst getan habe.

MEINE ERFAHRUNGEN UND ÜBERLEGUNGEN

Tag 1: Das ist einfach, da ich das schon oft gemacht habe. Eigentlich habe ich mit einem geplanten 24-Stunden-Schnellverfahren begonnen. Aber jetzt denke ich: Nun habe ich schon ein Drittel des Weges geschafft, da kann ich auch gleich weitermachen. Ich möchte wirklich einen Drei-Tage-Test machen, aber eigentlich doch nicht. Die Umgebung stimmt nicht – ich arbeite zu Hause, in der Küche. Oh, hör auf, Ausreden zu erfinden. Ich kann nicht aufhören, darüber nachzudenken, was ich zu tun gedenke. Tue es einfach! Okay, ich tue es!

Nacht 1: Mein Ehemann Mark macht ein Omelette zum Abendessen; kein Problem für mich, ich fühle mich gut, aber mir graut vor dem morgigen Tag, da „man" sagt, Tag 2 sei hart. Ich bin immer noch davon besessen, dass ich das tatsächlich tue, denke immer wieder an den nächsten Tag.

Am nächsten Morgen: Nicht gut geschlafen, bin einige Male aufgewacht und habe immer daran gedacht, dass ich in den nächsten 2 Tagen nichts essen würde.

Tag 1 Blutketone:

    9.00 Uhr morgens 0,1 (nicht in Ketose)

    15.00 Uhr 0,4 (am Scheitelpunkt der Ketose)

    21.00 Uhr 1.1 (bei Ketose)

Tag 2: Arbeiten wie ein Pferd. Ich komme gut mit dem Fasten zurecht. Es ist jetzt 14 Uhr, und – oh nein, da kommt eine Hungerwelle. 10 Minuten später: Es ist vorbei, okay, nicht so schlimm. Zügiger Spaziergang mit meinem Hund. Ich fühle mich gut – sogar großartig.

Abend 2: Mark kocht das Abendessen. Lamm, mein Leibgericht. Hmmm, jetzt fühlt es sich hart an. Ich sehe eine Sendung über Schokolade im Fernsehen – oh je, jetzt läuft mir das Wasser im Mund zusammen. Dann isst Mark Schokolade. Mini-Folter. Okay, geh einfach vorübergehend in einen anderen Raum (aus den Augen, aus dem Sinn). Es funktioniert. Komme für eine Tasse Tee und etwas Fernsehen zurück. Alles unter Kontrolle.

Am nächsten Morgen: Besser geschlafen, keine Anspannung.

Tag 2 Blutketone:

    15.00 Uhr 1.2 (bei Ketose)

    21.00 Uhr 2.1 (tief in Ketose)

Tag 3: Mit Kopfschmerzen aufgewacht; vielleicht sollte ich aufhören. Nein, nehme einfach mehr Salz und Flüssigkeit zu mir, und siehe da: Die Kopfschmerzen sind weg. Um 10 Uhr morgens fühle ich mich wieder gut.

Ganzer Tag 3: Kein Hunger. Nur das Gefühl der Leere. (Leer, nicht hungrig – ein interessantes Gefühl.) Wieder gut beschäftigt.

19.00 Uhr Tag 3: Ende der 72 Stunden – ich hätte weitermachen können, da es überhaupt keinen Hunger gab, aber ich war nur auf 72 Stunden vorbereitet.

Tag 3 Blutketone:
    8.00 Uhr 2.4 (tief in Ketose)
    19.00 Uhr 4.1 (tief in Ketose

Ein paar Gedanken: Fühle ich mich klarer? Vielleicht, aber ich bin davon nicht ganz überzeugt. Was ich aber weiß, ist, dass ich mich in den drei Tagen, selbst nach einer Nacht mit unruhigem Schlaf, sicher nicht müde oder energielos fühlte, nicht eine Minute lang. Habe ich darüber nachgedacht, wie oft ich normalerweise esse und warum? Ja, das habe ich – es war eine faszinie-rende, introspektive Erfahrung, selbst für mich, die ich keine wirklichen Ernährungsprobleme habe. War es schwer? Im Großen und Ganzen war es viel einfacher als erwartet.

Fazit: Es ist wirklich interessant, was man tun kann, wenn man sich darauf einlässt. Abgesehen davon, dass ich jeden Tag über Essen spreche, lese und schreibe, liebe ich es wirklich, zu essen, und drei Tage lang ohne Essen auszukommen, war für mich eine echte Herausforderung. Ich war überhaupt nicht hungrig, nur „psychisch hungrig", ein unglaublich interessantes Konzept. Würde ich es wieder tun? Ja, sicher, aber erst in ein paar Monaten wieder. Ich kehre zu dem kurzen 24-Stunden-Konzept zurück. Das ist einfach. Man hat immer noch einige große Vorteile und die Psyche wird nicht so sehr belastet. Der beste Rat, wenn ich länger faste? Denken Sie nur nicht zu viel darüber nach!

Extremes Fasten

Länger als fünf Tage zu fasten ist eine ganz andere Nummer. Versuchen Sie das nicht zu Hause! Obwohl fortgeschrittenes Fasten häufiger vorkommt, als Sie vielleicht denken, sollten Sie es dennoch nicht auf die leichte Schulter nehmen. Es sollte nur von den erfahrensten Fastenden mit ernsthaften Zielen in Angriff genommen werden und idealerweise unter ärztlicher Begleitung. Aber warum wird trotzdem über längere Zeiträume gefastet? Typischerweise aus medizinischen (z. B. um sehr viel Gewicht zu verlieren oder um bestimmte Gesundheitsprobleme zu bewältigen) oder aus religiösen oder politischen Gründen, wie z. B. Hungerstreiks. Das Fasten kann von einigen Tagen bis zu einigen Wochen oder sogar Monaten dauern. Auch wenn diese fortgeschrittenen Fastenarten für einige erfolgreich sein mögen, wissen wir, dass sie nicht immer wie geplant ausfallen. Es gab mehrere Todesfälle während 1- bis 2-monatiger Hungerstreiks von IRA-Häftlingen. Es kann für Menschen, die nicht übergewichtig sind und sich nicht mit den richtigen Arten und Mengen von Nährstoffen versorgen, ziemlich gefährlich sein. Aber für andere, die es kontrolliert und unter Aufsicht tun, ist es ein Mittel, um bestimmte Ziele zu erreichen. Es gibt noch eine letzte Sache, die ich schon mit Verweis auf den nächsten Abschnitt sagen möchte – es gibt den Mythos, dass der menschliche Körper ständig Nahrung braucht, um zu überleben. Das ist einfach nicht der Fall, wenn man die wahre Definition des Wortes „konstant" mit „ständig" gleichsetzt. Das deutlichste Beispiel dafür ist der junge schottische Gentleman in den 1970er-Jahren, der 382 Tage lang ohne Nahrung auskam (nur mit Wasser und Vitamin-/Mineral-/Elektrolytzusätzen) und 125 kg abnahm. Diese Geschichte, die als das längste Fasten aller Zeiten aufgezeichnet wurde, ist sowohl faszinierend als auch beeindruckend – mehr dazu in Teil 4 unter *X wie eXtremes Fasten*.

Einige Mythen klargestellt

Damit Sie sich mit dem Power-Fasten noch wohler fühlen, wollen wir einige der Mythen und Fehlinformationen klarstellen, auf die Sie vielleicht gestoßen sind.

Unsere Top-8-Mythen sind:
1. Sie haben wenig Energie.
2. Ihr Gehirn funktioniert ohne Nahrung (und ohne Kohlenhydrate) nicht so gut.
3. Ihr Blutzucker wird sinken.
4. Sie werden sich hungrig und unbehaglich fühlen.
5. Ihr Stoffwechsel wird sich verlangsamen.
6. Sie werden Nährstoffdefizite bekommen.
7. Sie verlieren Muskelmasse.
8. Es ist gefährlich.

Das stimmt so alles nicht, aber an einem Mythos ist immer etwas Wahres dran. Aber die Art und Weise, wie er vermittelt wird, ist oft das Problem. Lassen Sie uns die Mythen aufklären und die *wahren* Geschichten erzählen.

Mythos 1: Sie haben wenig Energie.

Das ist einfach nicht wahr – im Gegenteil. Ihr Energieniveau sollte sich verbessern, sogar dramatisch, je nachdem, wie lange Sie ohne Nahrung auskommen. Aber der Teufel steckt im Detail:

• Wenn Sie sich hauptsächlich von Kohlenhydraten ernähren und daran gewöhnt sind, alle 2 bis 3 Stunden zu essen, wird es wahrscheinlich wehtun, mit dem Fasten zu beginnen, und Ihre Energiewerte könnten anfangs sinken, also steckt ein wenig Wahrheit in diesem Mythos.

• Wenn Sie jedoch so fasten, wie wir es empfehlen, und Ihr Ausgangspunkt die LCHF-Ernährung ist, dann sollten Ihre Energiewerte überhaupt nicht sinken, weil Sie vielleicht schon daran gewöhnt sind, die eine oder andere Mahlzeit auszulassen.

Fasten ist ein Teil des Menschseins – es liegt in unserem evolutionären Erbe.

Mythos 2: Ihr Gehirn funktioniert ohne Nahrung (und ohne Kohlenhydrate) nicht so gut.

Es ist leicht, dies zu glauben, wenn man bedenkt, dass es uns von unseren Lehrern (und natürlich der Lebensmittelindustrie – denken Sie daran, die Lebensmittelindustrie ist immer beteiligt) eingetrichtert wurde. Aber auch dies ist nicht wahr. Wenn es so wäre, hätten wir als Spezies nicht überlebt.

Man hat uns glauben gemacht, dass unser Gehirn nur mit Glukose funktionieren kann (die wir entweder aus Nahrungskohlenhydraten oder aus der Herstellung von Kohlenhydraten durch unseren Körper gewinnen können, wenn diese knapp sind, was Glukoneogenese genannt wird). Dieser Glaube ist wirklich ein wenig unlogisch, denn wir wissen, dass Kohlenhydrate und Nahrung in unserer Entwicklungsgeschichte zeitweise knapp waren. Aber wir sind immer noch hier, am Leben und (meistens) gesund. Wir müssen uns stattdessen mit bewährter Wissenschaft befassen, wie zum Beispiel der Arbeit von Dr. George Cahill, einem führenden Forscher auf dem Gebiet des Fastens und Hungerns. In den 1950er-Jahren behandelte er als Assistenzarzt einen jungen Menschen mit Diabetes, der an Ketoazidose (einer gefährlichen Komplikation des Typ-1-Diabetes) litt, und erkannte, dass „sich uns die Kontrolle des menschlichen Brennstoffmetabolismus durch unsere Unkenntnis entzog". Damals war die Existenz zirkulierender freier Fettsäuren unbekannt, Insulin konnte in biologischen Flüssigkeiten nicht gemessen werden, und das wichtige Keton, mit dem wir heute vertrauter sind (Beta-Hydroxybutyrat), war nicht nur schwer messbar, sondern galt auch als Stoffwechselgift. Um sich selbst und andere aufzuklären, führte Dr. Cahill ab 1965 einige Fasten- und Hungerstudien durch und maß fast jedes einzelne Stoffwechselsubstrat und Hormon, das gemessen werden konnte. Was er ziemlich schnell herausfand, war, dass sich das Gehirn an den Brennstoffmangel anpasste. Anfänglich verwendete das Gehirn Glukose, die über die Glukoneogenese hergestellt wurde, aber schon bald war das Gehirn in der Lage, den Brennstoff zu wechseln und Beta-Hydroxybutyrat perfekt zu vewerten. Dieser Befund machte die Theorie, dass dieses Keton giftig sei, schnell zunichte!

Heute wissen wir, dass das Gehirn flexibel ist und mit Ketonen arbeiten kann, wenn keine Glukose (und übrigens auch keine Nahrungsmittel) zur Verfügung stehen. Tatsächlich funktioniert es, wie Sie später erfahren werden, auch ohne Nahrung sehr gut - vielleicht sogar besser, als wir glauben.

Mythos 3: Ihr Blutzucker wird sinken.

In einem gut funktionierenden Körper (d. h. wenn Sie nicht an Typ-1-Diabetes leiden) wird der Blutzucker vom Körper sehr gut reguliert, um uns am Leben zu erhalten:

- Wenn der Blutzucker steigt (nach dem Essen, vor allem nach Kohlenhydraten und Zucker), kommt das Insulin zur Hilfe und bringt den Zucker in die Zellen, um die Blutwerte zu senken.
- Wenn der Blutzucker unter den normalen Bereich fällt (normalerweise, nachdem das Insulin den Zucker zu den Zellen geschickt hat und er wieder abfällt), wird das Hormon Glucagon aus der Leber freigesetzt, um Sie wieder aufzurichten.

Bei Typ-1-Diabetes, wenn Sie kein (oder nur sehr wenig) Insulin haben, sieht die Sache natürlich ganz anders aus. Das bisschen Wahrheit in diesem Mythos ist also, dass, ja, der Blutzucker sinkt - aber nicht auf unsichere Werte in einem normalen System. Für viele Menschen, die fasten (wie Menschen mit Typ-2-Diabetes und anderen Erkrankungen), ist dies tatsächlich das Ergebnis, das Sie sich wünschen.

Mythos 4: Sie werden sich hungrig und unbehaglich fühlen

Die Wahrheit ist, dass dies tatsächlich der Fall sein könnte - ABER (und es ist ein wichtiges Aber) dies wird wahrscheinlich nur passieren, wenn Sie ein Kohlenhydrat- und Zuckerjunkie sind. Wenn Junkfood Ihre übliche Ernährung ist, macht Sie Fasten „hungrig" - nicht nur hungrig, sondern auch wütend. Die Dringlichkeit, mit der Sie Nahrung in Ihren Mund bekommen müssen, ist erdrückend - Sie haben das wahrscheinlich schon erlebt, die meisten zumindest. Wenn Ihr Körper an Fett gewöhnt ist (d. h. wenn Sie LCHF essen) und Sie mit dem Fasten beginnen, ist dieses „Hunger-Ärger"-Gefühl einfach nicht da. Ja, es kann sein, dass Sie in verschiedenen Phasen des Fastens etwas hungrig werden oder eine kurze Hungerwelle verspüren, aber es wird auch Zeiten geben, in denen es keine Spur von Hunger gibt. Siehe auch *F wie Fettverbrennung* in Teil 4.

Mythos 5: Ihr Stoffwechsel wird sich verlangsamen.

Nein, das wird er nicht - aber Ihre Kalorien zu reduzieren, wie es uns das herkömmliche „Wissen" zur Gewichtsabnahme vorschreibt, wird genau dies tun. Siehe *C wie Caloric restriction oder Kalorienbeschränkung* und *M wie metabolischer Vorteil* in Teil 4.

Essen regt den Stoffwechsel an. Wenn Sie Nahrung zu sich nehmen, muss sie abgebaut und metabolisiert werden. Das bedeutet, dass Ihr Körper arbeiten muss, damit dies geschehen kann. Wenn Sie nicht essen, arbeitet Ihr Körper weniger, sodass Ihr Stoffwechsel auf dem Ausgangsniveau bleibt. In gewisser Weise kann man sagen, dass er sich verlangsamt, verglichen damit, wie viel er arbeitet, wenn Sie essen.

An dieser Aussage ist also etwas Wahres dran - aber man darf nicht vergessen, dass er sich nicht bis zu dem Punkt verlangsamt, an dem er zu einem Hindernis für die Gewichtsabnahme und das Halten des Gewichts wird. Sobald Sie wieder anfangen zu essen, wird er schneller. Es gibt einige Hinweise darauf, dass eine restriktive, kalorienarme Ernährung, die Sie täglich zu sich nehmen, sich langfristig negativ auf Ihre Gewichtsabnahme auswirken könnte. Es ist eine langfristige Kalorieneinschränkung, nicht das Fasten, das Ihren Stoffwechsel nachweislich um etwa 80 kcal pro Tag verlangsamt. Wir glauben, dass der beste Weg, langfristig eine Gewichtsabnahme zu erreichen, darin besteht, Ihren Körper im Unklaren zu halten, indem Sie an einigen Tagen mehr Kalorien zu sich nehmen und an anderen Tagen nur wenig oder gar keine Kalorien. Aus diesem Grund kann Fasten helfen.

Mythos 6: Sie werden Nährstoffdefizite bekommen.

Nein, das werden Sie nicht – das heißt, wenn Sie es richtig planen. An dieser Aussage ist nur dann etwas Wahres dran, wenn Sie in Ihrer Nicht Fastenzeit Lebensmittel essen, denen die Nährstoffe entzogen wurden, wie verpackte, verarbeitete Lebensmittel. Der Verzehr ganzer, unverarbeiteter Lebensmittel, die in nährstoffreichen Mahlzeiten wie unseren Power-Mahlzeiten kombiniert werden, ist genau das, was Sie brauchen, um jede Art von Nährstoffmangel zu vermeiden. Das Fasten an zwei Wochentagen sollte Sie zwingen, Ihre Nährstoffe auch an den anderen Tagen der Woche zu verdichten, sodass an den Tagen, an denen nicht gefastet wird, nährstoffdichtes Essen fortgesetzt werden sollte. (Bei längerem Fasten ist es klug, ergänzend Multivitamin-/Mineralienpräparate einzunehmen, nur um sicherzugehen.)

Mythos 7: Sie verlieren Muskelmasse.

Aus Untersuchungen mit übergewichtigen und adipösen Personen wissen wir, dass sich der Verlust an Muskelmasse nicht von den Verlusten unterscheidet, die bei Diäten mit kontinuierlicher energetischer (kalorischer) Einschränkung auftreten. Wir wissen auch, dass die Muskelmasse beim Fasten aufgrund des freigesetzten Wachstumshormons tendenziell geschützt wird. Sie bleibt auch erhalten, wenn der Proteingehalt der Mahlzeiten optimal ist (deshalb haben wir Power-Mahlzeiten) und wenn während des Fastens die Bewegung (insbesondere das Krafttraining) beibehalten wird. Schließlich wissen wir, dass Personen mit weniger Körperfett dem Risiko ausgesetzt sind, mehr Muskeln zu verlieren als Personen mit mehr Körperfett – aber wir wissen auch, wie wir dieses Risiko verringern können.

Interessanterweise könnte man bei längerem Fasten denken, dass man mehr Muskelmasse verliert, aber tatsächlich ist das Gegenteil der Fall. Je länger man fastet, desto weniger Eiweiß trägt zur Brennstoffversorgung bei. Wahrscheinlich hat die Natur in Zeiten, in denen der Zugang zu Nahrung begrenzt war – wenn genügend Körperfett vorhanden war –, dafür gesorgt, dass die Muskeln abgebaut werden, um sie als Brennstoff zu nutzen, was keine

sinnvolle Anpassung gewesen wäre. Ich kann diese Situation mit der Vorbereitung auf den Winter vergleichen. Sie lagern Ihr Brennholz (Fettvorräte), um es später warm zu haben, und dann, wenn der Winter kommt und es Zeit ist, das Feuer anzuzünden, entscheiden Sie sich, Ihre Möbel (Muskeln) zu zerhacken, um sie stattdessen zu verfeuern – einfach dumm! Also nein – der Verlust von Muskelmasse ist nichts, worüber Sie sich Sorgen machen sollten, vor allem wenn Sie unserem Rat folgen, wie Sie richtig fasten können.

Mythos 8: Es ist gefährlich.

Nein, ist es nicht – nicht, wenn Sie es aus den richtigen Gründen tun, die für Sie richtige Art des Fastens wählen, es richtig machen und dabei auf Ihren Körper hören. Das ist wirklich der Schlüssel: Durch das Fasten sollten Sie sich besser fühlen, nicht schlechter. Ja, vielleicht verspüren Sie ein wenig Hunger, aber wenn es Ihnen wirklich nicht gutgeht, dann hören Sie auf. Es kann gefährlich sein, wenn Sie dumme Dinge tun, wie kein Wasser zu trinken und bei längerem Fasten nicht auf Ihre Elektrolyte (Salze) und Vitamine/Mineralien zu achten.

Auch hier ist also wieder etwas Wahres dran, aber nicht so, wie Sie vielleicht denken. Seien Sie sicher und vernünftig, und Sie werden davon profitieren.

Das war's also, die Hauptmythen sind geklärt.

Ich hoffe, das beruhigt Sie; wenn das der Fall ist, machen Sie weiter und folgen Sie mir auf der Reise des Power-Fastens.

FAQs – Ihre Fragen beantwortet

1. Ist Fasten sicher?

Ja, wenn Sie es richtig machen. Bei kürzerem Fasten, wie dem Power-Fasten, verpassen Sie nur ein paar Mahlzeiten, also keine Gefahr. Achten Sie nur darauf, dass Sie ausreichend trinken und dass Sie sich wohlfühlen. Längeres Fasten sollte nicht auf die leichte Schulter genommen werden – Sie müssen auf jeden Fall wissen, was Sie tun, bevor Sie diese Probleme angehen. Während Sie die langfristigen Vorteile nutzen wollen, sollten Sie auch sicherstellen, dass Sie diese längeren Fastenzeiten sicher durchführen. Dazu gehört, dass Sie gut hydriert sind, dass Sie täglich eine Multivitamin-/Mineralien-Ergänzung einnehmen und dass Sie Ihren Elektrolytspiegel aufrechterhalten. Natrium, Kalium, Kalzium und Magnesium sind für eine optimale Herzfunktion unerlässlich. Eine gute Knochenbrühe hilft Ihnen dabei. Siehe Seite 185.

2. Ist Power-Fasten nicht dasselbe wie die 5:2-Diät?

Nein, das ist in zwei wesentlichen Punkten ganz anders. Erstens beschränkt die 5:2-Diät Ihre Kalorien auf 500 kcal (Frauen) bzw. 600 kcal (Männer) an 2 Tagen der Woche. Das bedeutet, dass Sie an Ihren kalorienarmen Tagen die Kalorien nach Belieben über den Tag verteilen können. Sie können sogar nur kleinere Mahlzeiten zu sich nehmen, sodass Sie möglicherweise gar nicht fasten. Beim Power-Fasten nutzen Sie die körperlichen Vorteile, die Sie haben, wenn Sie eine Zeit lang ganz ohne Nahrung auskommen müssen. Außerdem geht es beim Power-Fasten nicht um Kalorienzählen, sodass wir keine Einschränkungen bei der Größe Ihrer Power-Mahlzeiten machen, außer dass wir einfach vernünftig damit umgehen.

Zweitens, an den anderen 5 Tagen der Woche können Sie bei der 5:2-Diät essen, was immer Sie wollen. Das bedeutet, dass es keinen bleibenden Effekt vom Fasten gibt, das Sie an den 2 Tagen getan haben. Das Power-Fasten bringt an den anderen Tagen LCHF ein, was einen fasten-imitierenden Effekt (und einige der wichtigsten Vorteile) für den Rest der Woche mit sich bringt. Beim Power-Fasten geht es um mehr als nur Fasten. Es geht um die übergreifende Wirkung der Synergien des Fastens und des einfachen, sättigenden und nahrhaften Essens.

3. Was ist, wenn ich das Fasten nicht schaffe – ist es zu schwer für mich?

Die meisten Menschen, die noch nie gefastet haben, haben Schwierigkeiten, damit zurechtzukommen. Die Vorstellung, 24 Stunden lang ohne Nahrung auszukommen, ist völlig entmutigend. Aber warum nicht einfach anfangen und abwarten? Man kann immer essen, wenn man glaubt, dass man ohnmächtig wird oder Ähnliches. (Aber keine Sorge – das wird nicht passieren.) Oder wie wäre es damit: Essen Sie um 18 Uhr zu Abend und dann am nächsten Tag wieder um 10 Uhr. Das sind 16 Stunden. Ist mehr machbar? Sicher. Also, fangen Sie so mit Montag und Dienstag der Woche 1 an. Versuchen Sie in der darauffolgenden Woche, ohne Essen bis zur Mittagszeit zu kommen – das sind 18 Stunden. Ehe Sie sich versehen, haben Sie die körperliche und geistige Kluft überbrückt und werden Fett verbrennen wie der Rest von uns.

4. Ist Power-Fasten nur eine weitere Modeerscheinung?

Nein, das Gegenteil ist der Fall. Es ist die Rückkehr zu dem, wie wir in der Vergangenheit gelebt haben. Die moderne Ernährung – 3 Mahlzeiten pro Tag mit zusätzlichen Snacks – ist die eigentliche Modeerscheinung. Leider wird jedoch alles, was nicht als „Mainstream-Ernährung" gilt, als Modeerscheinung bezeichnet. Fasten ist gut für Ihre Gesundheit und für Ihre Langlebigkeit. Wenn Sie es einmal und nie wieder tun würden, dann ja, dann könnte es eine Modeerscheinung sein.

5. Woher weiß ich, dass ich keinen Nährstoffmangel haben werde?

Die Power-Mahlzeiten wurden mit Blick auf die höchste Nährstoffdichte entwickelt und sind auch nicht kalorienkontrolliert, sodass Sie aus ernährungswissenschaftlicher Sicht in keiner Weise beeinträchtigt werden. Das größere Bild des Power-Fastens hilft Ihnen, auf Ihre Ernährung im Allgemeinen zu achten – wenn Sie sich daran halten, werden Sie die ganze Woche über nahrhafte Mahlzeiten mit niedrigem HI-Faktor zu sich nehmen, wodurch sichergestellt wird, dass Ihr Nährstoffbedarf gut gedeckt ist.

6. Kann ich Tee oder Kaffee trinken?

Ja, das können Sie – idealerweise schwarz, aber ein Spritzer Milch (oder Sahne) ist in Ordnung. Obwohl Milch technisch gesehen ein Nahrungsmittel ist, wollen wir, dass das Fasten machbar ist. Seien Sie aber vernünftig und trinken Sie auch viel Wasser an Ihren Fastentagen – und nicht 10 Tassen Kaffee. Hier ein Tipp: Geben Sie eine Prise Salz in Ihren Kaffee, um den bitteren Geschmack zu nehmen. So brauchen Sie nicht so viel Milch wie sonst.

7. Kann ich fasten und Sport treiben?

Ja, das können Sie, ich würde es sogar empfehlen. Etwas Bewegung während des Fastens ist aus mehreren Gründen hilfreich, wobei sowohl aerobe (Ausdauer) als auch Kraftübungen ihre eigenen, unabhängigen Vorteile haben.

Einige der neuesten wissenschaftlichen Erkenntnisse zeigen uns, dass die Autophagie auch während des aeroben Trainings stattfindet. Die Zellen, die sich regenerieren und durch das Training einen Schub erhalten, sind die Energiekraftwerke, die Mitochondrien. Wenn Sie sich bewegen, bilden Sie mehr Mitochondrien; bei der Autophagie werden alte Mitochondrien beseitigt und neue, leistungsfähigere gebildet.

Wenn Sie während des Fastens Kraftübungen machen, hilft das, Ihre Muskeln zu erhalten, also fühlen Sie sich frei, Dinge zu heben, auch wenn es nur Ihr eigenes Körpergewicht ist. Ein weiterer Vorteil von Sport ist, dass er die Aufnahme von Ketonen durch das Gehirn erhöht, was Ihre geistige Klarheit verbessert. Und er raubt Essenszeit und Zeit, über das Essen nachzudenken, was immer eine gute Sache ist. Natürlich sollten Sie es nicht übertreiben. Ich würde Ihnen nicht empfehlen, ein neues hartes Trainingsprogramm zu beginnen, das Sie noch nie zuvor gemacht haben – stellen Sie sicher, dass Sie auf Ihren Körper hören und Ihre Grenzen kennen.

8. Soll ich fasten, wenn ich erkältet bin oder mich nicht wohlfühle?

Es gibt keinen Konsens darüber, dass Sie in diesen Zeiten nicht fasten sollten. Tatsächlich kann das Fasten dem Immunsystem helfen und Verdauungsstress abbauen. Aber es ist wichtig, auf Ihren Körper zu hören, wenn es Ihnen nicht gutgeht. Wenn Ihnen Essen hilft, sich besser zu fühlen, dann sparen Sie sich das Fasten für eine andere Zeit auf. Dasselbe gilt, wenn Sie sich während des Fastens unwohl fühlen. Ziehen Sie Bilanz, und wenn es schlimmer wird, hören Sie auf und fahren fort, wenn Sie sich besser fühlen. Manchmal haben Sie natürlich keine Lust zu essen, wenn es Ihnen nicht gut geht. In diesem Fall würde ich weiterfasten, aber achten Sie darauf, dass Sie viel heißes Wasser mit Zitrone trinken, vielleicht sogar etwas Knochenbrühe, um sicherzustellen, dass Sie gut hydriert sind und Ihre Elektrolytwerte erhalten bleiben.

9. Werde ich hungrig werden?

Es kann sein, dass Sie zu bestimmten Tageszeiten hungrig werden, aber das ist weniger wahrscheinlich, wenn Sie vor dem Fasten LCHF essen. Sie werden sich sicherlich nicht hungrig fühlen – die Art von Hunger, die Sie fühlen, wenn Sie normalerweise viele Kohlenhydrate und sehr wenig Fett essen. Der Verzehr von LCHF schützt Sie vor diesem Gefühl. Der Hunger kommt in Wellen, also versuchen Sie einfach, sie zu reiten, denn sie sind normalerweise kurz. Versuchen Sie, es in einem positiven Licht zu sehen. Ich sage meinen Klienten, dass sie versuchen sollen, ihre Einstellung zum Hunger zu ändern und ihn als eine gute Sache zu betrachten. Hunger bedeutet, dass Ihr Körper Ihr Fett als Brennstoff verwendet. Es bedeutet, dass die Selbstreinigung Ihrer Zellen gerade jetzt stattfindet.

10. Wie viele Kalorien kann ich montags und dienstags abends zu mir nehmen?

Es gibt keine Beschränkung der Kalorien – wir möchten nur, dass Sie Ihre Power-Mahlzeiten mit Bedacht essen, und zwar, bis Sie sich gesättigt fühlen. Denken Sie daran, dass es nicht darum geht, die verpassten Kalorien nachzuholen; es geht nicht darum, von Entbehrungen zurückzukommen – es geht darum, Ihren Körper mit gesunden Mahlzeiten zu ernähren.

11. Kann ich während des Fastens weiterhin Nahrungsergänzungsmittel einnehmen?

Technisch gesehen nehmen Sie keine Nahrung zu sich, sondern nur eine Nahrungsergänzung (d. h. Vitamine, Mineralien oder andere Verbindungen), also ja, Sie können diese mit etwas Wasser einnehmen. Wenn Sie normalerweise nahrungsähnliche Nahrungsergänzungsmittel wie Fischöle oder andere Öle auf Pillenbasis einnehmen, nehmen Sie sie einfach weiter ein, wie Sie es normalerweise tun würden, obwohl sie Kalorien enthalten. Wenn Sie sehr dünn sind und aus gesundheitlichen Gründen fasten, nehmen Sie auch weiter Aminosäuren ein, wenn es Ihre übliche Praxis ist. Achten Sie darauf, dass Sie sich von Nahrungsergänzungsmitteln auf Getränkebasis fernhalten, die viele Kalorien enthalten, wie Protein- und Mahlzeitenersatzpulver.

12. Sollte ich während des Fastens Nahrungsergänzungsmittel einnehmen?

Bei einem kurzen Fasten, wie beim Power-Fasten, ist es nicht notwendig, zusätzliche Nahrungsergänzungsmittel zu nehmen. Worauf Sie sich jedoch konzentrieren müssen, ist Ihre Hydratation und möglicherweise Ihre Salzzufuhr. Wenn Sie sich schwindelig fühlen oder Kopfschmerzen bekommen, hilft es auf jeden Fall, etwas Salz zu sich zu nehmen. Wenn Sie Krämpfe bekommen und Salz nicht hilft, dann kann Magnesium nützlich sein. Nur bei längerem Fasten (ab 3 Tagen aufwärts) müssen Sie sich über zusätzliche Nahrungsergänzungsmittel Gedanken machen. Für diese Fastenzeiten wird ein hochwertiges Multivitamin-/Mineralstoffpräparat empfohlen, zusammen mit etwas zusätzlichem Salz.

13. Mein Arzt sagt, ich müsse meine Medikamente mit der Nahrung einnehmen, sollte ich dies ignorieren?

Nein, ignorieren Sie niemals Ihren Arzt. Sie haben die Wahl. Erkundigen Sie sich zunächst bei Ihrem Arzt, ob Sie Ihre Medikamente abends mit Nahrung einnehmen können. Wenn ja, dann ist dieses Problem gelöst – nehmen Sie Ihre Medikamente mit Ihren Power-Mahlzeiten ein.

Wenn Sie Ihre Medikamente mit dem Frühstück einnehmen müssen, dann soll es so sein. Vielleicht können Sie die für die Medikamente erforderliche Mindestmenge essen.

14. Stimmt es, dass einem während eines längeren Fastens übel werden kann?

Dies kann bei Menschen, die große Mengen an Gewicht verlieren, der Fall sein. Der Grund dafür ist die toxische Überlastung Ihres Körpers durch das Fasten. Giftstoffe werden in den Fettzellen gespeichert, sodass diese Giftstoffe beim Abnehmen in den Körper überschwappen – wenn die Belastung hoch ist, kann Ihnen dabei etwas übel werden. Achten Sie darauf: Wenn ein bisschen Übelkeit in andere negative Gefühle umschlägt, ist es vielleicht eine gute Idee, eine Pause einzulegen und die Situation zu beurteilen.

15. Muss ich jede Woche und für immer fasten, um den Status quo zu erhalten?

Nein. Es ist das, was Sie die meiste Zeit tun, und nicht die eine oder andere Zeit, die den größten Einfluss auf Ihre Gesundheit hat. Wir schlagen vor, dass Sie in „normalen" Wochen montags und dienstags fasten. Aber wenn Sie im Urlaub oder in Zeiten hoher Belastung sind, machen Sie eine Pause davon. Das Schöne am Power-Fasten ist, dass Sie, wenn Sie einmal verstanden haben, wie man es gut macht, nun über ein Werkzeug verfügen, das Ihnen hilft, ein optimales Wohlbefinden zu erreichen und zu erhalten. Für den Anfang empfehlen wir Ihnen, sich mindestens einen Monat lang intensiv damit zu beschäftigen und zu sehen, wie es für Sie läuft. Wir haben einen beispielhaften Vier-Wochen-Plan bereitgestellt, um Ihnen den Einstieg zu erleichtern (siehe Seite 110).

16. Darf ich Alkohol trinken?

Ja, das dürfen Sie, aber nicht an Ihren Power-Fasten-Tagen. Der Grund dafür ist, dass Alkohol verhindern kann, dass Sie sich der Ernährungsketose, d. h. der höchsten geistigen Klarheit, annähern. Während Alkohol für manche ein soziales Schmiermittel sein mag, ist er in erster Linie ein Gift. Während der Power-Fasten-Tage möchten wir, dass Ihre Zellen gereinigt werden und Ihre Power-Mahlzeiten Sie nähren. Alkohol wirkt sich auch negativ auf Ihre Sexualhormone aus (mehr dazu auf Seite 96 und 99).

17. Darf ich Kombucha trinken?

Nein, nicht während des Power-Fastens. Obwohl einige Kombuchas wirklich zuckerarm sind, enthalten sie doch Zucker. Wir wollen uns von Zucker und allem anderen, was Ihren Blutzucker- und Insulinspiegel erhöht, fernhalten.

18. Kann ich Diätgetränke trinken?

Nein, nicht während der Tage des Power-Fastens. Diätgetränke haben zwar wenig Kalorien (und einige haben keine), aber einige der darin enthaltenen Süßstoffe können Ihren Blutzucker- und Insulinspiegel leicht erhöhen. Sie stimulieren auch Ihre „süßen" Geschmacksknospen, was dazu führen kann, dass Sie sich mehr Süßes wünschen. Dies sind Dinge, die wir zu vermeiden versuchen.

19. Kann ich zuckerfreien Kaugummi kauen?

Wenn Sie der Meinung sind, dass dies Ihnen beim Power-Fasten hilft, dann kauen Sie ruhig etwas Kaugummi – aber achten Sie darauf, dass er zuckerfrei ist.

20. Verursacht Fasten Essstörungen?

Nein, es verursacht keine Essstörungen, ABER (und es ist ein wichtiges Aber) dies ist sicherlich etwas, worauf Sie achten sollten, wenn Sie fasten. Ich habe bereits darauf im Abschnitt „Ist Fasten für mich das Richtige?" (siehe Seite 36) hingewiesen, und es ist wichtig, dass Sie unsere beiden Tests „Power-Fasten" und „Weniger Power" machen, bevor Sie mit dem Fasten beginnen.

21. Kann ich fasten, wenn ich schwanger bin oder stille?

Nein, wir empfehlen Ihnen, im Moment nicht zu fasten. Ihr Ziel zu diesem Zeitpunkt ist es, mehr Kalorien und Nährstoffe zu bekommen, als Sie normalerweise benötigen, weil Sie nicht nur für sich selbst sorgen.

22. Wenn ich mich nach LCHF ernähre, warum muss ich dann noch fasten?

LCHF ist eine hervorragende Grundlage für die Gesunderhaltung, für die Bewältigung bestimmter Zustände und für die Optimierung der Nährstoffe aus ganzen, unverarbeiteten Lebensmitteln. Power-Fasten ist der nächste Schritt – indem es die Vorteile des Fastens mit denen des fastenimitierenden LCHF-Lebensstils verbindet, verschafft es Ihnen einen zusätzlichen Gesundheitsvorteil.

23. Kann ich mit meinen Kindern fasten?

Kinder brauchen sowohl Energie für ihr Wachstum als auch für körperliche Aktivitäten. Es ist besser, sich in dieser Lebensphase darauf zu konzentrieren, Ihre Kinder dazu zu bringen, regelmäßig ganze, unverarbeitete Nahrungsmittel zu essen, als zu fasten.

24. Was ist, wenn ich nicht das Gewicht verliere, das ich mir wünsche?

Es gibt viele Faktoren, die die Gewichtsabnahme beeinflussen, und viele davon sind nicht einmal ernährungsbedingt. Hier führe ich die wichtigsten Probleme auf, die wir sehen. Lesen Sie darüber hinaus Teil 2 über das Fasten und das Erreichen Ihrer Ziele bei der Gewichtsabnahme sowie die neuen Wissenschaftserkenntnisse über die Unterschiede zwischen Männern und Frauen bei der Gewichtsabnahme.

1. **Überprüfen Sie Ihre Kohlenhydrate.** Stellen Sie zunächst sicher, dass die Gesamtmenge niedrig ist. Kohlenhydrate stimulieren das Speicherhormon Insulin. Wenn es also zu viele sind, verbrennen Sie weniger Fett und haben es schwerer, schlanker zu werden. Kohlenhydrate machen Sie auch hungriger und verstecken sich dort, wo Sie es nicht erwarten, etwa in Saucen und Getränken. Überprüfen Sie diese, indem Sie Ihr tägliches Essen in eine Food-App eingeben und kontrollieren, wie viele Kohlenhydrate Sie tatsächlich zu sich nehmen und woher sie stammen.

2. **Kontrollieren Sie das Fett, das Sie essen.** Entgegen der landläufigen Meinung in der LCHF- und Fastenwelt können Sie durchaus *zu viel* Fett essen. Das ist weniger wahrscheinlich als zu viele Kohlenhydrate, aber immer noch möglich. Sie sollten eine Situation schaffen, in der Sie die Kalorienlücke füllen, indem Sie Ihr eigenes Körperfett verbrennen, anstatt Fett zu essen.

3. **Überprüfen Sie Ihre Achtsamkeit.** Stellen Sie sicher, dass Sie sich daran erinnern, dass ein Teil des Essens Genuss ist. Achten Sie also darauf, wenn Sie essen. Wenn Sie essen, genießen Sie es!

4. **Kennen Sie Ihre Hormone.** Fahren Sie fort und lesen Sie Teil 2. Da gibt es einiges, vor allem über Testosteron und Östrogen, die Männer und Frauen auf unterschiedliche Weise beeinflussen. Es gibt einige großartige neue Erkenntnisse.

AJ Hazelhurst

ALTER: 45

BERUF: DIREKTOR EINER GROSSEN BERATUNGSFIRMA

FAMILIE: VERHEIRATET, 2 KINDER (16 UND 18 JAHRE)

TYPISCHE ARBEITSWOCHE: SEHR INTENSIV, IMMER ÜBER 40 STUNDEN

ANDERE BESCHÄFTIGUNGEN: IM MOMENT KONZENTRIERE ICH MICH AUF
MEINEN ERSTEN MARATHON (NEW YORK)

Vor etwa einem Jahr sah AJ einige Fotos von sich bei der Feier zum 50. Geburtstag eines Freundes, und in diesem Moment wurde ihm klar, dass er noch nie so schlecht ausgesehen oder sich so schlecht gefühlt hatte wie damals. Die Dinge mussten sich ändern. Er beschloss auf der Stelle, an seinem allerersten Marathonlauf teilzunehmen, und zwar als Spendensammler für den Catwalk Trust, der die Forschung zu Rückenmarksverletzungen unterstützt. AJ startete seine eigene Kampagne, nannte sie „42runter-42vorwärts" (d. h. 42 kg abnehmen, um 42 km zu laufen) und begann mit seiner Kampagne zum Abnehmen und Laufen.

„Ich war noch nie in meinem Leben mehr als 5 km gelaufen, aber es war für einen guten Zweck, und ich wusste auch, dass ich leicht 42 kg Körperfett verlieren konnte. Ich begann, Kohlenhydrate zu reduzieren und mich auf gesundes Fett zu konzentrieren. So verlor ich relativ leicht etwas Gewicht, etwa 5 bis 10 kg. Aber ich war die meiste Zeit immer noch ungezogen." AJ fuhr in den Urlaub nach Südafrika und aß so ziemlich alles, was er wollte, während er auf seine Kohlenhydrate achtete (abgesehen von ein paar Bieren zu viel und fettige Pommes Frites), und merkte, dass es gar nicht so schwer war, Gewicht zu verlieren; er kehrte gestärkt zurück, um weiterzumachen. Er verlor erfolgreich noch mehr Gewicht, aber nach vielen Geschäftsreisen und Arbeit bis spät in die Nacht, war sein Gewichtsplateau erreicht. Er steckte fest,

aber für seine „42runter-42vorwärts"-Mission hatte er immer noch viel mehr zu verlieren. „Menschen neigen dazu, aufzugeben, wenn ihr Gewicht auf einem Plateau stehen bleibt, aber ich war entschlossen, das nicht zu tun. Ich besuchte die Ernährungsberaterin Caryn Zinn und sie sprach mit mir über intermittierendes Fasten. Nun, das war sicherlich anders, aber ich dachte, ich sollte es versuchen. Ich fing an den meisten Tagen der Woche an, Frühstück und Mittagessen auszulassen, und konzentrierte mich nur noch auf gute Abendessen, und plötzlich sah ich einen Ruck in meinem Gewichtsverlust. Fasten war definitiv etwas, das ich tun konnte, da es mir sehr leicht fiel."

Beim Laufen fühlte sich AJ voller Energie, weil er nichts aß, obwohl er immer geglaubt hatte, dass er viel Treibstoff brauchte und ohne ihn wenig Energie haben würde. Aber er fühlte genau das Gegenteil. „Ich kann nicht glauben, dass ich es geschafft habe, meinen ersten Halbmarathon ohne Nahrung zu laufen. Ich war erschöpft, aber mir wurde 3 Wochen zuvor der Blinddarm entfernt - das könnte etwas damit zu tun gehabt haben. Auch die nächsten beiden Halbmarathons lief ich ohne Nahrung, und ich fühlte mich großartig. Fasten ist definitiv gut für mich."

Was ich bisher über Ernährung gelernt habe: Ich habe immer geglaubt, dass der Körper viel Nahrung braucht; das hat man uns schließlich schon so viele Jahre lang gesagt. Eigentlich

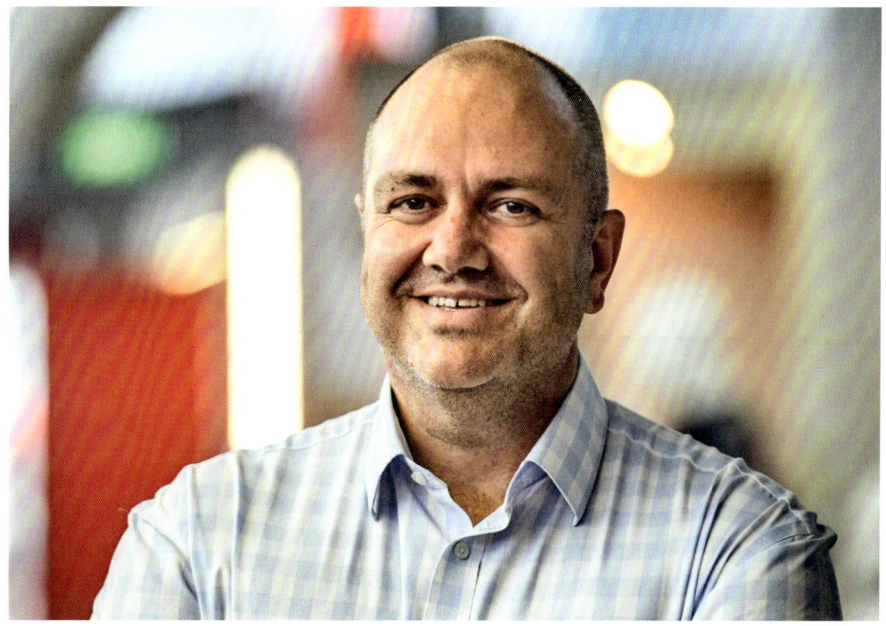

bin ich ein wenig verärgert über das, was man mir gesagt hat. Alles ist Schwachsinn. Ich faste, wenn es passt, und esse, wenn mir danach ist - es ist befreiend. Ich habe immer noch Probleme mit Portionen, und ich weiß, dass meine noch kleiner sein könnten. Außerdem gönne ich mir hin und wieder eine Saufnacht.

Mein Lieblingsessen: Lammkeule in einem Restaurant. Meistens wird sie mit Kartoffelpüree serviert. Manchmal esse ich es und manchmal tausche ich es gegen Gemüse aus.

Ratschläge, die ich jemandem geben würde, der mit dem Fasten anfängt: Reduzieren Sie Kohlenhydrate, sorgen Sie dafür, dass Ihr Körper sich normal fühlt. Fasten wird dann einfacher. Wenn Sie nicht an Essen denken, wäre das der Schlüssel. Nach 45 Jahren Gewohnheit ist es allerdings schwer!"

Unsere Anmerkungen: AJ ist jetzt 30 kg leichter (von 154 kg auf 124 kg) und ist mit seiner „42runter-42vorwärts"-Mission auf einem guten Weg, wobei bis zum New Yorker Marathon noch einige Wochen verbleiben. Er hat es wirklich „drauf", wenn es um die Ernährung geht. AJs „Aha"-Moment war die Erkenntnis, dass sein Körper einfach nicht so viel Nahrung braucht, wie er dachte, und er hat jetzt eine großartige Einstellung zum Essen. Er nimmt hauptsächlich LCHF-Nahrung zu sich, wenn sein Körper es ihm sagt. Er hat noch einige Gewohnheiten, die er gerne loswerden würde. Es ist unwahrscheinlich, dass er jemals perfekt mit seiner Ernährung zurechtkommt, aber er ist nicht besorgt darüber, und wir sind es auch nicht.

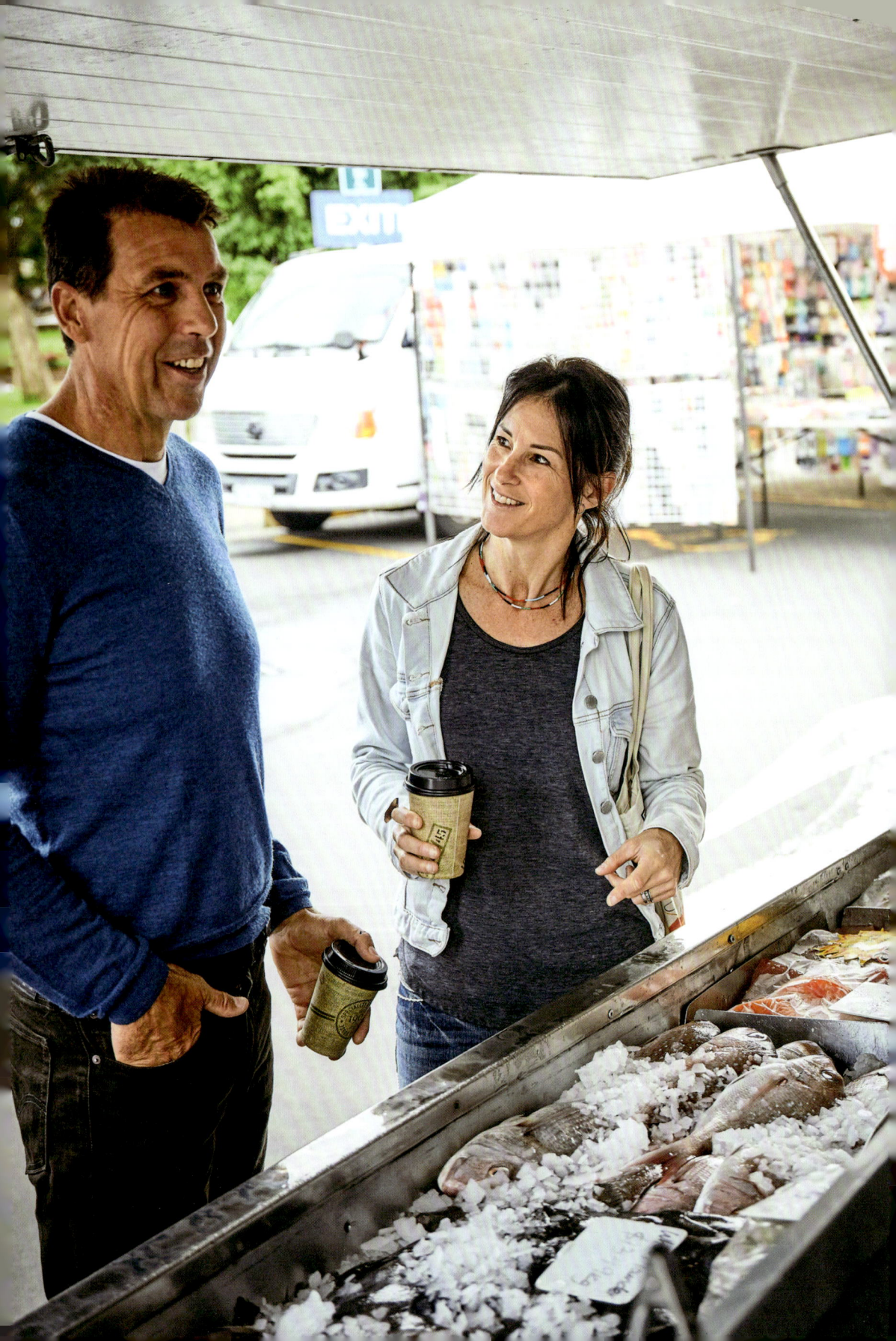

Teil 2
Fasten und Abnehmziele erreichen

Hallo noch einmal! Dieser Abschnitt wurde sowohl von Caryn als auch von Grant geschrieben und bringt Ihnen eine einzigartige geschlechtsspezifische Perspektive zur Gewichtsabnahme.

Viele von Ihnen haben dieses Buch wahrscheinlich gekauft, weil Sie etwas abnehmen und besser aussehen wollen. Natürlich lieben Sie die Vorstellung, gesünder zu sein, Ihr Risiko für Lifestyle-Krankheiten zu verringern und ein langes und erfülltes Leben zu führen, aber genau hier und jetzt wollen Sie etwas Gewicht verlieren. Sie sind sicherlich nicht allein, besonders wenn Sie mittleren Alters sind. Das Älterwerden bringt neben den Privilegien auch einige Herausforderungen mit sich, und eine Herausforderung ist, dass „nichts mehr umsonst ist", wenn es darum geht, in Form zu kommen.

Ihr Körper wird sich verändern, wenn Sie älter werden. Es liegt an Ihnen, auf welche Weise und in welchem Umfang er sich genau verändert. Um es klar zu sagen: Sie werden nicht Ihr ganzes Leben lang in Form einer/eines 18-Jährigen sein, und wenn Ihre Eltern keine Supermodels sind, ist es unwahrscheinlich, dass Sie es jemals sein werden!

Die gute Nachricht ist, dass Sie Ihr ganzes Leben lang in großartiger körperlicher Form sein können, aber es wird etwas Besonderes in Bezug auf Engagement und Arbeit erfordern, um dies zu erreichen. Einige Menschen sind dafür bereit. Manche denken nur, dass sie es sind. Einige von uns sind mehr gefordert als andere, besonders wenn wir Frauen sind, nicht nur wegen unseres Verhaltens und unserer Umwelt, sondern auch wegen unserer Genetik. Wir verstehen jetzt, dass es einige ziemlich große Unterschiede dabei gibt, auf welche Art und Weise Männer und Frauen jeweils am besten abnehmen können.

Warum Power-Fasten funktioniert

Fasten kann bei der Gewichtsabnahme unglaublich hilfreich sein: für diejenigen, die viel abnehmen müssen, für diejenigen, die nur noch das letzte bisschen abzunehmen haben, und insbesondere für diejenigen, die es mit sogenanntem hartnäckigem Fett zu tun haben – also für Menschen, die trotz aller richtigen Maßnahmen auf ihrem Weg zur Gewichtsabnahme feststecken. Und wenn es darum geht, das Gewicht langfristig niedrig zu halten, ist die tägliche Kalorienzufuhr einzuschränken, zweifellos ein echter Trumpf. Das ist wichtig, denn es widerspricht so ziemlich allem, was wir bisher über „Best Practice"-Gewichtsabnahme- und Gewichtserhaltungs-Strategien gehört haben. Aber die Anwendung dieser „konventionellen" Strategien bedeutet, dass die langfristige Gewichtsabnahme für die Mehrheit von uns kläglich gescheitert ist. Woher wir das wissen? Nun, wenn sie erfolgreich wären, würden Sie nur einmal eine Diät machen – und das ist sicher nicht der Fall. Außerdem haben wir Studien, die dies belegen. Fasten, um das Gewicht langfristig zu reduzieren, ist absolut sinnvoll.

Der Hauptgrund dafür, dass Fasten jeglicher Art – vom Auslassen von ein oder zwei Mahlzeiten hier und da bis hin zu unserer biologisch konzipierten Power-Fasten-Methode – einer dauerhaften täglichen Kalorieneinschränkung vorgezogen wird, liegt darin, dass es den Körper einfach im Unklaren lässt. Wenn Sie Ihre Kalorien jeden Tag reduzieren, während Sie 3–6 Mahlzeiten pro Tag essen (wie es uns die herkömmlichen Theorien sagen), dann enden Sie letztendlich in einem hormonellen Chaos. Das ist die Dämpfung aller Hormone, die Hunger und Völlegefühl signalisieren, den gesamten Stoffwechsel am Laufen halten, die Körpertemperatur regulieren und die Sexualfunktion beeinflussen. Zu dem allgemeinen hormonellen Streit, der Ihre Gesundheitsrisiken erhöht, kommt noch das beharrliche „Ich habe Hunger … Ich bin hungrig … Ich bin hungrig", das Nörgeln, welches das Hungerhormon Ghrelin bewirkt, sodass Sie irgendwann dem Essen nachgeben und wieder zunehmen – und noch viel mehr.

Wenn Sie beim Fasten an einigen Tagen der Woche weniger Kalorien zu sich nehmen und an anderen Tagen uneingeschränkt (im Rahmen des Zumutbaren) Kalorien zu sich nehmen, empfindet Ihr Körper dies nicht als hormonelle Bedrohung – er geht also nicht in den Schutzmodus. Statt Entbehrung nimmt Ihr Körper an manchen Tagen einfach mehr und an anderen Tagen weniger Kalorien auf. Nun, woran erinnert Sie das? Richtig, an die gesamte Vergangenheit des Menschen, bevor Nahrung leicht zugänglich wurde. Power-Fasten arbeitet mit Ihrer Biologie, nicht gegen sie! Power-Fasten ist etwas, das langfristig für Sie arbeiten kann, solange Sie sich an alle Regeln halten.

Stolpersteine beim Gewichtsverlust

Es ist wichtig, sich daran zu erinnern, dass jeder Körper anders ist und eine Reihe einzigartiger Umstände auf die Abnehmparty mitbringt. Es gibt viele Faktoren, die sich Ihnen in den Weg stellen können, selbst wenn Sie alles richtig machen, und einige davon haben nicht einmal mit dem Essen zu tun. Hier sind meine fünf wichtigsten Tipps, die auch für Sie passen könnten:

1. **Die Grundlagen:** Stellen Sie zunächst sicher, dass Ihre Gesamtkohlenhydratmenge niedrig ist. Da Kohlenhydrate das Speicherhormon Insulin stimulieren, werden größere Mengen an Kohlenhydraten dazu führen, dass Sie weniger Fett verbrennen. Kohlenhydrate machen Sie auch hungriger. Achten Sie außerdem darauf, dass Sie nicht zu viel Fett essen. LCHF ist keine Lizenz, so viel Fett zu essen, wie Sie möchten.

2. **Vermeiden Sie grundloses Essen:** Konzentrieren Sie sich auf bewusstes Essen: schmecken, kauen und schlucken. Achten Sie auf die Menge der Nahrung, die Sie essen; dies wird Sie mehr in Einklang mit Ihren Hunger- und Sättigungs-

signalen bringen. So bleiben Sie auf dem rechten Weg und vermeiden es, zu viel zu essen. Hier sind einige Tipps, die Ihnen helfen werden, achtsamer zu essen:

- Essen Sie nicht im Gehen. Machen Sie langsam und nehmen Sie sich die Zeit, sich zum Essen hinzusetzen.
- Nehmen Sie sich mehr Zeit, um Ihre Mahlzeiten einzunehmen. Wenn Sie langsamer essen, können Sie Ihre Mahlzeiten wirklich genießen und erkennen, wann Sie satt sind.
- Schalten Sie während des Essens den Fernseher oder andere Bildschirme aus und konzentrieren Sie sich stattdessen auf das, was auf Ihrem Teller liegt.
- Essen Sie nicht an Ihrem Schreibtisch bei der Arbeit, im Auto oder im Kino. Achtsames Essen ist mit Multitasking nicht möglich! Nehmen Sie sich die Zeit, sich auf das zu konzentrieren, was Sie essen, und genießen Sie Ihr Essen.
- Behalten Sie Hunger und Sättigungsgefühl im Auge. Essen Sie, wenn Sie hungrig sind, und nicht, wenn die Uhr es sagt.

3. **Trinken Sie weniger Alkohol:** Alkohol (Ethanol) nimmt genau denselben Weg durch die Leber wie Fruktose aus Zucker. Er führt dazu, dass die Leber verfettet, macht Sie insulinresistenter und ist eine Quelle für leere Kalorien. Alkohol und schlechte Ernährungsgewohnheiten gehen oft Hand in Hand, also achten Sie auch darauf. Es ist ein guter Plan, mehr als die Hälfte der Woche keinen Alkohol zu konsumieren.

4. **Sport treiben:** Es geht nicht so sehr um die Kalorien, sondern mehr um Ihre Physiologie. Bewegung hilft Ihnen, Muskelmasse zu erhalten und zu pflegen, und macht Sie insulin-empfindlicher.

5. **Halten Sie Stress und Schlaf im Blick:** Diese beiden wichtigen Aspekte Ihres Lebens können große „Verhinderer" des Gewichtsverlustes sein, auch wenn Sie wenig Kohlenhydrate zu sich nehmen. Bewegung kann helfen; wenn Sie regelmäßig und intelligent trainieren, werden Sie körperlich müde sein und besser schlafen. Es hilft Ihnen auch, Ihren Stress besser zu bewältigen.

Wenn Sie all dies überprüft haben, müssen Sie sich jetzt auf Ihre Situation konzentrieren.

Gewichtsabnahme und *Sie*

Während einige Menschen (oft Männer) einfach aufhören, Zucker zu essen, und einfach so 10 kg abnehmen, stehen andere (oft Frauen) daneben und schauen erstaunt zu und erhalten einfach nicht die gleichen Ergebnisse – sowohl was die Menge des verlorenen Gewichts als auch die Geschwindigkeit, mit der sie es verlieren, betrifft. Zu einer erfolgreichen Gewichtsabnahme gehört viel mehr, insbesondere bei Frauen. Neueste Wissenschaft zeigt uns, dass Männer und Frauen sehr unterschiedlich reagieren, wenn sie versuchen, Gewicht zu verlieren. Deshalb nehmen wir uns etwas mehr Zeit, die Unterschiede zwischen Männern und Frauen in Bezug auf das Abnehmen und das Halten von Gewicht zu untersuchen.

Obwohl wir alle vom Planeten Erde stammen, war dies einmal ein anderer Planet als der, auf dem wir jetzt leben. Es war ein Planet, an den unsere Körper, insbesondere unsere Hormone, angepasst wurden, um uns bei der Produktion der nächsten Generation zu helfen. Es war ein Planet ohne Junkfood, ohne sogenannte gesunde verarbeitete Lebensmittel, Alkohol und raffinierte Kohlenhydrate. Wir hatten nur ganze Pflanzen und Tiere zu essen (solange wir sie fangen oder sammeln konnten). Wenn wir durstig waren, gab es Wasser. Um heute in Form zu bleiben, muss Ihr „Planet" mehr wie dieser frühere Planet aussehen als der mit modernem Stadtleben.

Bevor Sie jedoch über das Wie der Gewichtsabnahme nachdenken, versuchen Sie zu verstehen, was Sie wirklich wollen. Wir hoffen, dass Sie sich bereits die richtigen Fragen gestellt haben (siehe Regel 10, *Die eigene Wahreit finden*, Seite 62). Achten Sie darauf, dass Sie den „Mom-Test" machen - machen Sie sich nichts vor (und Sie sind die Person, der man am leichtesten etwas vormachen kann). Gewichtsabnahme und nachhaltiger Gewichtsverlust sind eine Reise, manchmal eine harte Reise. Wir haben jedoch einige aufregende neue Erkenntnisse (und Methoden), von denen wir glauben, dass sie endlich den Unterschied ausmachen werden, nach dem Sie gesucht haben, vor allem, wenn Sie jemand sind, der wirklich mit der Gewichtsabnahme gekämpft hat. Los geht's!

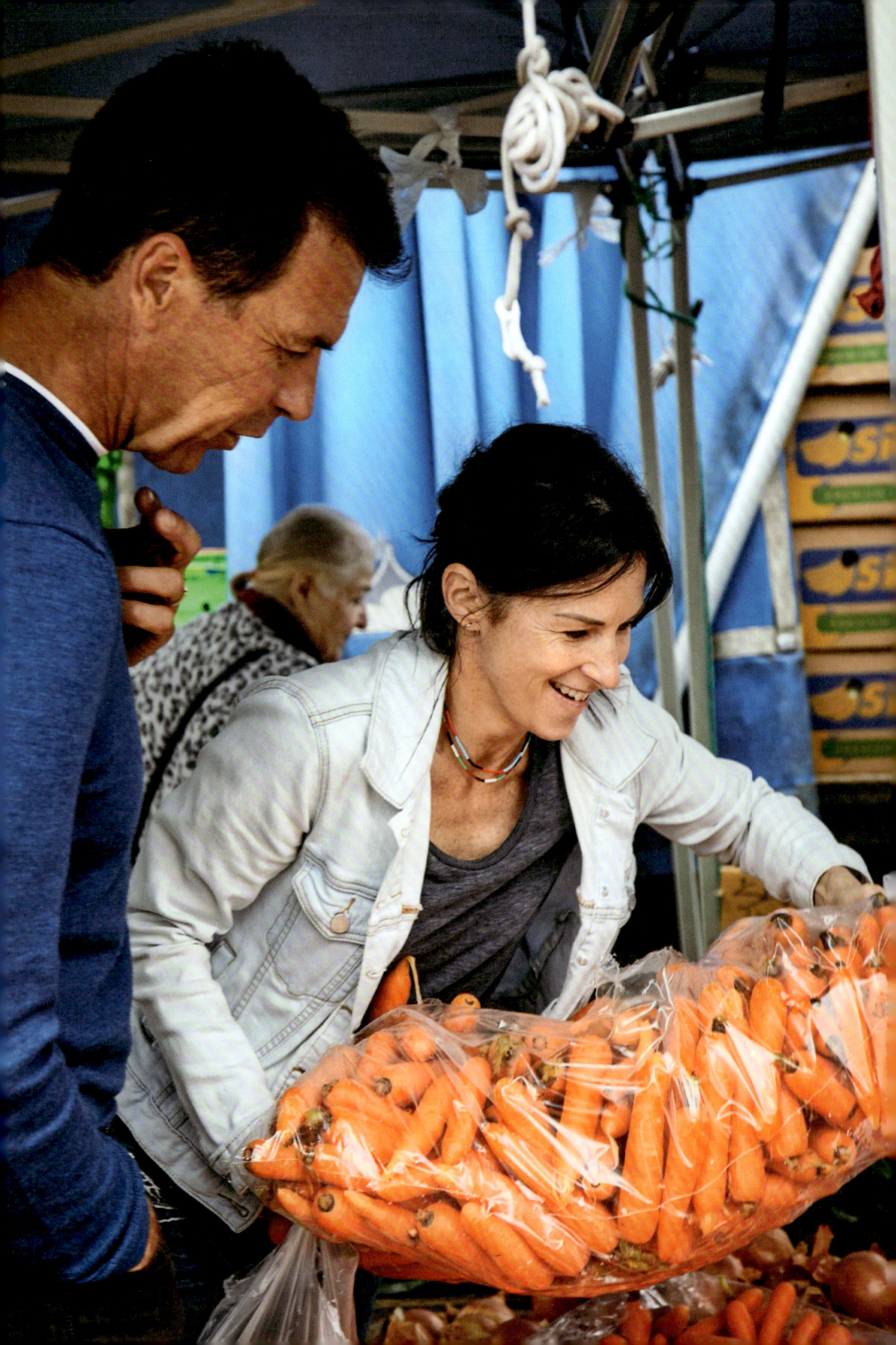

Gewichtsabnahme und Geschlecht

Manche Frauen finden Gewichtsabnahme einfach, viele aber nicht. Einigen Männern fällt es wirklich schwer, aber die meisten (wenn sie sich einmal entschieden haben, Gewicht zu verlieren) nehmen tatsächlich relativ leicht ab. Warum sehen wir bei Männern und Frauen so große Unterschiede?

Im Grunde genommen funktioniert es für alle gleich – eine Energielücke entsteht, in der man sein eigenes Fett zur Energiegewinnung verbrennt. Aber in Wirklichkeit ist die Biologie (insbesondere in Bezug auf Hormone) und in gewissem Maße auch die Psychologie bei Frauen komplexer und herausfordernder als bei Männern. Erst in jüngster Zeit haben wir verstanden, wie sich diese biologischen Unterschiede auf die Gewichtsabnahme bei Männern und Frauen auswirken.

Alles dreht sich um Hormone

Hormone sind chemische Botenstoffe, die vom Gehirn in den Körper gelangen. Botschaften von unserem Gehirn an unseren Körper werden entweder über Nerven oder über Hormone weitergeleitet. Ihr Gehirn kann Ihrem kleinen Finger sagen, dass er sich bewegen soll, und sonst nichts. Nerven senden daher meist spezifische Botschaften für bestimmte Dinge. Wenn wir aber eine allgemeinere Botschaft wünschen, dann tun dies die Hormone. Gute Beispiele sind: „Ganzer Körper, bereite dich auf eine Schwangerschaft vor" oder „Achtung, Zucker – bereite dich darauf vor, ihn aus dem Blutkreislauf zu entfernen." Einfach ausgedrückt: Hormone senden eine Reihe von Signalen, die Ihrem Körper sagen, dass er etwas tun soll.

Die Komplexität der Frage, wie unsere Hormone die Art und Weise beeinflussen, wie wir uns fühlen – und insbesondere, wie wir essen –, entfaltet sich gerade erst für die wissenschaftliche und medizinische Gemeinschaft. Es gibt viel zu lernen und viele neue Erkenntnisse über Gesundheit und Gewicht, insbesondere für Frauen.

Wir haben bereits über Insulin gesprochen, das Hormon, das steuert, wie wir mit Kohlenhydraten umgehen. Lassen Sie uns nun über die Sexualhormone sprechen: Östrogen, Progesteron und Testosteron im Besonderen.

Männer haben 10- bis 15-mal mehr Testosteron als Frauen. Testosteron ist ein anaboles Hormon, das den Muskelaufbau antreibt. Frauen haben das 10-Fache des Östrogens von Männern. Östrogen beeinflusst mehr als 300 verschiedene Gewebe und Systeme im Körper einer Frau. Es hat komplexe Wechselwirkungen mit vielen anderen Hormonen, insbesondere mit Progesteron. Progesteron und Östrogen verändern sich im Laufe des Menstruationszyklus deutlich und wirken sich auf Frauen in vielerlei Hinsicht aus. Frauen können vor der Menopause und später Veränderungen bei diesen beiden Hormonen feststellen. All dies müssen wir berücksichtigen, wenn wir über Ernährung und Gesundheit, insbesondere über das Gewicht, nachdenken.

Ihre Hormone beeinflussen, wie Sie sich fühlen und über Lebensmittel denken, wie Sie Fett einlagern, Ihren Stoffwechsel, Ihre Reaktion auf Bewegung und wie sehr Sie Lust auf Sex haben.

Fasten und Gewichtsabnahme bei Frauen

Hier ist Caryn, die Ernährungsberaterin, und ich möchte Ihnen Lorraine vorstellen.

Lorraine
42 Jahre, Angestellte und Mutter von 3 Jungen
—

„Jeden Tag stehe ich auf, schaue in den Spiegel und mir gefällt nicht, was ich sehe. Obwohl ich jahrelang Diäten gemacht und ‚auf mein Gewicht geachtet' habe, bin ich schwerer, als ich sein möchte. Ich will immer Zucker, aber ich weiß, dass er schlecht für mich ist und mein Gewicht weiter zunehmen wird, und ich weiß auch, dass mich Kohlenhydrate und Zucker ständig müde machen. Also reduziere ich den Zucker und es funktioniert und ich fühle mich großartig – aber dann scheint das Leben mir in die Quere zu kommen, und ich komme wieder vom Weg ab. Das Hauptproblem, vor dem wir Frauen stehen, ist, dass es mit zunehmendem Alter viel schwieriger wird, das Gewicht zu halten. Für viele Frauen ist es schwierig, auf dem richtigen Weg zu bleiben und dabei das Gefühl zu haben, dass ihnen der Spaß und der Genuss des Essens nicht entgeht. Heutzutage verlassen sich die meisten Frauen mittleren Alters darauf, mit Freunden über Gewichtsabnahme zu sprechen oder neue Diäten auszuprobieren, Personal Trainer zu engagieren. Es geht jedoch regelmäßig schief, wenn sich das Leben und zusätzlicher Stress auftürmen und aus welchem Grund auch immer die guten Absichten nicht zu Ende geführt werden. Das führt dazu, dass wir zwischen dem Gefühl der Verzweiflung/des schwachen Willens und der Wut hin und her pendeln. Hilfe!"

Lorraines Psychologie

Wie Lorraine wollen viele Frauen gut aussehen und sich wohlfühlen. Sie legt Wert darauf, gesund zu sein. Sie ist bereit, hart daran zu arbeiten, in Form zu kommen. Aber sie kann nicht herausfinden, was für sie am besten funktioniert.

All diese positiven Aspekte sind für Lorraine ein zweischneidiges Schwert. Sie ist bereit, fast alles zu versuchen, und einige dieser Versuche haben ihr mehr geschadet als genützt, wie ihre ultrakalorienarme Ernährung. Dadurch verlor sie zwar viel Gewicht, aber weil es ihren Stoffwechsel untergrub, wog sie am Ende doch mehr als zu Beginn. Sie nimmt nicht so leicht ab, und das erscheint oft nicht fair. Ihr Ehemann scheint, sobald er sich entscheidet, „in Form zu kommen", es einfach geschehen zu lassen. Schlimmer noch, er wird versuchen, Lorraine zu „helfen", indem er auf all die Dinge hinweist, die sie falsch macht. Sie und ich wissen beide, dass dies die Sache nur noch verschlimmert!

Was das Verhalten betrifft, so ist Lorraine als Mutter von drei Jungen regelmäßig mit der Zubereitung von Lebensmitteln beschäftigt. Sie glaubt auch, dass ihr die Abwechslung beim Essen wichtig ist. Sie mag es, spontan zu sein, Mahlzeiten am selben Tag zu planen und zuzubereiten. Oberflächlich betrachtet, klingt das gut, aber in Wirklichkeit bedeutet es, dass sie ständig Entscheidungen dazu treffen muss, was sie essen möchte. Das bedeutet oft, dass sie mehr essen muss – und mehr von den Dingen, die sie nicht essen sollte, wenn sie abnehmen will. Wenn man bedenkt, wie sich der Heißhunger im Laufe des Menstruationszyklus verändert (siehe unten), ist das besonders gefährlich.

Manche Frauen brauchen einfach Regeln, um zu verhindern, dass die Dinge außer Kontrolle geraten. Lorraine gehört zu diesen Menschen. Sie wäre viel besser dran, wenn sie routinemäßig ähnliche Mahlzeiten zu sich nehmen würde, von denen sie im Voraus weiß, dass sie sie zubereiten und essen wird. Dadurch wird die kognitive Belastung, der sie sich jedes Mal aussetzt, wenn sie eine Ernährungsentscheidung treffen muss, drastisch reduziert.

Erinnern Sie sich an die „Steve-Jobs-Regel", die wir Ihnen schon vorgestellt haben? Lassen Sie sie uns hier in die Tat umsetzen. Essen Sie öfter das Gleiche oder Ähnliches. Sparen Sie dort kognitive Anstrengung, und setzen Sie sie dort ein, wo es

wirklich zählt. Sie werden besser essen und Ihre Ziele zur Gewichtsabnahme leichter erreichen.

Lorraine hat unseren Rat umgesetzt und Folgendes herausgefunden:

„Jetzt verstehe ich es. Ich mag all diese Lebensmittel. Ich kann sie relativ schnell zubereiten. Ich werde dafür sorgen, dass ich die Zutaten vorrätig habe, da es sich um Schlüsselmahlzeiten handelt. Diese Entscheidungen basieren alle auf LCHF, und ich mache sie zu meinen Hauptmahlzeiten. Mir gefällt auch der Gedanke, dass es tatsächlich Regeln für das Auswärtsessen gibt. Wenn ich sie einfach aufschreibe, habe ich schon das Gefühl, dass ich sie besser im Griff habe."

LORRAINES „STEVE-JOBS-REGELN"

Frühstück:

Universal-Frühstück 1:	Veggi-Omelette/Rühreier
Universal-Frühstück 2:	Griechischer Joghurt, Beeren, Nüsse
Auswärtsessen-Regeln:	1. Immer die Speck-mit-Eier-Option wählen
	2. Beilagen wie Avocado, Pilze, Tomaten oder Spinat
	3. Kein Brot auf dem Tisch
	4. Kaffee bestellen: darum bitten, dass keine Kekse oder Ähnliches serviert werden

Mittagessen:

Universal-Mittagessen 1:	Grüner Salat mit Gemüse, etwas Fleisch, Käse, Avocado und Olivenöl
Universal-Mittagessen 2:	Rest vom Vortag
Auswärtsessen-Regeln:	1. Kaltes Gericht: Ceasar Salad ohne Croutons
	2. Warmes Gericht: mit Eiern und Gemüse

Dinner:

Universal-Abendessen 1:	Grünes Hühnchen-Curry mit Gemüse und Blumenkohlreis
Universal-Abendessen 2:	Fisch (heller Fisch oder Lachs) und Pfannengemüse
Universal-Abendessen 3:	Bolognaise und Gemüse mit Blumenkohlreis
Auswärtsessen-Regeln:	1. Proteine und Gemüse – Reis, Nudeln und Pommes Frites vermeiden
	2. Ein Gang genügt (Ich brauche keine Vor- und Nachspeise)

Alkohol-Regeln:

	1. Ziel: 5 Tage ohne Alkohol
	2. Ich brauche mittags keinen Wein (außer, es ist ein besonderer Anlass)
	3. Alkohol nur in Gesellschaft

„Auf einen Kaffee"-Regel: Nur Kaffee bestellen, ich brauche sonst nichts dazu

IHRE „STEVE-JOBS-REGELN"

Sparen Sie Denkarbeit und Mühe und gönnen Sie sich die Zeit und den Raum, gesunde Ernährungsdisziplin zur Hand zu haben, wenn Sie sie am meisten brauchen. Denken Sie daran, dass Sie gerade dann, wenn Sie am wenigsten Zeit zum Nachdenken haben und am meisten gestresst sind, die schlechtesten Entscheidungen treffen und Ihr Ziel verfehlen werden.

1. Schreiben Sie 2 Frühstücke, 2 Mittag- und 3 Abendessen auf, die Ihnen schmecken, leicht zuzubereiten sind und sich in Ihren Lebensstil und für Ihre Ziele zur Gewichtsreduktion einfügen. Dies sind Ihre „Universal-Mahlzeiten". Essen Sie diese oft. Es geht darum, Ihre Wahlmöglichkeiten einzuschränken, Ihr Essen zu genießen und in der Spur zu bleiben.
2. Es gibt Regeln für das Auswärtsessen. Wenden Sie diese Regeln an, wenn Sie ausgehen, es sei denn, es handelt sich um einen besonderen Anlass. Orientieren Sie sich mit Ihren Regeln an diesen:

- Wählen Sie ganze, unverarbeitete Lebensmittel aus.
- Minimieren Sie Zucker und Kohlenhydrate (wie Brot, Reis und Nudeln).
- Bitten Sie den Service um Alternativen (ersetzen Sie zum Beispiel Toast durch Pilze oder Avocado).

Frühstück:

Universal-Frühstück 1: _____

Universal-Frühstück 2: _____

Auswärtsessen-Regeln: _____

Mittagessen:

Universal-Mittagessen 1: _____

Universal-Mittagessen 2: _____

Auswärtsessen-Regeln: _____

Abendessen:

Universal-Abendessen 1: _____

Universal-Abendessen 2: _____

Universal-Abendessen 3: _____

Auswärtsessen-Regeln: _____

Alkohol-Regeln: _____

„Auf einen Kaffee"-Regel: _____

Lorraines Biologie

Was Lorraine auch helfen würde, ist ihre Akzeptanz und ihr Verständnis dafür, wie ihr Menstruationszyklus ihren Körper beeinflusst, insbesondere in Bezug auf Essen, Heißhunger und Bewegung. Sie muss lernen, mit ihm zu arbeiten, nicht gegen ihn.

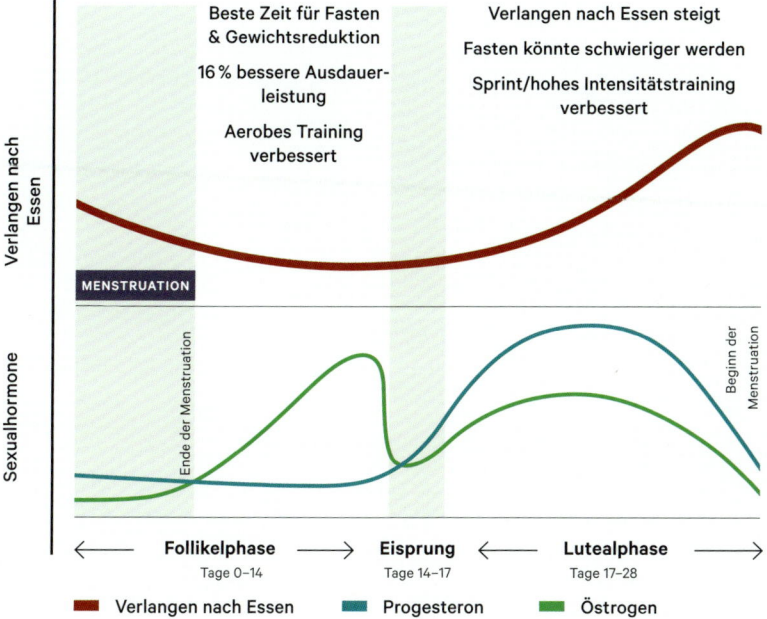

Abb. 2.1: Veränderungen der Hormone und des Verlangens nach Essen im Menstruationszyklus.

Neueste Forschung rund um den Menstruationszyklus zeigt uns:

1. Veränderungen des Stoffwechsels im Laufe des Zyklus

Der Grundumsatz (BMR) ist in den 14 Tagen nach dem Eisprung (der Lutealphase) am höchsten. Das Training in der Lutealphase, wenn Progesteron- und Östrogenspiegel hoch sind, verbrennt mehr Fett als zu anderen Zeiten im Monat. Das klingt gut, wird aber durch stärkeres Verlangen und mehr Essen in dieser Phase ausgeglichen (siehe oben).

2. Trainingskapazität und Leistungsänderungen im Laufe des Zyklus

In einer Studie mit Fußballspielerinnen[1] war die Leistung in einem Ausdauertest in den zwei Wochen nach der Menstruation (der Follikelphase) um massive 16 Prozent besser. Und die Leistung im hochintensiven Training war in der Lutealphase nachweislich höher.[2]

3. Das Verlangen nach süßer Nahrung ändert sich im Laufe des Zyklus

Das Verlangen ist am höchsten, wenn das Progesteron und die Stoffwechselrate am höchsten sind. Während Sie also vielleicht mehr Energie verbrennen, werden Sie wahrscheinlich Lust haben, mehr zu essen, und das werden Sie wahrscheinlich auch tun. Tatsächlich verändert sich die Resistenz gegen Heißhunger im Laufe des Zyklus. In den zwei Wochen nach dem Eisprung sehnen sich Frauen mehr nach süßer Nahrung und haben mehr Schwierigkeiten, diesem Verlangen zu widerstehen.[3]

4. Alkohol erhöht den Östrogengehalt und verringert Progesteron

Alkohol verursacht einen Anstieg des Östrogens. Mäßiger Alkoholkonsum wurde auch mit einem verminderten Progesteronspiegel bei Frauen vor der Menopause in Verbindung gebracht. Die Wirkung von Alkohol auf Östrogen ist bei prä- und postmenopausalen Frauen größer. Wenn der Testosteronspiegel sinkt und der Östrogenspiegel steigt, können Sie leichter zunehmen.

5. Empfängnisverhütung mit der Pille

Die Pille zur Empfängnisverhütung bewirkt im Vergleich eine geringere Gewichtszunahme oder zumindest keinen Unterschied; ausgenommen sind Pillen mit hohem Progesterongehalt, die eine Gewichtszunahme bewirken.[4]

6. Lebensmittelsignale

Frauen reagieren viel empfindlicher auf Nahrungsmangel-Signale als Männer. Dies kann in der Lutealphase noch stärker der Fall sein. Manche Frauen haben Schwierigkeiten damit, zwei Tage (Montag und Dienstag) in Folge zu power-fasten. Sie wollen immer noch die Vorteile des Fastens nutzen, aber die zwei Tage hintereinander könnten ihren Heißhunger zu hoch treiben und sie könnten anschließend zu viel essen. Die Abhilfe ist einfach: Fasten Sie nicht in den zwei Wochen vor der Menstruation, oder fasten Sie jeden Tag kürzer (nur Frühstück überspringen, nicht Frühstück und Mittagessen), oder fasten Sie nicht zwei Tage hintereinander (d. h. fasten Sie am Montag und Mittwoch).

Das Wichtigste in Kürze:

Sie können mit den Verbesserungen der körperlichen Leistungsfähigkeit und dem reduzierten Heißhunger in den zwei Wochen nach der Menstruation arbeiten, um sich wirklich zu pushen. Während Sie in der Lutealphase mehr Fett verbrennen und eine etwas bessere High-End(Sprint)-Leistung haben, müssen Sie dann das Verlangen besiegen, und das ist schwer.

1. Alkohol untergräbt das Ganze, egal, wo Sie sich in Ihrem Zyklus befinden, besonders wenn Sie älter sind. Versuchen Sie also, Alkohol für besondere Anlässe aufzusparen.
2. Aufeinanderfolgende Fastentage können in den zwei Wochen vor Ihrer Periode schwieriger sein. Stellen Sie sich sofort darauf ein, wenn dies geschieht.

Gut zu wissen ...

1. Fasten und Bewegung erhöhen Wachstumshormone und Testosteron – das ist gut für die Libido, den Muskelaufbau und das Schlankwerden.
2. Alkohol senkt den Testosteronspiegel.

Gewichtsreduktion, Fasten und Ihr Zyklus: Dos und Don'ts

Das neue Feld der Arbeit mit Menstruationszyklen erschließt sich für die Gewichtsabnahme von Frauen. Wir stützen uns in diesem Abschnitt auf viel Biologie und die (wenigen) veröffentlichten Studien, die positive Auswirkungen eines solchen Ansatzes zeigen.[5]

In den 2 Wochen VOR dem 1. Tag der Menstruation

DO:

• Arbeiten Sie mit den Begierden, die ein natürlicher Teil der Lutealphase sind. Selbst wenn Sie in dieser Phase nur Gewicht halten (nicht verlieren), ist das in Ordnung. Wenn Sie eine Art Superwillenskraft haben, können Sie in dieser Zeit mehr Fett verbrennen und aufgrund Ihrer höheren Stoffwechselrate vielleicht eine größere „Energielücke" schaffen, aber das Verlangen könnte wehtun und Ihren längerfristigen Fortschritt untergraben. Gönnen Sie sich hier eine Pause – ein paar Stücke Zartbitterschokolade reichen schon aus. Wenn Sie aber kein Verlangen verspüren, dann tun Sie nicht so, als ob Sie das nur der Schokolade zuliebe täten!
• Ihre körperliche Leistungsfähigkeit für High-Intensity-Training ist während der Lutealphase gut, also nutzen Sie diese.

DON'T:

• Absolvieren Sie Ihre strengen Fastentage in der Lutealphase. Oder machen Sie es sich zumindest leichter, indem Sie Dinge variieren, wie z. B. jeden Tag 16 Stunden kürzer zu fasten statt 24 Stunden fasten oder an zwei nicht aufeinanderfolgenden Tagen.

In den 2 Wochen NACH Beendigung der Menstruation

DO:
Geben Sie sich so viel Mühe wie möglich – im Rahmen des Zumutbaren, **denn dies sind Ihre magischen Wochen für die Gewichtsabnahme.** Dazu gehören Fasten und Bewegung, einschließlich Herz-Kreislauf-, Widerstands- und High-Intensity-Training. Das ist die beste Phase zur Gewichtsabnahme.

DON'T
- Zu gestresst werden. Chronischer Stress untergräbt das Fasten und treibt Sie, besonders in dieser Phase, in den Heißhunger. Chronischer Stress reduziert Progesteron, und Sie brauchen Progesteron, damit Sie keine Östrogendominanz entwickeln. Es geht um das feine Gleichgewicht zwischen Östrogen und Progesteron.
- Zu viel trainieren oder Sie sind während der Menstruation über Ihre Ziele frustriert.

Menopause

Das Durchschnittsalter für die Menopause liegt bei 51 Jahren, und sie ist eingetreten, wenn eine Frau 12 Monate lang keine Menstruationsblutungen hat. Dies ist der Zeitpunkt, an dem sich alles ändert, da die Eierstöcke die Produktion von Östrogen und Progesteron einstellen. Sie haben aber immer noch etwas Progesteron und Östrogen in Ihrem Körper, und es kommt auf das Verhältnis dieser beiden Hormone an.

- Progesteron bleibt nach der Menopause wahrscheinlich niedrig, obwohl ein hoher Progesteronspiegel zusammen mit einem niedrigen Östrogenspiegel eine hohe Stoffwechselrate erzeugt, was zu Heißhunger, Hitzewallungen und Schlafstörungen führt.
- Auch der Östrogenspiegel wird niedrig sein, kann aber auf verschiedene Weise in die Höhe getrieben werden. Einige Substanzen in Verpackungskunststoffen, einige Pestizid- und Hormonrückstände in Lebensmitteln, einige Sojaprodukte und andere Lebensmittel sowie die Umwandlung von Testosteron durch den Körper (insbesondere in Zusammenhang mit Alkohol) können Östrogene in die Höhe treiben. Chronischer Stress treibt das Progesteron noch stärker nach unten, wodurch Östrogen stärker dominiert.

Zu viel Östrogen kann eine Gewichtsabnahme wirklich erschweren. Es gibt auch noch andere unerwünschte Symptome wie verminderter Sexualtrieb, Kopfschmerzen und Lethargie. Was können Sie also dagegen tun?

1. **Konsultieren Sie Ihren Arzt** - lassen Sie Ihr Blut untersuchen, damit Sie wissen, wie hoch Ihr Hormonspiegel ist. Besprechen Sie dann alle verfügbaren Optionen. Zum Beispiel kann eine Hormonersatztherapie eine sichere und praktikable Option für Sie sein. Es gibt jetzt auch natürliche hormonelle Optionen.
2. **Essen Sie Gemüse** - Ballaststoffe, die in Gemüse enthalten sind, helfen, überschüssiges Östrogen abzubauen (siehe jedoch Punkt 4).
3. **Fasten** - Fasten kann unerwünschte Substanzen aus dem Körper entfernen, die das Östrogen erhöhen. Kürzere Fastenfenster sind möglicherweise leichter einzuhalten.
4. **Vermeiden Sie bestimmte Nahrungsmittel** - versuchen Sie, keine Sojaprodukte, hormongezüchtete tierische Produkte und Nahrungsmittel mit hohem Phyto-Östrogengehalt wie Trockenfrüchte und Hülsenfrüchte (Bohnen, Erbsen und Kichererbsen) zu essen.
5. **Verringern Sie Stress und Alkohol** - Alkohol mag Spaß machen, aber er hilft Ihrem Körper bei der Umwandlung von Testosteron in Östrogen. Es ist wahrscheinlich am besten, ihn ganz zu meiden, und Sie sollten ihn definitiv nicht als Mittel zur Stressbewältigung einsetzen. Weitere Tipps zur Stressreduzierung finden Sie unter *S wie Stress* in Teil 4 dieses Buches.

Wechseljahre können eine Herausforderung darstellen. Wir empfehlen Ihnen, ein Tagebuch über die Symptome zu führen (z. B. Hitzewallungen, Schlafmangel, Ängste, Unzufriedenheit ...) und Ihren Arzt aufzusuchen, um Ihre Optionen zu besprechen. Leiden Sie nicht nur im Stillen.

Fasten und Gewichtsabnahme bei Männern

Hier ist Grant, der „Fett-Professor", und ich möchte Ihnen Gerald vorstellen.

Gerald
38 Jahre, Angestellter, 1 Tochter (1 Jahr) und bald eine zweite
—

„Ich bin einfach zu dick. Meine Kleidung ist zu eng und ich kann nicht mehr laufen. Früher bin ich gelaufen, um das Gewicht zu halten, und wenn ich über den Winter ein paar Kilo zugenommen habe, konzentrierte ich mich nur darauf, fitter zu werden, und es ging ab.

Ich vermute, dass ich für mein Alter eigentlich ganz gut in Form bin. Es gibt diese superfitten Typen, aber verglichen mit dem durchschnittlichen dicken Kerl in der Kneipe geht es mir wirklich gut. Aber wenn ich so weitermache wie in den letzten Jahren, werde ich dicker werden, als ich sein möchte.

Die Arbeit kommt mir wirklich in die Quere, besonders wenn ich auf Reisen bin. Ich bin müde und hungrig und am Ende esse ich einfach alles. Ich bin nicht besonders pingelig bei dem, was ich esse. Ich mag mein Bier, meine Kuchen und manchmal auch Imbisse.

Andererseits verstehe ich aber auch, dass Müll zu essen nicht gut für meine Gesundheit, geschweige denn für mein Gewicht ist."

Geralds Psychologie

Gerald steht stellvertretend für viele Männer. In Wirklichkeit ist er sehr übergewichtig, hat aber Schwierigkeiten, das tatsächliche Ausmaß zu erkennen. Er übernimmt nicht viel Verantwortung für das, was er isst. Aber ihm ist klar, dass er in Form sein will, und das wäre großartig. Er würde sich in allem besser fühlen.[6] Es ist wahrscheinlich, dass er, sobald er sich einmal zu etwas wie Power-Fasten richtig verpflichtet hat, weitermachen und es auch gut machen wird.

Das ist es, was viele Männer gut können: Wir sind folgsam. Wir werden uns an Anweisungen halten. Wir werden beim Essen nicht übermäßig emotional werden. Hier ist das, was wir nicht so gut können: Männer denken oft, sie seien schlank, wenn sie fett sind. Manche Männer sehen, was sie sehen wollen. Wenn man den Bauch einzieht und sich ein bisschen zur Seite dreht, kann man in den Spiegel schauen und einen Kerl in enorm guter Form sehen!

Wir haben auch Schwierigkeiten, öffentlich zu erklären, was wir tun wollen, vor allem in gesellschaftlichen Situationen von Mann zu Mann. Meistens machen sich die Männer nur aus Spaß lächerlich, selbst wenn etwas eine tolle Idee ist (wie Gewicht zu verlieren, weil man zu dick ist).

Geralds Biologie

Gerald ist ein typischer Mann, der sich dem mittleren Alter nähert. Er hat Übergewicht, er trainiert nicht mit einer anständigen Struktur oder Absicht, sein Stressniveau ist höher, als es sein sollte, und sein Schlaf ist schlechter, als er sein sollte. Er hat eine Gynäkomastie (männliche Brüste) entwickelt und seine Hoden sind geschrumpft, weil sein Testosteron niedrig und sein Östrogengehalt hoch ist.

Testosteron und Östrogen sind die wichtigsten Sexualhormone, auf die Männer ein Auge haben müssen.

- Testosteron trägt dazu bei, dass Männer muskulös, schlank und gesund bleiben. Es ist entscheidend für den Sexualtrieb. Wenn Sie nicht genug haben, werden Sie lethargisch, emotional und dick.
- Östrogen ist vor allem als weibliches Hormon bekannt. Frauen haben 10-mal mehr Östrogen als Männer, und es ist entscheidend für den Menstruationszyklus. Auch Männer haben Östrogen, allerdings in geringen Mengen. Ein zu hoher Östrogenspiegel führt definitiv zu Problemen.

Das Alter senkt das Testosteron und erhöht den Östrogenspiegel. Beide Hormone beeinflussen, was wir essen und trinken, wie wir uns bewegen, Stress, Schlaf und wie dick wir sind. Schauen wir uns das genauer an.

1. Alkohol, Testosteron und Östrogen bei Männern

Ein Östrogenüberschuss bei Männern erhöht das Körperfett und trägt zu Diabetes und hohen Lipidwerten bei.

Testosteron wird bei Männern mit zunehmendem Alter aufgrund der Aromatasereaktion in Östrogen umgewandelt. Aromatase ist ein Enzym, das vor allem in den Fettzellen vorkommt. Je mehr Körperfett ein Mann hat, vor allem in der Körpermitte, desto mehr Aromatase und damit auch desto mehr Östrogen hat er. Alkohol erhöht die Aromatasereaktion – d. h. er hilft bei der Umwandlung von Testosteron in Östrogen. Je dicker Sie sind, desto schlimmer wird es.

Das bedeutet männliche Brüste und verkümmerte Hoden. Ich bin absolut sicher, dass kein Mann diese Nebenwirkungen des Alkohols will!

2. Alter vermindert Testosteron

Testosteron nimmt bei Männern im Alter von 30-40 Jahren ab. Hier sind Möglichkeiten, es wieder ein wenig anzuheben:

- Verlieren Sie Gewicht – je dicker Sie sind, desto weniger Testosteron haben Sie.
- Essen Sie weniger Zucker. Zucker reduziert Testosteron.
- Seien Sie vorsichtig bei exzessiven Ausdauerübungen (Entschuldigung an alle meine Freunde, die Ironman-Triathleten sind!)
- Vermeiden Sie synthetische Östrogene. Es gibt Hinweise darauf, dass hormongefütterte Tiere und BPA in Kunststoffen die Östrogene erhöhen können. Außerdem enthalten bestimmte Lebensmittel wie Sojaprodukte, Hülsenfrüchte (Bohnen, Erbsen, Kichererbsen) und Trockenfrüchte Phyto-Östrogene, die Östrogene nachahmen können. Fasten hilft, diese aus dem Körper zu entfernen.
- Machen Sie mehr High-Intensity-Training wie Bootcamp, Cross-Fit oder kurze schnelle Läufe.
- Trainieren Sie mehr Kraft (Widerstand).
- Vermeiden Sie zu viel langes, hartes Ausdauertraining (reduziert das Testosteron).
- Gönnen Sie sich genügend Sonnenlicht für einen guten Vitamin-D-Spiegel, ohne Sonnenbrand, verbringen Sie täglich etwas Zeit im Freien.
- Seien Sie weniger gestresst. Das Stresshormon Cortisol hemmt die Testosteronproduktion.
- Essen Sie mehr gesundes Fett.

Gewichtsreduktion bei Männern: Das ist zu tun

Psychologie

· **Arbeiten Sie mit der männlichen Psychologie:** Finden Sie Lösungen, befolgen Sie die Regeln – Sie haben keine Entschuldigung für emotionales Essen. Wenn Sie zu dick sind, stellen Sie sich den Tatsachen und machen Sie sich an die Arbeit, das Problem zu lösen. Gewohnheiten sind nur Gewohnheiten – also sortieren Sie sie. Es dauert ein paar Wochen, eine Gewohnheit neu zu ordnen. Junkfood- und Trinkgewohnheiten können gebrochen werden, aber Sie müssen sie für eine Weile hart angehen, um dorthin zu gelangen. Machen Sie einen kalten Entzug, wenn Sie können – lassen Sie den Alkohol weg, lassen Sie alle verarbeiteten Kohlenhydrate weg. Schauen Sie, was passiert. Am Anfang tut es weh, doch dann kommen Sie immer besser zurecht und das Gewicht wird fallen.

· **Fasten:** Verzichten Sie montags und dienstags tagsüber auf Essen und nehmen Sie abends eine Power-Mahlzeit zu sich. Erzählen Sie den Leuten, was Sie tun und warum, Ende der Geschichte.

· **Routine:** Besorgen Sie sich eine. Verwenden Sie die „Steve-Jobs-Regel" – essen Sie, wenn möglich, dasselbe. Vermeiden Sie es, Zeit mit Entscheidungen über Lebensmittel zu verschwenden, die unnötig sind.

Biologie

Testosteron hoch, Östrogen runter.

· **Do:** Stressbewältigung, guter Schlaf, High-Intensity- und Krafttraining, LCHF essen, und zwar schnell.

· **Don't:** Intensives Herz-Kreislauf-Training (zu viel lange Ausdauer), zu viel Alkohol trinken, Zucker und östrogenhaltige Nahrungsmittel essen.

Unterstützen Sie das andere Geschlecht

Okay, jetzt verstehen Sie also die subtilen, aber wichtigen Unterschiede zwischen Gewichtsabnahme und Fasten bei Männern und Frauen. Großartig.

Wie sieht es mit den Unterschieden in Bezug auf die beste Art und Weise der Unterstützung unserer Partner aus?

Haftungsausschluss der Autoren: Obwohl wir glauben, dass viele von Ihnen das, was wir hier skizzieren, relativ treffend (und amüsant) finden werden, verstehen wir doch, dass diese Gefühle und „Bedürfnisse" nicht auf alle Männer und Frauen zutreffen und dass sich einige Frauen tatsächlich mehr mit den hilfreichen Vorschlägen für das andere Geschlecht identifizieren werden (und umgekehrt). Es ist nur so, dass in unserer Erfahrung und klinischen Praxis die oben genannten geschlechtsspezifischen Unterschiede in vielen Fällen zutreffen.

Wie Frauen Männer bei Gewichtsreduktion und -erhaltung unterstützen können

Fazit: Er muss sich geschätzt und nützlich fühlen. Er wird sich auf einer Mission befinden und möglicherweise logistische Unterstützung in der Mission benötigen. Er braucht keine emotionale Unterstützung.

Der beste Weg, ihn zu unterstützen, ist, ihm Anerkennung für seine Bemühungen zu zeigen. Dies ist eine taktische Reaktionsübung, die er unternimmt, keine emotionale Reise. Als solche sollte sie wie jede andere Mission behandelt werden, die er haben könnte. Sie muss als eine großartige Idee verstanden werden und im Hinblick auf Probleme und Lösungen auf dem Weg dorthin angemessen berücksichtigt werden.

- Ein Mann muss sich darauf verlassen können, dass er sein Bestes tut.

- Ein Mann muss sich so akzeptiert fühlen, wie er ist - versuchen Sie nicht, ihn zu ändern, Sie würden Ihre Bemühungen vergeuden.
- Ein Mann muss sich für das, was er verändert, geschätzt fühlen.
- Ein Mann muss ein realistisches, aber freundliches Feedback erhalten, damit es ihm im Verlauf der Mission gutgeht (oder auch nicht).
- Ein Mann muss denken, dass er an eine der wirklich wichtigen Ideen in der Mission zur Gewichtsreduzierung gedacht hat, auch wenn Sie und ich wissen, dass das vielleicht gar nicht der Fall ist. Psssst: Er versteht das nicht ganz, also müssen Sie taktvoll sein.

DIE HANDLUNG	DAS ERGEBNIS
Wenn er Ihnen sagt, was er tut, sagen Sie „Das ist sinnvoll" (so lange es wirklich sinnvoll ist!).	Er weiß, dass Sie bei dem, was er tut, an Bord sind.
Wenn er eine Lösung seiner Probleme gefunden hat, sagen Sie: „Das ist eine gute Idee". Sie können sogar zusätzliche logistische Ratschläge geben; bieten Sie nur keine emotionalen Ratschläge an.	Er weiß, dass das, woran er denkt, nicht dumm ist und funktionieren könnte. Er versteht, dass Sie genug darüber nachgedacht haben und wissen, welche Hilfe er braucht (wenn überhaupt).
Wenn er mit etwas recht hat, sagen Sie: „Du hast recht."	Er hat das Gefühl, dass er mit der Mission weitermachen kann.

Wie Männer Frauen bei Gewichtsreduktion und -erhaltung unterstützen können

Fazit: Man muss ihr zuhören, nicht ihr Lösungen anbieten.

Lesen Sie zunächst den Abschnitt über die Gewichtsabnahme von Frauen und setzen Sie sich mit den vielschichtigeren hormonellen Problemen auseinander, mit denen sie zu kämpfen haben. Dann tun Sie genau das Gegenteil von dem, was Sie für den gesunden Menschenverstand halten. Was Sie tun werden, ist, ihnen zuzuhören - und das war's. Sie werden keine wirkliche Hilfe in Form von Lösungen anbieten. Das wird wahrscheinlich völlig entgegengesetzt zu dem sein, was Ihrer Meinung nach geschehen muss, aber ernsthaft, Leute, alles andere wird einfach nicht funktionieren.

DIE HANDLUNG	DAS ERGEBNIS
Schenken Sie mehr Umarmungen und Zuneigung.	Sie ist beruhigt, dass sie nicht allein ist und Sie ihr den Rücken stärken.
Hören Sie einfach zu und versuchen Sie nicht, ihre Probleme zu lösen.	Sie fühlt sich verstanden und bestätigt. Indem Sie ihr einfach nur zuhören, haben Sie ihr eine „Lösung" gegeben, denn dadurch, dass sie es ausspricht, verringert sie ihren Stress. Sie können der Held sein, indem Sie ihr einfach zuhören und nichts tun.
Versuchen Sie nicht zu helfen, indem Sie alle Möglichkeiten aufzeigen, wie sie ihre Bemühungen um Gewichtsabnahme sabotiert.	Sie braucht Sie, indem Sie sich damit zurückhalten, zu beurteilen, wie es ihr geht, und indem Sie erkennen, dass sie sich Mühe gibt.

Hier ist ein Beispiel für „Klappe halten - einfach zuhören", wie es für die Gewichtsabnahme gilt. Sie spricht und er hört zu …

„Ich fand den heutigen Tag wirklich hart, ich hatte viel Arbeit und ich habe mein übliches Mittagessen verpasst, weil mein Meeting länger dauerte, und dann nahm ich mir im Büro ein Stück Obst aus der Schale und dann noch drei und dann war ich immer noch hungrig, also habe ich mir noch einen Bagel geholt …"

Er hört weiter zu.

„ … und jetzt fühle ich mich müde und als hätte ich mein Programm versaut und … (usw. usw.)"

Er mischt sich nicht mit „hilfreichen" Vorschlägen ein oder in das, was sie tut. Nachdem er ihr fünf Minuten zugehört hat, umarmt er sie und sagt:

„Du schaffst das … Ich liebe dich."

Yup - das war's!

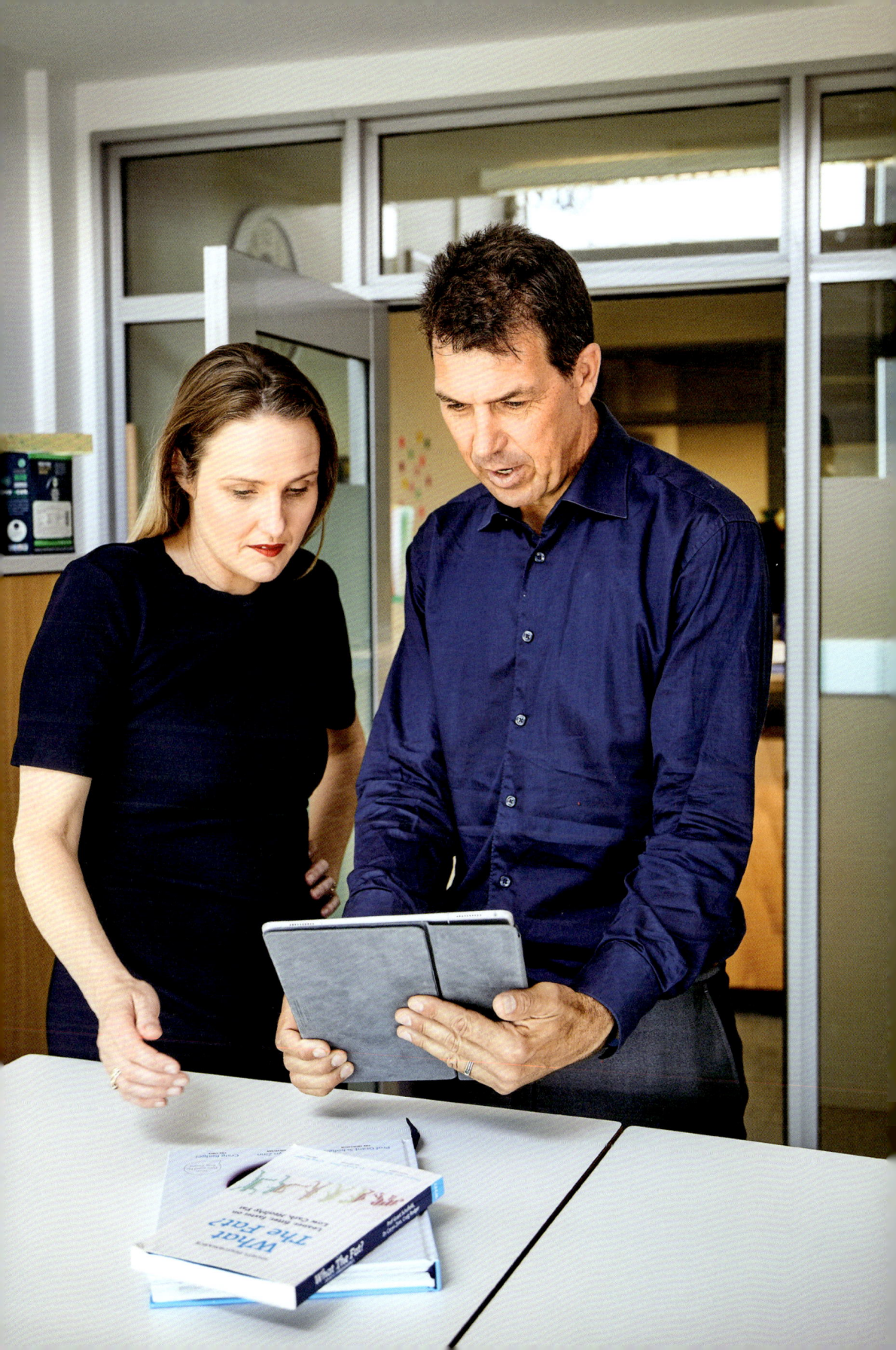

Teil 3
Was und wann essen

Hi, ich bin's wieder Caryn, die Ernährungsberaterin.

Inzwischen wissen Sie, dass Power-Fasten mehr ist als nur nicht zu essen – eigentlich ist das Essen genauso wichtig. Es kommt nicht nur darauf an, wann und wie oft man isst, sondern auch darauf, was man isst. Hier setzt unser Power-Mahlzeiten-Konzept an.

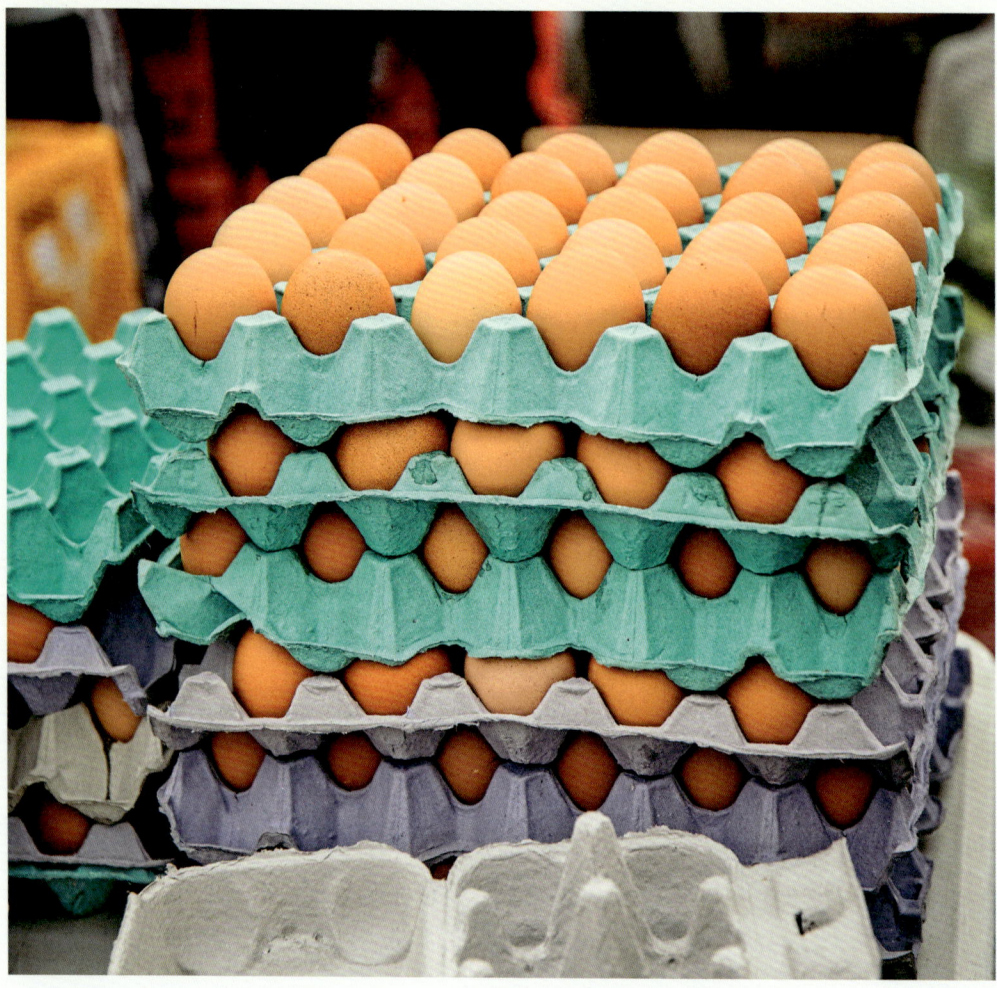

Die Power-Mahlzeiten

Dies sind die Mahlzeiten, die Sie Montag- und Dienstagabend zu sich nehmen werden (oder die alternativen Fastentage, die Sie auswählen). So soll jede Mahlzeit aussehen:

1 **Einfach** – sie können in 15 Minuten oder schneller zubereitet werden.

2 **Sättigend** – weil Sie den ganzen Tag nichts gegessen haben.

3 **Nahrhaft** – denn Power-Fasten soll Ihre Gesundheit optimieren.

Power-Mahlzeiten enthalten wirklich nährstoffreiche Zutaten sowie viel Protein und Salz. Da Ihnen während Ihres Fastens ganze Mahlzeiten fehlen werden, möchten wir sicherstellen, dass Sie mit ausreichend Nährstoffen versorgt werden, um die Gesundheit Ihrer Zellen und Ihres Gewebes zu erhalten. Wir möchten auch sicherstellen, dass Sie genau die richtige Menge an Protein zu sich nehmen (nicht zu wenig und nicht zu viel), um Ihre Muskelmasse zu erhalten und Ihnen dabei zu helfen, während der Fastentage einen höheren Ketonspiegel aufrechtzuerhalten. Das Salz trägt nicht zum Geschmack der Mahlzeit bei, sondern hilft auch, Kopfschmerzen oder Benommenheit zu vermeiden. Scheuen Sie sich nicht, zusätzliches Salz hinzuzufügen, wenn Sie es brauchen.

Nährstoffdichte

Man spricht oft von „Superfood", aber gibt es so etwas wirklich? Ich bezweifle, dass es „magische" Vorteile bietet. Stattdessen verwende ich gerne den Begriff „Nährstoffdichte". Sogenanntes Superfood enthält eine hohe Konzentration wichtiger Nährstoffe. Das können essenzielle Aminosäuren und Fette sein sowie Vitamine, Mineralien, Antioxidantien und Ballaststoffe. Einige dieser Lebensmittel haben auch natürliche Eigenschaften, welche die Gesundheit unterstützen. Was bietet unser Nahrungsangebot also in Bezug auf Nährstoffe?

- Die nährstoffreichsten Lebensmittel sind tierischer Art – Leber, Fisch und Schalentiere, Eier, rotes Fleisch, Geflügel, Käse und Joghurt. Sie versorgen uns mit essenziellen Aminosäuren, essenziellen Omega-3- und Omega-6-Fettsäuren, Vitaminen und Mineralien sowie einigen Antioxidantien und einigen Phytochemikalien (Pflanzen haben 64-mal mehr). Sie liefern nicht viele Kohlenhydrate, aber Kohlenhydrate gelten nicht als essenzielle Nährstoffe (da sie vom Körper selbst hergestellt werden können) und können bei hoher Belastung manchmal Schaden anrichten.
- Pflanzliche Nahrungsmittel liefern eine konzentrierte Menge an Ballaststoffen, Vitaminen, Mineralien, Antioxidantien und eine Menge an Phytochemikalien. Einige pflanzliche Lebensmittel, wie Nüsse und Samen, enthalten auch eine große Auswahl an konzentrierten Proteinen und Fetten. Gemüse hat auch einige unerwartete zusätzliche Vorteile.
- Unter den kohlenhydrathaltigen pflanzlichen Nahrungsmitteln sind Hülsenfrüchte (wie getrocknete Bohnen und Kichererbsen) nährstoffreicher als Getreide und natürlich weniger verarbeitet. Sie haben weniger Einfluss auf Blutzucker und Insulin, da sie mehr Protein enthalten.
- Stark verarbeitete Lebensmittel und „Junkfood" gelten als die Lebensmittel mit der geringsten Nährstoffdichte. Man könnte sagen, dass das meiste gute Zeug entfernt ist.

Wahrscheinlich haben Sie inzwischen herausgefunden, dass wir Lebensmittel mit niedrigem glykämischem Index und hoher Nährstoffdichte bevorzugen. Ob Sie nun ein Fleischesser, ein Pescetarier, ein Vegetarier oder ein Veganer sind, Sie werden also in der Lage sein, Lebensmittel zu finden, die reich an Nährstoffen sind. Stellen Sie sicher, dass Sie Mahlzeiten mit der höchstmöglichen Nährstoffdichte wählen.

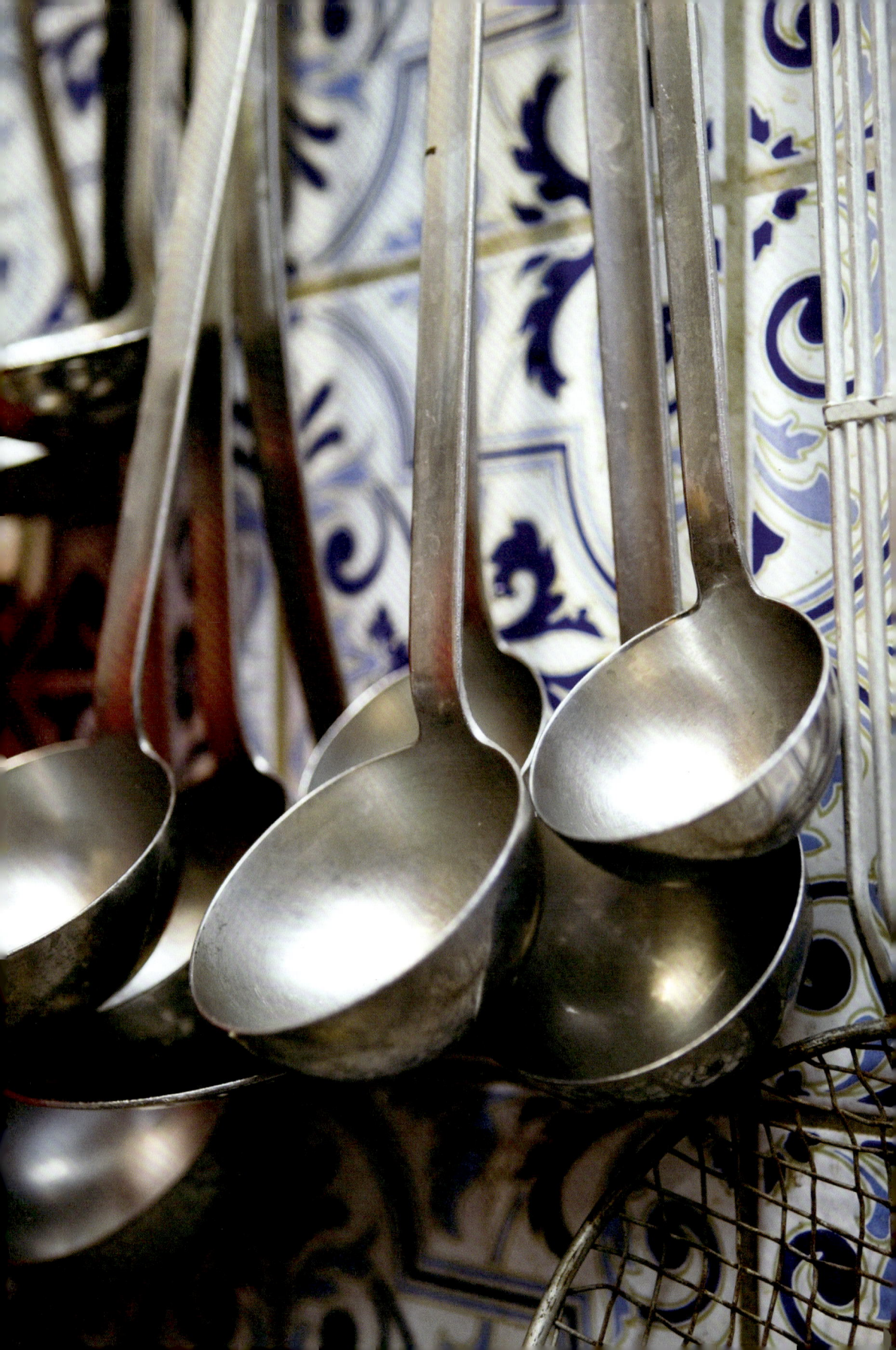

Die richtige Küchenausstattung

Das Motto „Wenn Sie sich nicht vorbereiten, bereiten Sie sich auf das Scheitern vor" kann für alles gelten, was Sie im Leben tun, auch für Ihre Küche und Ihr Essen. Wie sieht also die Vorbereitung auf das Power-Fasten genau aus? Es bedeutet, dass Sie Ihre Küche und Speisekammer auf die Ernäh-rung mit LCHF mit geeigneten Lebensmitteln und Geräten vorbereiten und Ihre Mahlzeiten planen. Beginnen wir mit einem Ausrüstungscheck. Im Folgenden zeigen wir Ihnen, was Sie benötigen. Versuchen Sie, die bestmögliche Qualität zu be-kommen, insbesondere bei den Messern.

DIE BASICS	HABE ICH SIE?
Ein Satz guter scharfer Messer	
Ein Schneidebrett (oder zwei)	
Ein Satz guter antihaftbeschichteter Bratpfannen und Töpfe	
Messbecher und Messlöffel	
Kochlöffel, Spatel, Bratenwender und Kochzangen	
Schneebesen	
Küchenschere und Faden	
Stampfer und Reibe	
Backhandschuhe, eine oder zwei Schürzen, Geschirrtücher, Servietten, Papiertücher	
Backofenbleche und Backpapier	
Kunststoffbehälter (für Speisereste, Gemüse und Vorratshaltung)	

Nun zu den Spezialgeräten. Wenn Sie alle diese Geräte haben, können Sie alle Gerichte in diesem Buch zubereiten. Wenn Sie sie nicht haben, denken Sie darüber nach, sie anzuschaffen.

Küchenmaschine

Sie dient vor allem der Zubereitung von Gerichten wie Blumenkohl-Brokkoli-Reis (auch Püree, Suppen und Saucen). Eine Küchenmaschine spart jede Menge Zeit; es dauert buchstäblich weniger als eine Minute, diese wasserhaltigen Gemüse in winzige, reiskorngroße Stücke zu zerkleinern. Sie können ein einfaches, günstiges Gerät verwenden, aber es lohnt sich, in ein gutes, starkes Gerät zu investieren, da Sie es oft benutzen werden.

Mandoline

Kein Musikinstrument, sondern ein superhandlicher, schicker Gemüseschneider. Ich habe meine vor einigen Jahren gekauft und benutze sie täglich. Drei Punkte zu diesem Gerät:

- Es ist eine große Zeitersparnis.
- Es macht jedem Koch eine Menge Arbeit, wenn es darum geht, perfekt gleichmäßige Gemüsescheiben zu schneiden (tut mir leid, Craig, aber du weißt, dass das stimmt!).
- Seien Sie vorsichtig damit, und verwenden Sie den mitgelieferten Fingerschutz.

Spiralschneider

Dieses Werkzeug schneidet Ihr Gemüse in spiralförmige Streifen, die wie Nudeln aussehen. Es ist unentbehrlich für die Herstellung schöner, bunter Spiralen aus Karotten, Zucchini, Roter Bete und anderen Gemüsesorten. Sie sehen nicht nur toll aus, sondern ihre Herstellung macht auch viel Spaß und beeindruckt Ihre Gäste. Es sind sowohl handbetriebene als auch elektrische Versionen erhältlich.

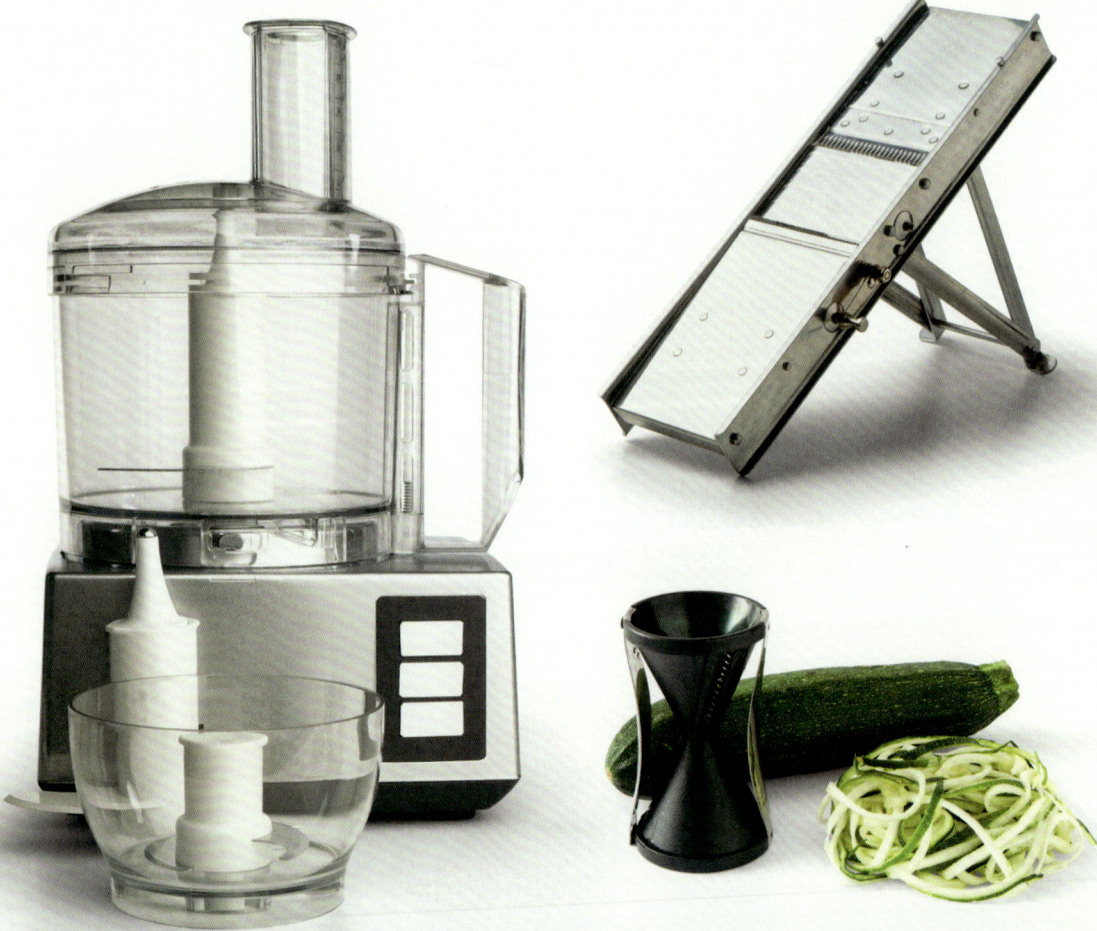

Stabmixer

Dieses Gerät mixt und püriert schnell und effizient – ideal für Smoothies, Suppen, Saucen und Salsas. Sie können auch eine Küchenmaschine verwenden, aber wenn Zeit kostbar ist, kommt dieser weniger teure Held zu Hilfe. Er ist leicht zu bedienen und auch leicht zu reinigen.

Schongarer

Der Schongarer erspart viel Zeit, da die Vorbereitungszeit minimal ist. Sie können buchstäblich einfach alle Zutaten hineinwerfen, den Topf auf niedrigere Stufe stellen und ihn so lange dort lassen, bis es Zeit ist, zu essen. Außerdem bleiben alle Nährstoffe erhalten. Er ist ein Lebensretter für die Zubereitung von Knochenbrühen und kann auch sehr praktisch für Suppen und Eintopfgerichte sein, besonders im Winter. Schongarer eignen sich hervorragend zum Kochen billigerer und fetterer Fleischstücke (z. B. Rinderbrust, Schmorbraten, Schweine- oder Lammschulter und Hähnchenschenkel). Wegen des fleischigen Geschmacks, der während des Kochprozesses extrahiert wird, kommen Sie mit weniger Fleisch aus. Dadurch bleibt mehr Platz für Gemüse.

Zestenschneider

Mit diesem Gerät können Sie sehr feine Streifen aus der Schale von Zitrusfrüchten schneiden. Es ist kein Muss, da die feine Seite einer Reibe eine ähnliche Arbeit verrichten kann, aber es ist definitiv „nice to have". Wenn ich Zitronen-, Limonen- oder Orangenschale esse, scheinen meine Mahlzeiten am Ende immer diesen raffinierten „Küchenchef-Touch" zu haben, selbst wenn es sich um einfache Mahlzeiten handelt. Zitronen- oder Limettenschale leistet hervorragende Arbeit, um die Geschmacksintensität einer Mahlzeit zu erhöhen.

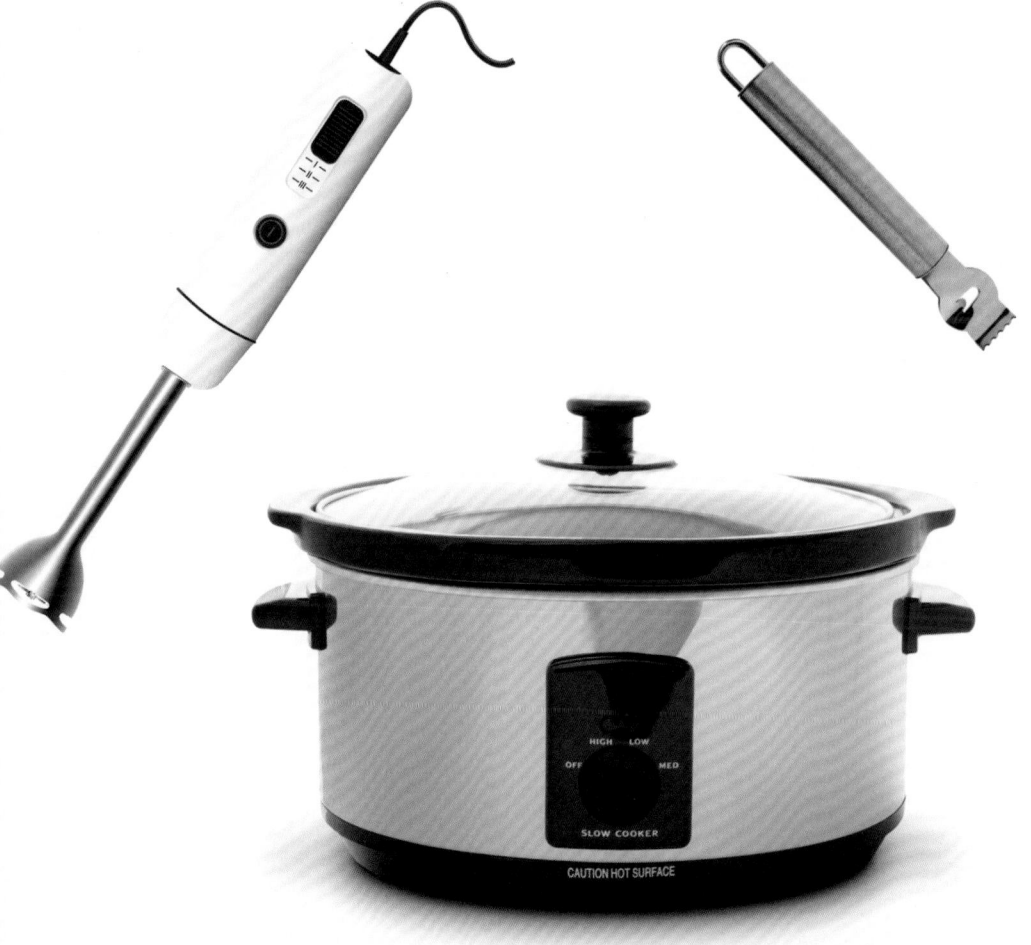

Speiseplan für Ihren ersten Fastenmonat

Wir möchten wirklich, dass Sie Ihre Gesundheits- und/oder Gewichtsabnahmeziele erreichen. Dazu müssen Sie sich gut organisieren. Folgen Sie zum Beispiel unserem Speiseplan für den ersten Monat.

Wie Sie sehen, verwenden wir hier die „Steve-Jobs-Regel" (siehe Seite 60). Arbeiten Sie danach Ihr Universal-Abendessen aus, und fügen Sie dieses sowie alle Verwöhn-Mahlzeiten dem Plan hinzu.

WOCHE 1	Montag	Dienstag	Mittwoch	Donnerstag	Freitag	Samstag	Sonntag
Frühstück	Fasten	Fasten	Rührei oder schnelles Omelette	Samen-Müsli mit Beeren und Joghurt	Smoothie	Samen-Müsli mit Beeren und Joghurt	Bacon & Eggs
Mittag-essen	Fasten	Fasten	Reste (Lamm-Power-Mahlzeit)	PFF-Sandwich	Großer PFF-Salat	PFF-Toast	Großer PFF-Salat
Abend-essen	Power-Mahlzeit 1: Spanische Eier	Power-Mahlzeit 2: Lamm & grünes Gemüse	Universal-Abend-essen*	Kokos-Curry mit Blumen-kohlreis	Verwöhn-mahlzeit oder Universal-Abend-essen*	Verwöhn-mahlzeit oder Universal-Abend-essen**	Blumen-kohlrisotto mit Zitronen-Hühnchen

WOCHE 2	Montag	Dienstag	Mittwoch	Donnerstag	Freitag	Samstag	Sonntag
Frühstück	Fasten	Fasten	Rührei oder schnelles Omelette	Samen-Müsli mit Beeren und Joghurt	Smoothie	Samen-Müsli mit Beeren und Joghurt	Bacon & Eggs
Mittag-essen	Fasten	Fasten	Reste (Hühnchen mit Gemüse)	PFF-Sandwich	Großer PFF-Salat	PFF-Toast	Großer PFF-Salat
Abend-essen	Power-Mahlzeit 3: Lachs & Grüner-Tee-Poke-Bowl	Power-Mahlzeit 4: Hühnchen mit mexika-nischem Gemüse	Universal-Abend-essen*	Würstchen & Püree mit Zwiebel-sauce & Grünzeug	Verwöhn-mahlzeit oder Universal-Abend-essen*	Verwöhn-mahlzeit oder Universal-Abend-essen*	PFF-Pizza

WOCHE 3	Montag	Dienstag	Mittwoch	Donnerstag	Freitag	Samstag	Sonntag
Frühstück	Fasten	Fasten	Rührei oder schnelles Omelette	Samen-Müsli mit Beeren und Joghurt	Smoothie	Samen-Müsli mit Beeren und Joghurt	Bacon & Eggs
Mittag-essen	Fasten	Fasten	Rest (Chili-Rind-fleisch)	PFF-Sandwich	Großer PFF-Salat	PFF-Toast	Großer PFF-Salat
Abend-essen	Power-Mahlzeit 5: Chili-Rindfleisch & Leber mit Krautsalat	Power-Mahlzeit 6: Einfacher Caprese-Salat	Universal-Abend-essen*	Panierter Fisch mit Wasabi-Mayon-naise	Verwöhn-mahlzeit oder Universal-Abend-essen*	Verwöhn-mahlzeit oder Universal-Abend-essen*	Hühnchen & Cashew-Pad-Thai

WOCHE 4	Montag	Dienstag	Mittwoch	Donnerstag	Freitag	Samstag	Sonntag
Frühstück	Fasten	Fasten	Rührei oder schnelles Omelette	Samen-Müsli mit Beeren und Joghurt	Smoothie	Samen-Müsli mit Beeren und Joghurt	Bacon & Eggs
Mittag-essen	Fasten	Fasten	Reste (Hühnchen mit Gemüse)	PFF-Sandwich	Großer PFF-Salat	PFF-Toast	Großer PFF-Salat
Abend-essen	Power-Mahlzeit 7: Fisch aus der Pfanne & grünes Dressing	Power-Mahlzeit 8: Zartes Hühnchen mit grünem Power-Gemüse	Universal-Abend-essen*	Zucchini Carbonara	Verwöhn-mahlzeit oder Universal-Abend-essen*	Verwöhn-mahlzeit oder Universal-Abend-essen*	PFF-Burger

* Universal-Abendessen 1: _____

* Universal-Abendessen 2: _____

*Verwöhnmahlzeit: _____   _____

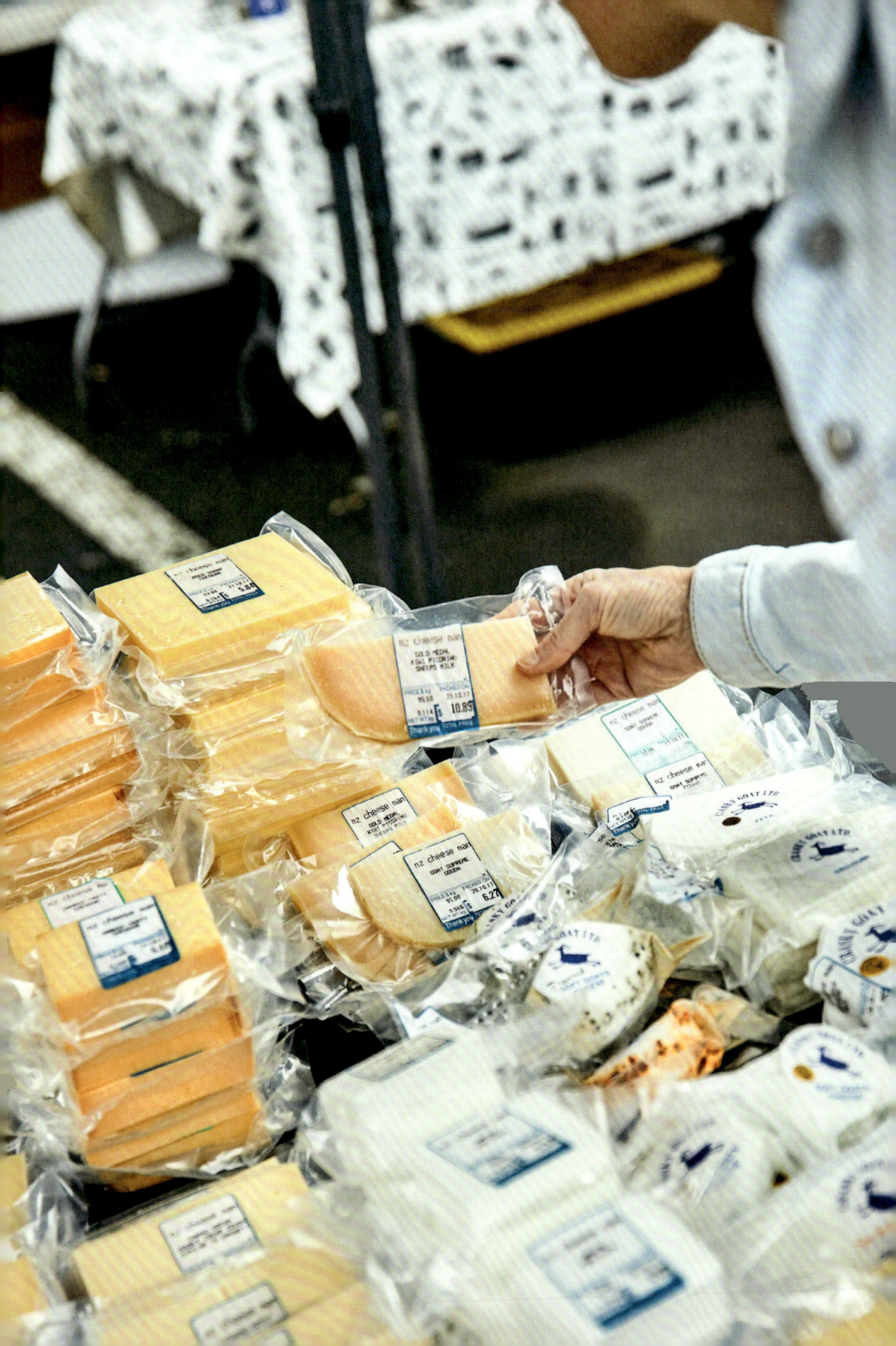

Wahrscheinlich bedeutet für jeden Menschen eine Verwöhn-Mahlzeit etwas anderes, je nach seinen Vorlieben und Zielen. Es können einfach mehr Vollwertkohlenhydrate wie zusätzliche Kartoffeln zu einer Mahlzeit hinzugefügt werden oder es kann sich um ein Nudelgericht handeln. Eine Verwöhn-Mahlzeit könnten auch ein paar Stücke Schokolade nach dem Abendessen oder sogar ein zuckerhaltiges Dessert sein.

Snacks

Generell mochten wir, dass Sie das Naschen vermeiden. Wenn Sie jedoch mittwochs bis sonntags einen Imbiss benötigen, wählen Sie etwas Kleines und mit einem niedrigen HI-Faktor. Gute Beispiele hierfür sind:

- Ein Stück Obst
- Ein paar Nüsse (aber nicht übertreiben!)
- Ein Stück Käse
- Einige Gemüsesorten (Kirschtomaten oder Karotten), in Avocadopüree oder Frischkäse gedippt
- Reste vom Vortag (in kleinen Mengen)

Bitte beachten Sie:

- Es handelt sich nicht um einen individualisierten Plan und es werden bewusst keine exakten Mengen an Nahrungsmitteln auf eine einzelne Person zugeschnitten. Vielmehr soll er Ihnen eine Struk-

tur und Ideen geben, die Sie bei der Planung unterstützen.

- Sie können die Reihenfolge der Power-Mahlzeiten nach Belieben ändern – d. h. Sie können stattdessen zum Beispiel die Mahlzeiten der Woche 2 in die Woche 4 verschieben.
- Sie können jede der anderen Mittwochs- bis Sonntagsmahlzeiten gegen andere Mahlzeiten in anderen Wochen oder andere LCHF-Rezepte, die Sie haben, austauschen.
- Vielleicht möchten Sie auch eine Mahlzeit zwischen Mittwoch und Sonntag auslassen, wenn es zu Ihrem Lebensstil passt. Nur weil es nicht im Plan vorgesehen ist, heißt das nicht, dass Sie es nicht tun können. Nehmen Sie das, was für Sie infrage kommt.
- Wenn Sie Allergien oder Unverträglichkeiten gegen eines der Lebensmittel haben, die in einem der Rezepte aufgeführt sind, seien Sie bitte vernünftig und tauschen es aus.

Wenn Sie Ihren Plan ausgearbeitet haben, ist es eine gute Idee, rechtzeitig Ihren Kühlschrank und Ihre Speisekammer mit den richtigen Lebensmitteln zu füllen. Dann sind Sie bereit und können loslegen!

Und jetzt zu Craig und den Rezepten.

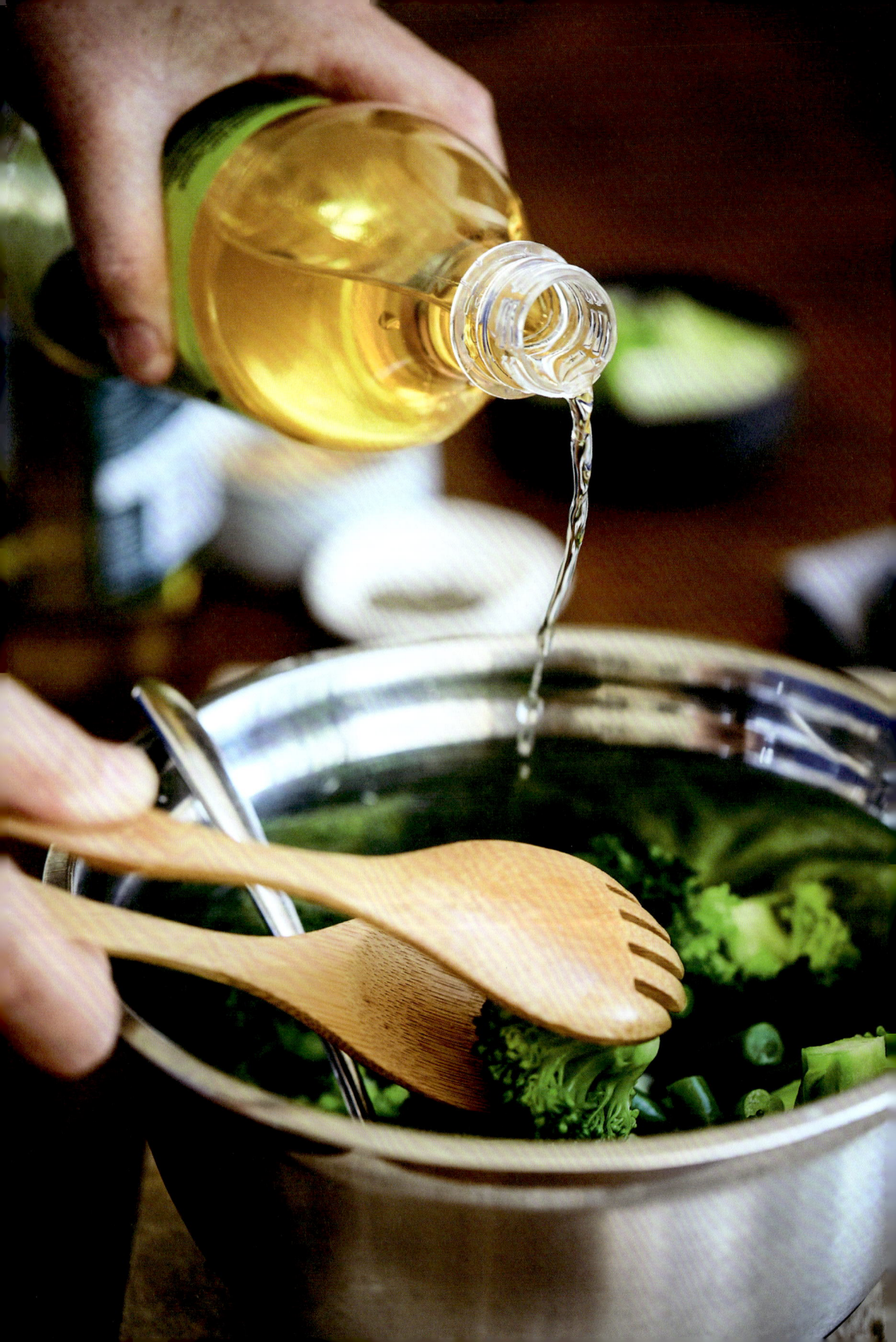

Rezepte für Power-Mahlzeiten

Hi! Ich bin's, Craig, der Koch.

Es ist mir eine große Freude, Ihnen unsere sorgfältig entwickelten Power-Mahlzeiten zu präsentieren, die einfach, sättigend und nahrhaft sind. Auch wenn ich es nachvollziehen kann, dass Sie es wahrscheinlich eilig haben werden, diese Mahlzeiten an Ihren Montag- und Dienstagabenden zu kochen und zu essen, ist es immer mein Motto, auch das Kochen selbst zu genießen. Ich schätze, deshalb bin ich Koch, denn ich liebe es, für Menschen zu kochen, Mahlzeiten zu kreieren und Freude auf ihren Gesichtern zu sehen, wenn sie diese verspeisen. Ich verstehe jedoch, dass nicht jeder meine Leidenschaft für das Kochen teilt, deshalb wurden diese Mahlzeiten zu einem etwas anderen Zweck als meine üblichen Mahlzeiten entwickelt. Sie sind alle erprobt, getestet und verfeinert, immer und immer wieder. Erst nachdem sie von unseren Testern einstimmig begeisterte Kritiken erhalten haben, haben wir uns für die Top 8 entschieden – genug, um den ersten Monat des Power-Fastens zu überstehen.

Jetzt dreht sich bei unseren Power-Mahlzeiten alles um nährstoffreiche Lebensmittel. Sie enthalten jeweils einige der wichtigsten Zutaten – 16 davon werden wir Ihnen im Einzelnen vorstellen.

- Beachten Sie, dass alle Kohlenhydratwerte in den Rezepten die Gesamtzahl der verfügbaren Kohlenhydrate (d. h. Nettokohlenhydrate) ergeben und pro Portion (d. h. für eine Person) angegeben werden.

- Bei den Zutaten verwenden wir öfter die Mengenangabe in Tassen: 1 Tasse entspricht dabei 250 ml

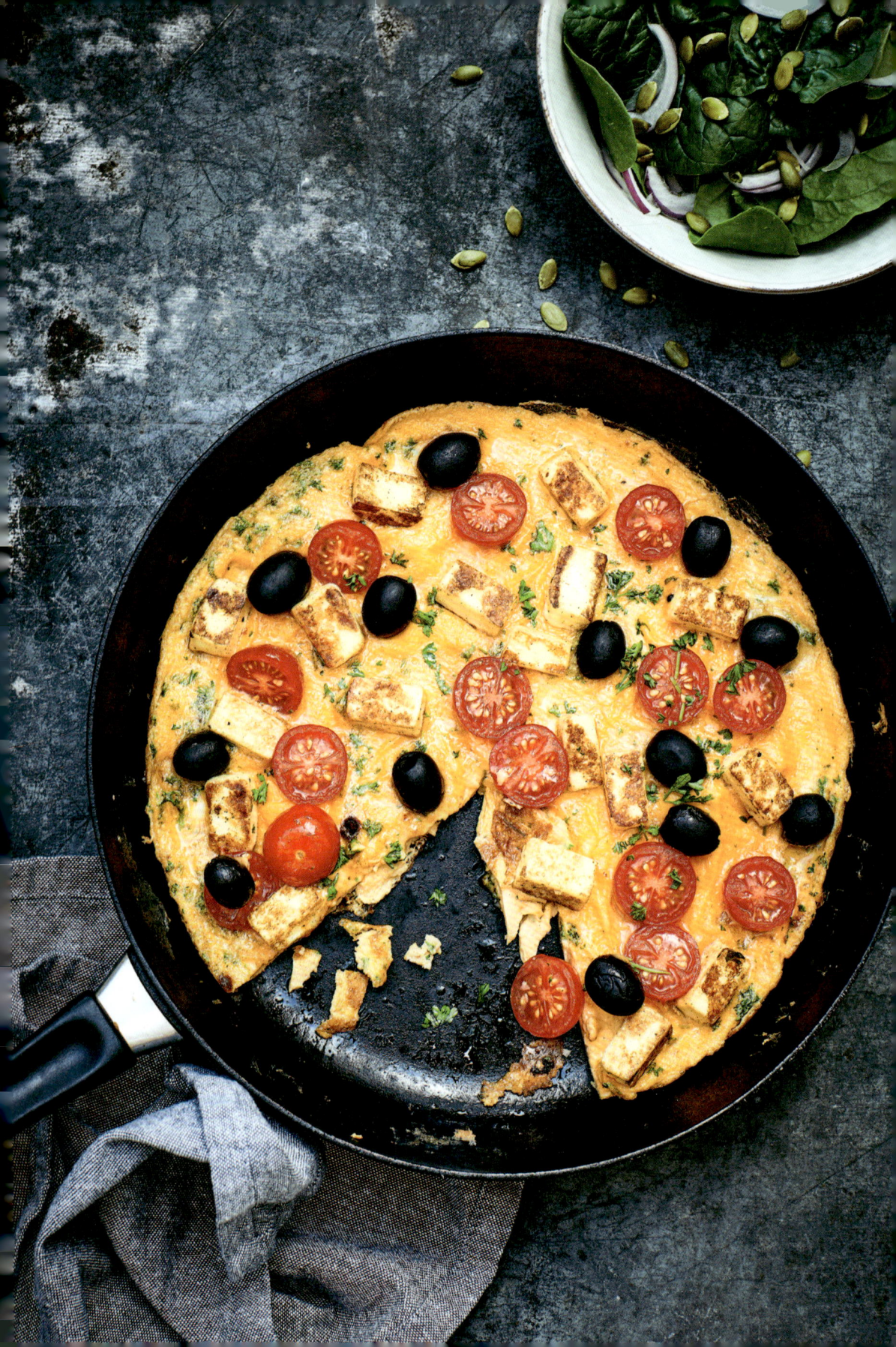

Spanische Eier

Portionen	4
Vorbereitungszeit	10 Minuten
Zubereitungszeit	10 Minuten
Kohlenhydrate	4-5 g pro Portion

ZUTATEN

Für die spanischen Eier:

6-8 Eier (egal, welche Größe)
1 TL geräuchertes Paprikapulver
½-1 TL Kurkumapulver
125 ml Sahne
1 kleiner Bund Petersilienblätter und -stiele,
    grob gehackt
1 TL Salz
schwarzer Pfeffer, frisch gemahlen
1 EL Butter
100 g Halloumi
180 g Kirschtomaten
½ Tasse entsteinte Oliven (Kalamata sind perfekt)

Für den Salat:

1 TL scharfer Senf
1 TL Apfelessig
2 EL Olivenöl extra vergine
½ rote Zwiebel, fein gehackt
2 EL Kürbiskerne
100 g frische Spinatblätter, gewaschen

Wenn Sie möchten, können Sie Chorizo hinzufügen, um den spanischen Touch zu unterstreichen. Schneiden Sie die Chorizo einfach in 1 cm große Stücke und fügen Sie sie zusammen mit dem Halloumi und den Oliven zu den Eiern hinzu.

ZUBEREITUNG

Den Ofengrill auf höchste Temperatur vorheizen.

Die Eier, Paprikapulver, Kurkuma, Sahne, Petersilie, Salz und etwas frisch gemahlenen Pfeffer in einer großen Schüssel gut verquirlen. Butter in einer großen Pfanne (am besten backofenfest und antihaftbeschichtet) bei mittlerer bis hoher Hitze zergehen lassen. Die Eiermasse hinzufügen und ohne Rühren 2-3 Minuten stocken lassen, dann vom Herd nehmen. Sie soll oben noch leicht flüssig sein.

Halloumi in kleine Stücke schneiden, die Kirschtomaten halbieren. Die Oliven, Halloumi und die Tomaten auf den Eiern anrichten, dann 4-5 Minuten im Ofen grillen, bis die Eier gestockt sind und der Halloumi goldgelb ist.

Während die Eier gegrillt werden, den Salat zubereiten. Senf, Essig und Öl in einer großen Schüssel verquirlen, dann die Zwiebel, Kürbiskerne und Spinat dazugeben. Gut durchmischen und mit Salz und Pfeffer abschmecken.

Spanische Eier auf einen Teller legen und den Salat anrichten. Noch etwas schwarzen Pfeffer über die Eier mahlen.

POWER-MAHLZEIT 1

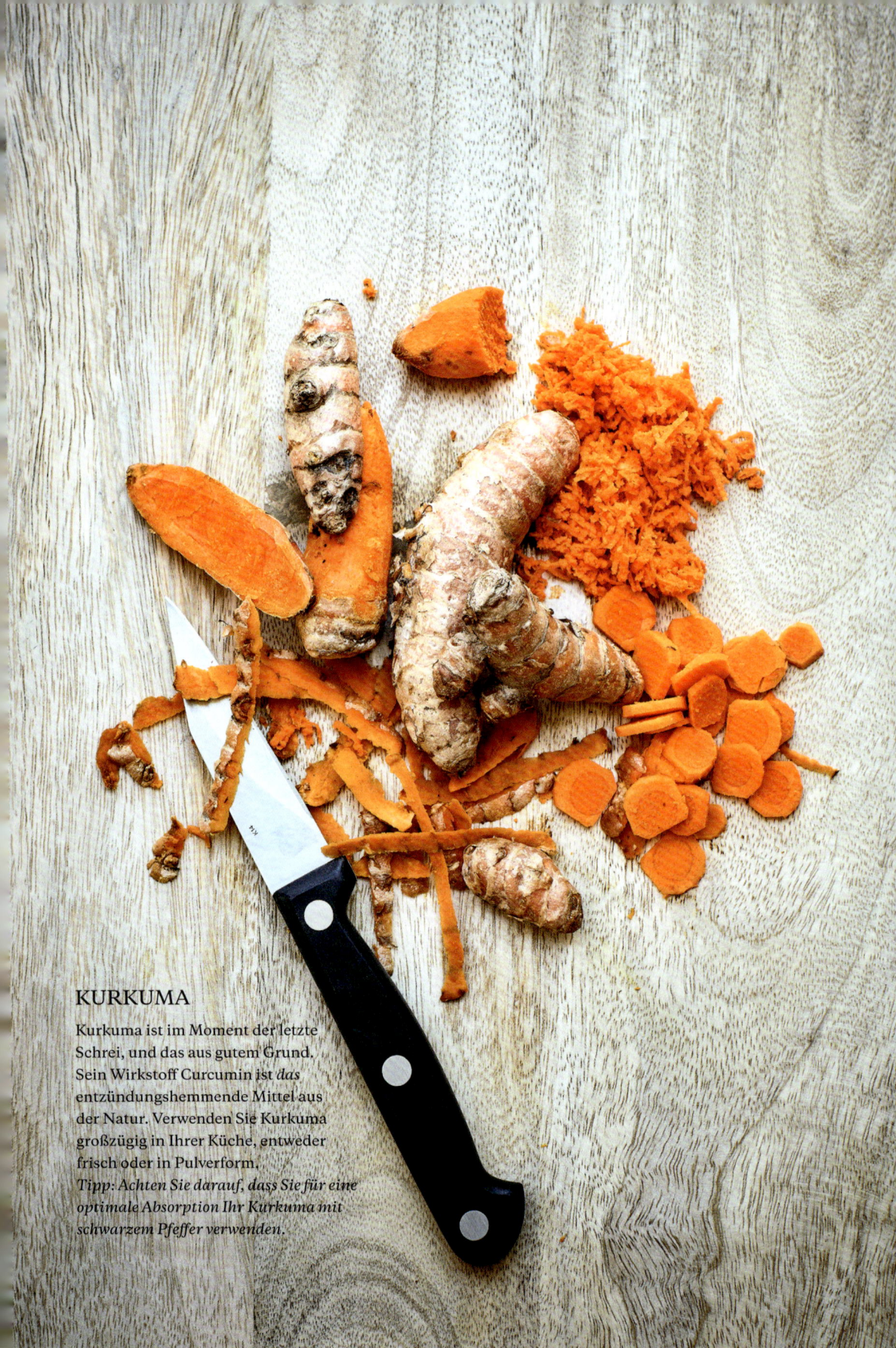

KURKUMA

Kurkuma ist im Moment der letzte
Schrei, und das aus gutem Grund.
Sein Wirkstoff Curcumin ist *das*
entzündungshemmende Mittel aus
der Natur. Verwenden Sie Kurkuma
großzügig in Ihrer Küche, entweder
frisch oder in Pulverform.
Tipp: Achten Sie darauf, dass Sie für eine
optimale Absorption Ihr Kurkuma mit
schwarzem Pfeffer verwenden.

EIER

Eier werden oft als das perfekte Protein bezeichnet, da sie das komplette Profil der Aminosäuren (Eiweißbausteine) enthalten, das unser Körper benötigt. Noch interessanter ist ihr Cholingehalt. Cholin ist ein Nährstoff, der nur wenigen bekannt ist, trotz seiner vielseitigen wichtigen Funktionen, insbesondere für die Gesundheit des Gehirns. Die Ketone, die durch das Power-Fasten erzeugt werden, lassen, zusammen mit Cholin aus dem Eigelb Ihr Gehirn auf allen Zylindern feuern.

Tipp: Mit dem Mythos „Eier = hoher Cholesterinspiegel" wurde vor vielen Jahren Schluss gemacht - es ist nicht nötig, die Anzahl der Eier, die Sie essen, einzuschränken. Kaufen Sie wenn möglich Bio-Eier oder Eier aus Freilandhaltung.

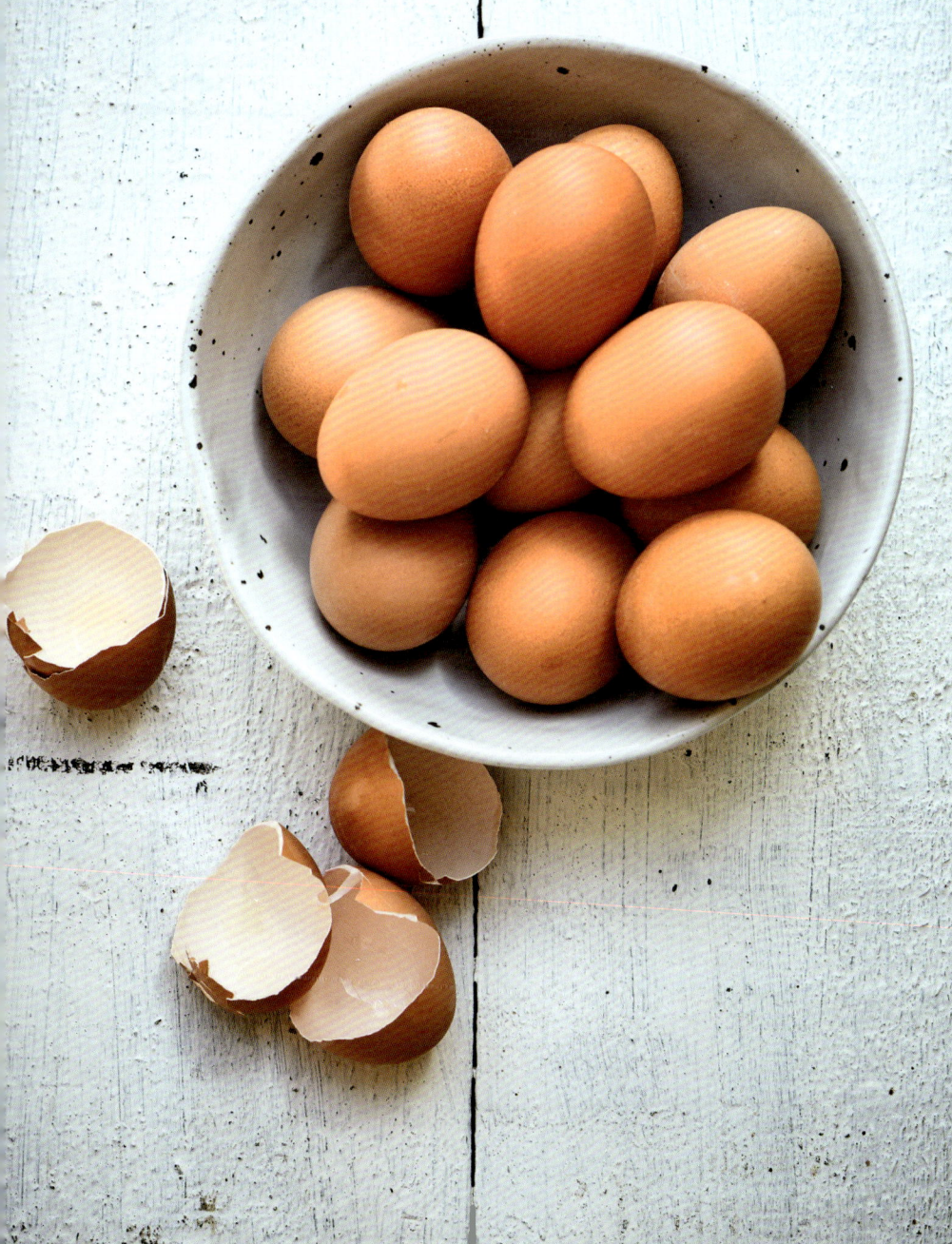

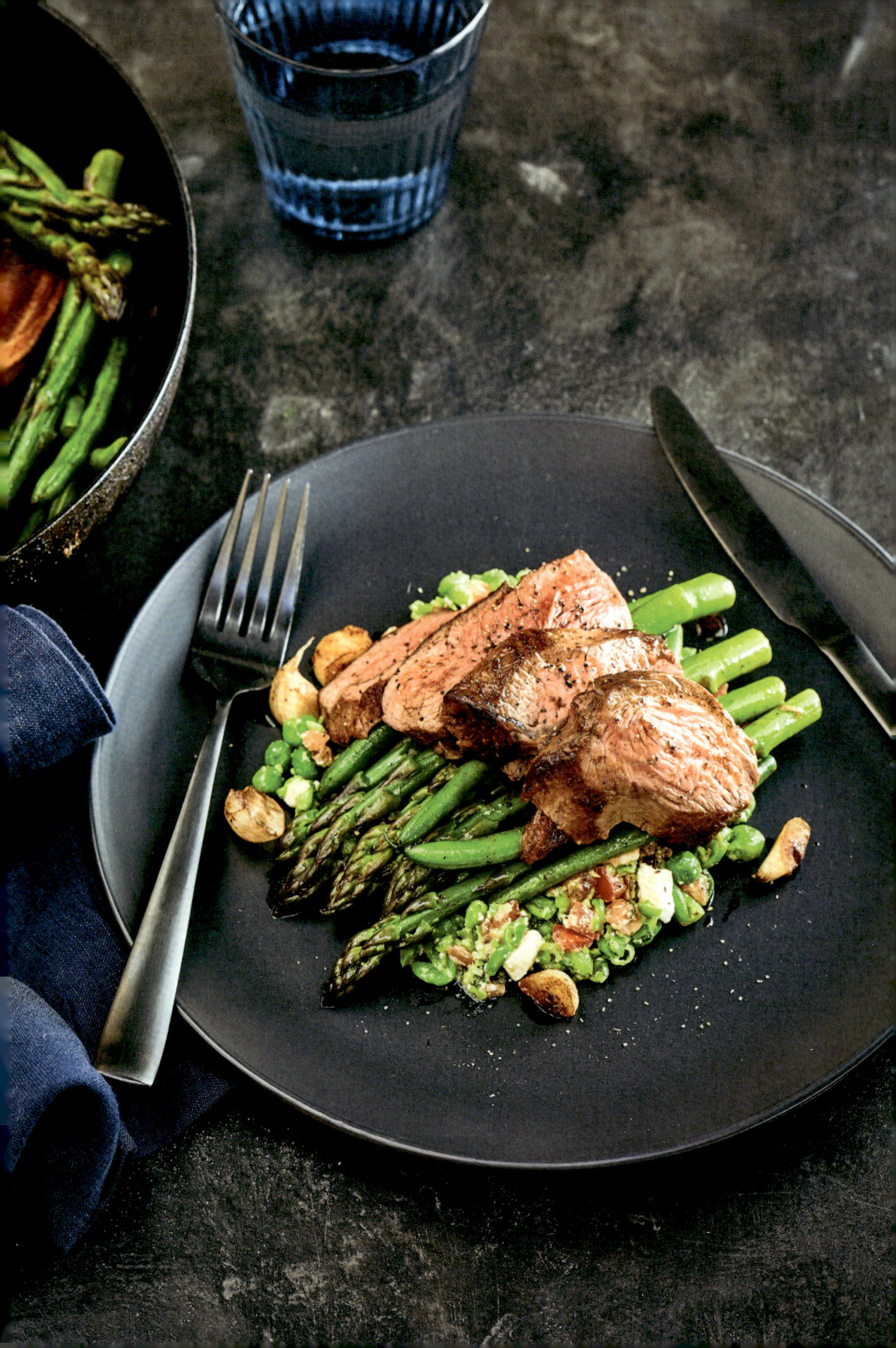

Lamm, grünes Gemüse & Feta mit Erbsenstampf

Portionen	4
Vorbereitungszeit	15 Minuten
Zubereitungszeit	10 Minuten
Kohlenhydrate	8 g pro Portion

ZUTATEN

Für das Lamm:

500-750 g Lammkeule oder Lammsteaks
schwarzer Pfeffer, frisch gemahlen
2 TL Olivenöl extra vergine
1 EL Butter
1-2 Knoblauchzehen, geschält und grob gehackt

Für das Gemüse:

250-500 g saisonales Gemüse
  (grüner Spargel, wenn gerade Saison ist, sonst
  Brokkoli oder eine Kombination aus beidem)
1 kleiner Bund Petersilienblätter und -stiele,
  grob gehackt

Für Feta mit Erbsenstampf:

2 Tassen gefrorene Erbsen
2 TL Olivenöl extra vergine
100 g Feta, in Stücke gebrochen
1 Tomate, gehackt
8-10 frische Minzblätter, grob gehackt

*Und so geht es kurz gesagt: Das Lamm braten. Das
Gemüse und die restlichen Zutaten währenddessen
vorbereiten. Wenn das Lamm ruht, das Gemüse und
den Stampf zubereiten.*

ZUBEREITUNG

Das Lamm auf beiden Seiten mit Salz und frisch
gemahlenem schwarzen Pfeffer würzen. Das Öl
in einer Pfanne stark erhitzen und die Steaks 2-3
Minuten anbraten. Drehen Sie die Steaks um und
reduzieren Sie die Hitze auf eine niedrige Stufe.
Geben Sie die Butter und den Knoblauch in die
Pfanne und braten Sie die Steaks noch weitere
2-3 Minuten. Die Lammsteaks aus der Pfanne
nehmen, mit Folie abdecken und ruhen lassen. Für
die Erbsen 1 Liter Wasser zum Kochen bringen.

Das grüne Gemüse (mit Ausnahme der Petersilie) in
die gleiche Pfanne geben und mit all dem köstlichen
Knoblauch und der Hälfte des Lammfleischsafts
bei mittlerer bis hoher Hitze 3-4 Minuten dünsten,
bis es zart, aber noch leicht bissfest ist.

Die Erbsen in das kochende Wasser geben und
wieder aufkochen. 2-3 Minuten köcheln lassen.
Die Erbsen abgießen, zurück in den Topf geben
und mit einem Stampfer grob zerdrücken. Öl, Feta,
Tomate und Minze hinzufügen und verrühren. Mit
Salz und Pfeffer abschmecken.

Zum Servieren Petersilie unter das grüne Gemüse
heben und mit dem Lamm und Erbsenstampf
anrichten. Den restlichen Bratensaft darübergeben.

POWER-MAHLZEIT 2

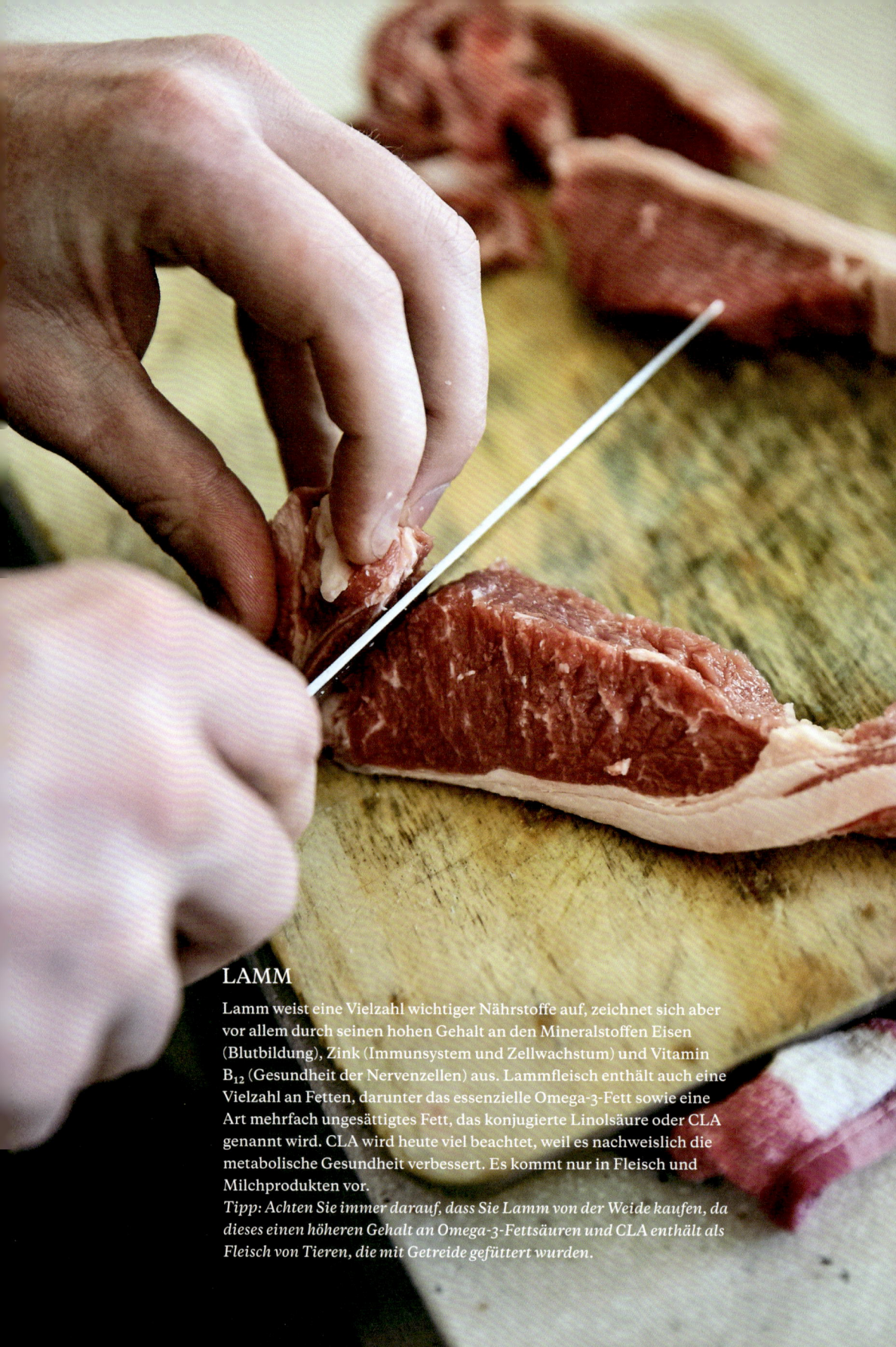

LAMM

Lamm weist eine Vielzahl wichtiger Nährstoffe auf, zeichnet sich aber vor allem durch seinen hohen Gehalt an den Mineralstoffen Eisen (Blutbildung), Zink (Immunsystem und Zellwachstum) und Vitamin B_{12} (Gesundheit der Nervenzellen) aus. Lammfleisch enthält auch eine Vielzahl an Fetten, darunter das essenzielle Omega-3-Fett sowie eine Art mehrfach ungesättigtes Fett, das konjugierte Linolsäure oder CLA genannt wird. CLA wird heute viel beachtet, weil es nachweislich die metabolische Gesundheit verbessert. Es kommt nur in Fleisch und Milchprodukten vor.

Tipp: Achten Sie immer darauf, dass Sie Lamm von der Weide kaufen, da dieses einen höheren Gehalt an Omega-3-Fettsäuren und CLA enthält als Fleisch von Tieren, die mit Getreide gefüttert wurden.

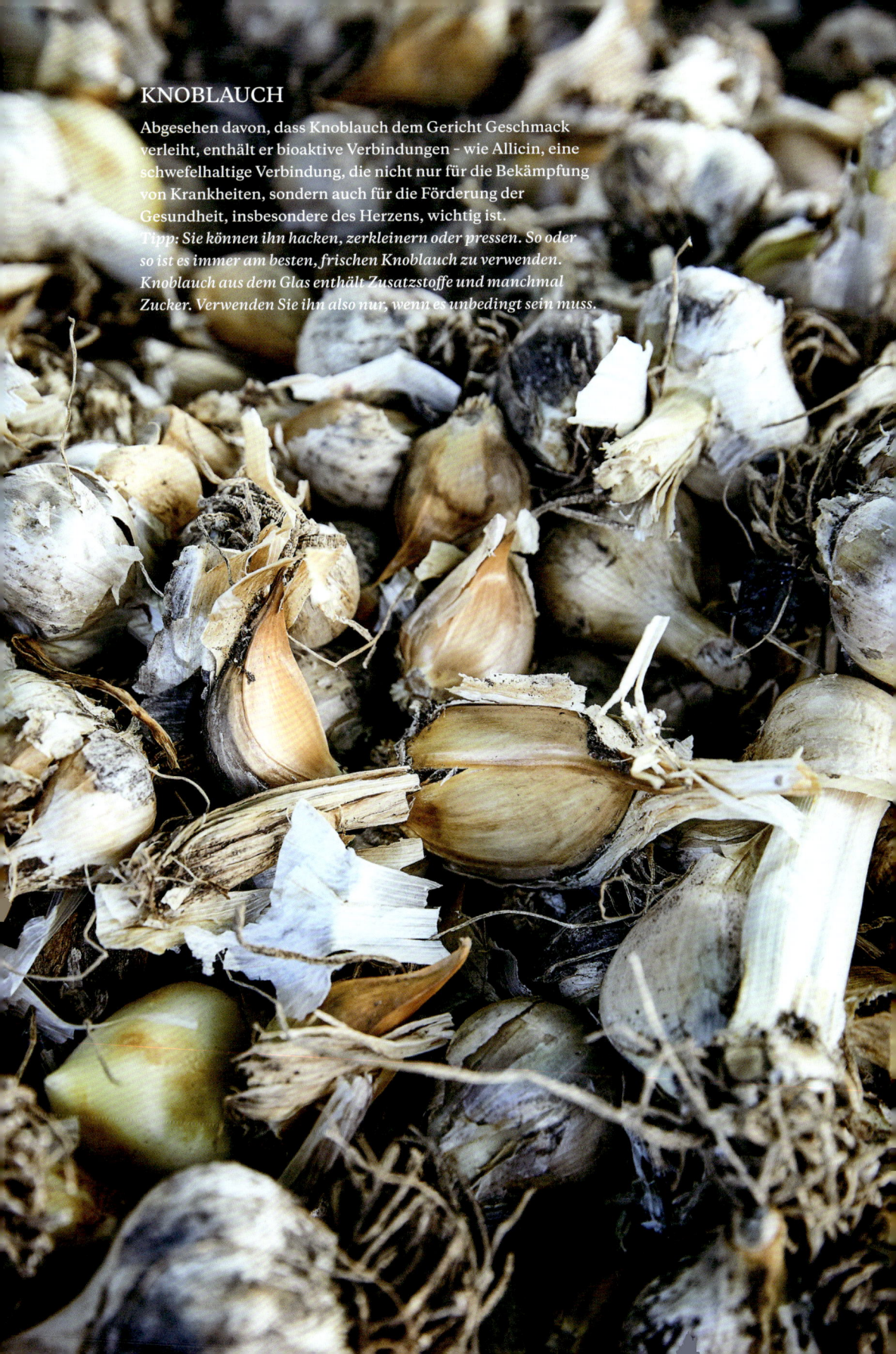

KNOBLAUCH

Abgesehen davon, dass Knoblauch dem Gericht Geschmack verleiht, enthält er bioaktive Verbindungen - wie Allicin, eine schwefelhaltige Verbindung, die nicht nur für die Bekämpfung von Krankheiten, sondern auch für die Förderung der Gesundheit, insbesondere des Herzens, wichtig ist.

Tipp: Sie können ihn hacken, zerkleinern oder pressen. So oder so ist es immer am besten, frischen Knoblauch zu verwenden. Knoblauch aus dem Glas enthält Zusatzstoffe und manchmal Zucker. Verwenden Sie ihn also nur, wenn es unbedingt sein muss.

Lachs & Grüner-Tee-Poke-Bowl

Diese Lachs-Poke-("poh-ke")-Bowl ist ein wahres Superhelden-Gericht. Keine Panik wegen der Anzahl der Zutaten – es geht mehr darum, sie „zusammen-zuwerfen" als sie zu kochen. Sie marinieren den Lachs, bereiten den Blumenkohlreis-Salat zu, kombinieren alles und belegen ihn mit den gerösteten Nori-Blättern. Diese sind zwar optional, erhöhen aber den Nährwert der Mahlzeit und sind es wert. Nori-Blätter finden Sie in der „internationalen" Abteilung Ihres Supermarkts.

Portionen	4
Vorbereitungszeit	20 Minuten
Zubereitungszeit	2-3 Minuten
Kohlenhydrate	13 g pro Portion

ZUTATEN

Für den Lachs:

1 Teebeutel grüner Tee
2 EL kochendes Wasser
500 g frisches Lachsfilet
2 EL Sesam
1 EL Sesamöl
1 EL Tamari (oder Sojasauce oder glutenfreie Sojasauce)
½ TL Salz

Für den Salat:

1 Blumenkohl
100 g Babyspinat
2 Tassen gefrorene und geschälte Edamamebohnen (oder dicke Bohnen)
1-2 EL Olivenöl extra vergine
1 Bund Frühlingszwiebeln
2 Karotten
1 Avocado
1 EL Sesamöl
2 EL Kürbiskerne
2-3 TL Tamarisauce (oder Sojasauce oder glutenfreie Sojasauce)
2 große Nori-Blätter

ZUBEREITUNG

Geben Sie den Beutel mit grünem Tee in eine Tasse, fügen Sie das kochende Wasser hinzu und lassen Sie ihn ziehen. Entfernen Sie in der Zwischenzeit vom Lachs die Haut und mögliche Gräten. Den Lachs in kleine Stücke schneiden und in eine mittelgroße Schüssel geben. Sesam, Öl, Tamari und Salz hinzufügen, dann den Grüntee-Aufguss aus dem Beutel in die Schüssel pressen. Den Lachs in der Marinade wenden und beiseitestellen. Den Ofen auf 180 °C (200 °C Umluft) vorheizen.

Die Blätter und den Strunk vom Blumenkohl entfernen. Den Blumenkohl in kleine bis mittelgroße Röschen schneiden, in eine Küchen-maschine geben und zu reisgroßen Stücken hacken. Den Babyspinat waschen und grob hacken. Die Edamamebohnen in eine Schüssel geben und mit heißem Wasser bedecken.

Das Öl in einer Bratpfanne bei mittlerer Hitze erhitzen, den Blumenkohlreis und eine Prise Salz hinzufügen und 2-3 Minuten unter Rühren braten, bis der Blumenkohlreis anfängt, weich zu werden. Spinat zugeben und 30 Sekunden umrühren, bis der Spinat einfällt. Zum Warmhalten in der Pfanne beiseitestellen.

Die Frühlingszwiebeln waschen, putzen und in feine Scheiben schneiden und in eine große Salatschüssel geben. Die Karotten in Würfel oder mit der Mandoline schneiden. Die Avocado halbieren, Kern entfernen, aus der Schale lösen, in Keile schneiden. Alles in eine Schüssel geben. Die Edamamebohnen abtropfen lassen und zusammen mit dem Sesamöl, den Kürbiskernen und der Tamarisauce hinzufügen. Den Salat und das Dressing gut durchschwenken.

Die Nori-Blätter auf ein Backblech legen und im Ofen etwa 10 Minuten rösten. Sie sollen knusprig werden und nicht anbrennen, also behalten Sie sie im Auge. Wenn sie fertig sind, die Blätter in Stücke brechen.

Zum Servieren verteilen Sie den Blumenkohlreis in Schüsseln. Legen Sie den Salat in die eine Hälfte der Schüssel, den Lachs in die andere Hälfte. Mit knusprigem Nori belegen.

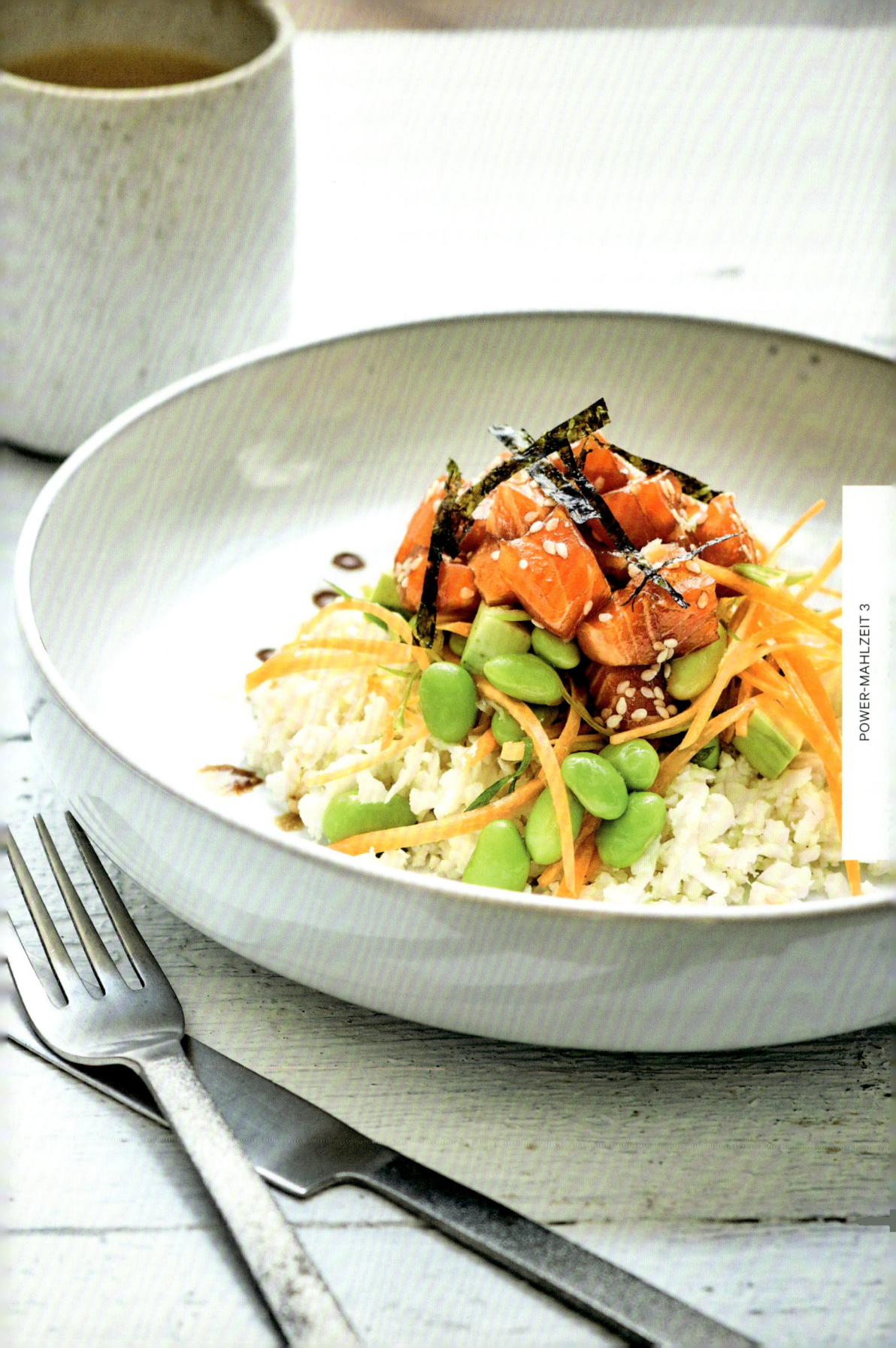

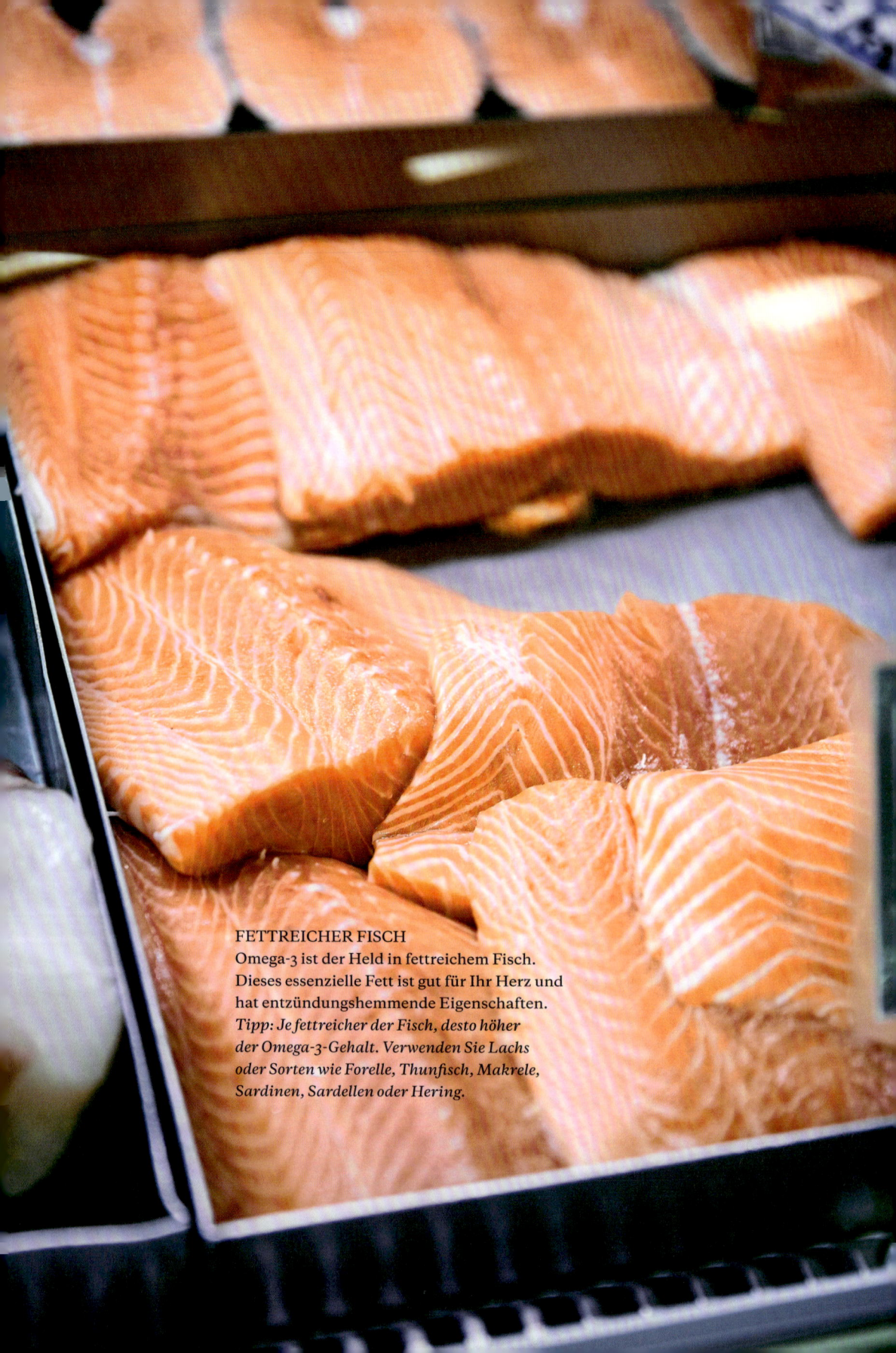

FETTREICHER FISCH

Omega-3 ist der Held in fettreichem Fisch.
Dieses essenzielle Fett ist gut für Ihr Herz und
hat entzündungshemmende Eigenschaften.
*Tipp: Je fettreicher der Fisch, desto höher
der Omega-3-Gehalt. Verwenden Sie Lachs
oder Sorten wie Forelle, Thunfisch, Makrele,
Sardinen, Sardellen oder Hering.*

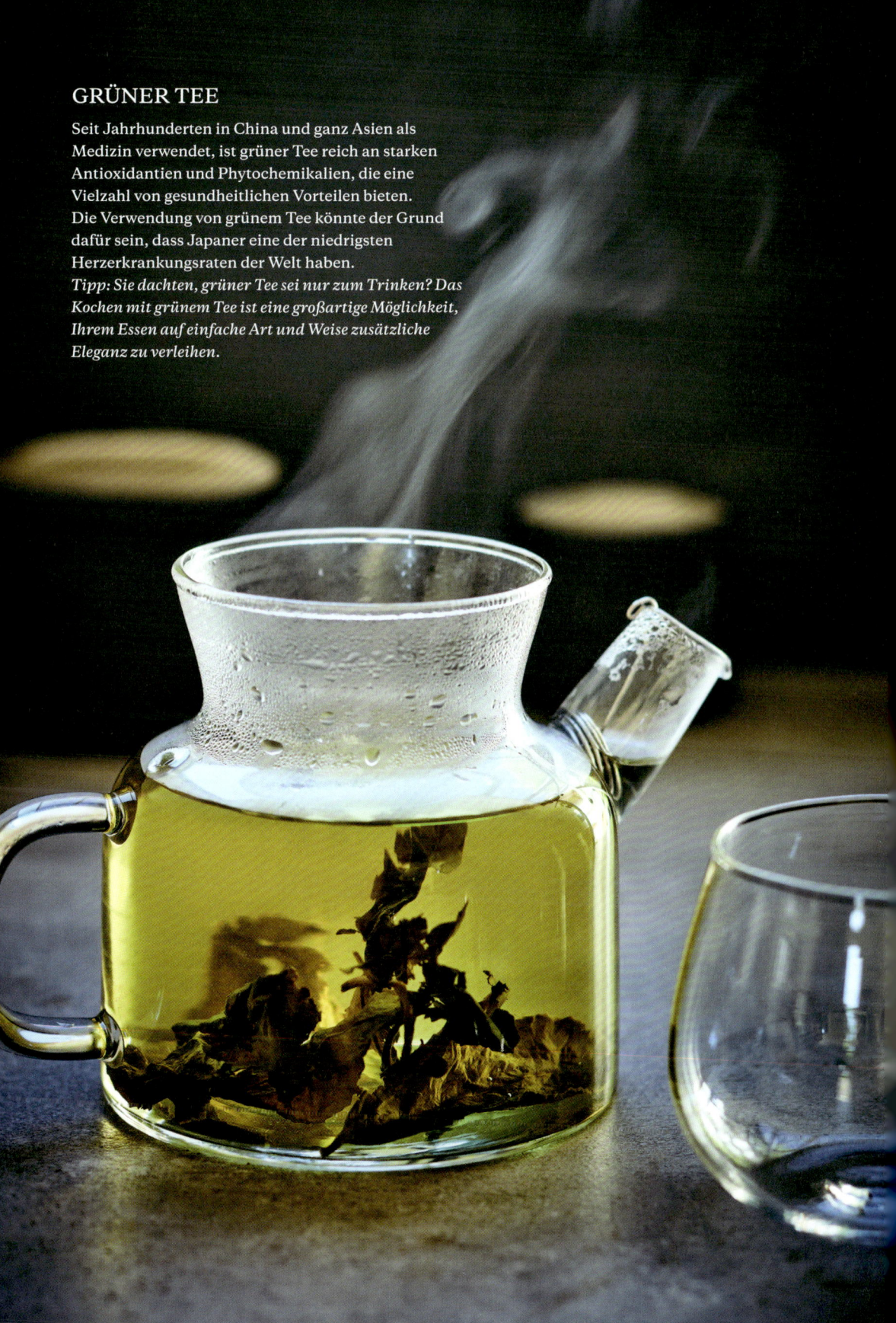

GRÜNER TEE

Seit Jahrhunderten in China und ganz Asien als
Medizin verwendet, ist grüner Tee reich an starken
Antioxidantien und Phytochemikalien, die eine
Vielzahl von gesundheitlichen Vorteilen bieten.
Die Verwendung von grünem Tee könnte der Grund
dafür sein, dass Japaner eine der niedrigsten
Herzerkrankungsraten der Welt haben.
*Tipp: Sie dachten, grüner Tee sei nur zum Trinken? Das
Kochen mit grünem Tee ist eine großartige Möglichkeit,
Ihrem Essen auf einfache Art und Weise zusätzliche
Eleganz zu verleihen.*

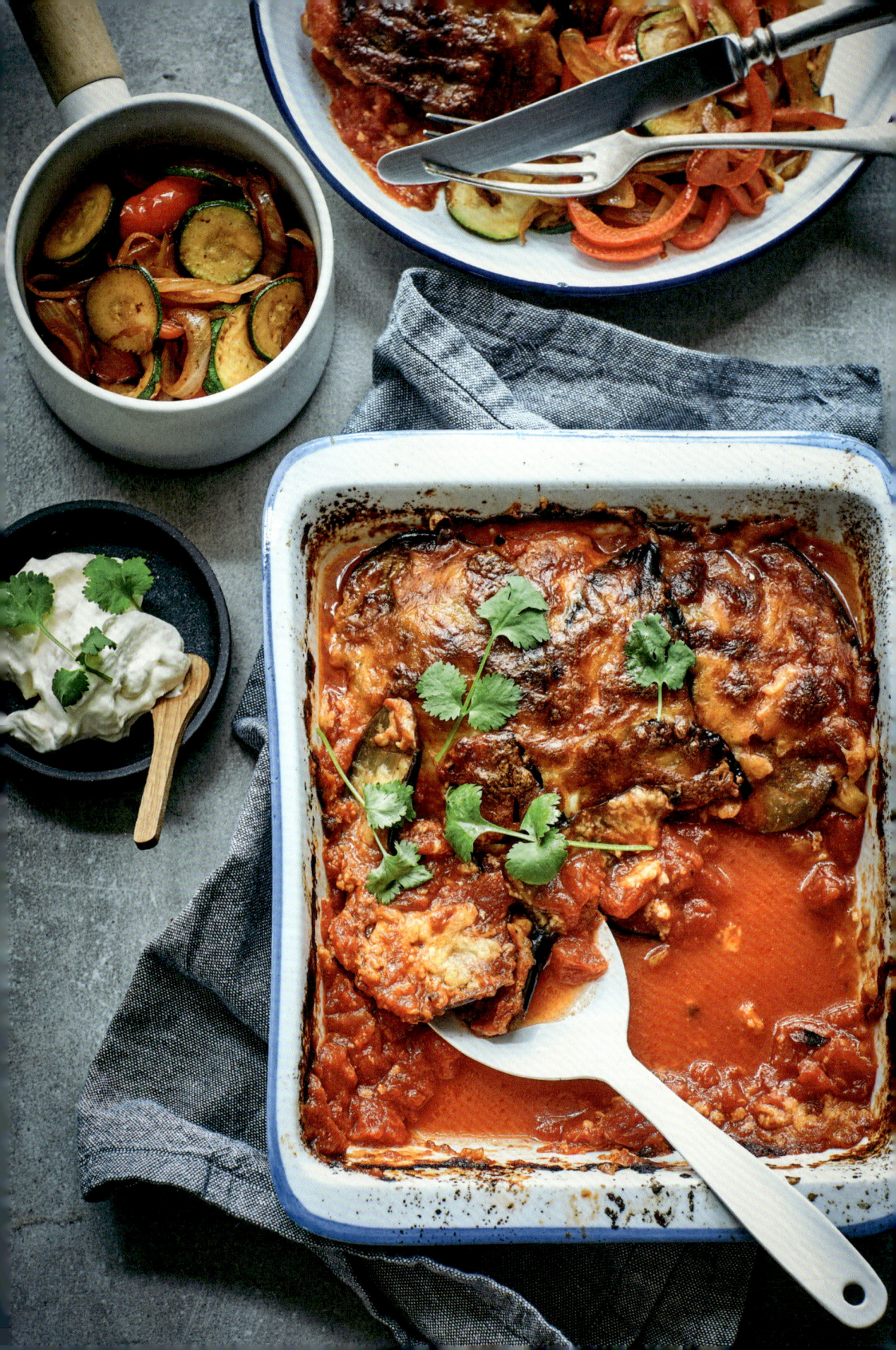

Einfaches Hühnchen mit mexikanischem Gemüse

Portionen	4
Vorbereitungszeit	15 Minuten
Zubereitungszeit	25 Minuten
Kohlenhydrate	11 g pro Portion

Und so geht's auf die Schnelle: erst Hühnchen und Auberginen in eine Kasserolle und in den Ofen, dann Gemüse zubereiten und auf den Herd.

ZUBEREITUNG

Für das Hühnchen:

1 Aubergine
500-600 g Hühnerbrust, längs in Streifen geschnitten
frisch gemahlener Pfeffer
1 Dose gehackte Tomaten (400 g)
1 EL Apfelessig
1 TL Salz
½ TL Chiliflocken (nach Belieben mehr oder weniger)
1 Tasse geriebener würziger Hartkäse

Für das Gemüse:

1 große Paprika (egal, welche Farbe)
1 Zwiebel
2-3 Zucchini
2-3 Knoblauchzehen
3 EL Olivenöl extra vergine
2 TL geräuchertes Paprikapulver
1 TL gemahlener Kreuzkümmel
½ TL getrockneter Oregano

Zum Garnieren:

125 g saure Sahne
1 kleiner Bund Koriander, grob gehackt

ZUBEREITUNG

Den Ofen auf 240 °C (225 °C Umluft) vorheizen.

Die Enden der Aubergine entfernen und der Länge nach in 1 cm dicke Scheiben schneiden. Das Hühnchen mit Salz und frisch gemahlenem schwarzen Pfeffer würzen und in eine Kasserolle legen. Die gehackten Tomaten darüber verteilen und mit Essig, Salz und Chiliflocken (falls verwendet) würzen. Legen Sie die Auberginenscheiben auf die Tomaten und würzen diese ebenfalls mit Salz und Pfeffer. Den geriebenen Käse darüber verteilen und 20-25 Minuten im Ofen garen, bis das Hühnchen gar und der Käse schön goldbraun ist.

In der Zwischenzeit das Gemüse zubereiten. Paprika putzen und in Streifen schneiden. Die Zwiebel schälen und die Zucchini putzen und beides in Scheiben schneiden. Den Knoblauch fein hacken. Das Öl in einer großen Pfanne stark erhitzen. Das gesamte Gemüse, einschließlich des Knoblauchs, hinzugeben und unter Rühren 2-3 Minuten dünsten. Die Hitze reduzieren, die Gewürze hinzufügen und mit Salz abschmecken. Auf kleiner Flamme kochen, bis das Hühnchen fertig ist - zu diesem Zeitpunkt sollte das Gemüse weich sein.

Zum Servieren das mexikanische Gemüse auf Teller verteilen. Darauf Hähnchen, Auberginen und die Sauce geben. Mit der sauren Sahne und Koriander garnieren.

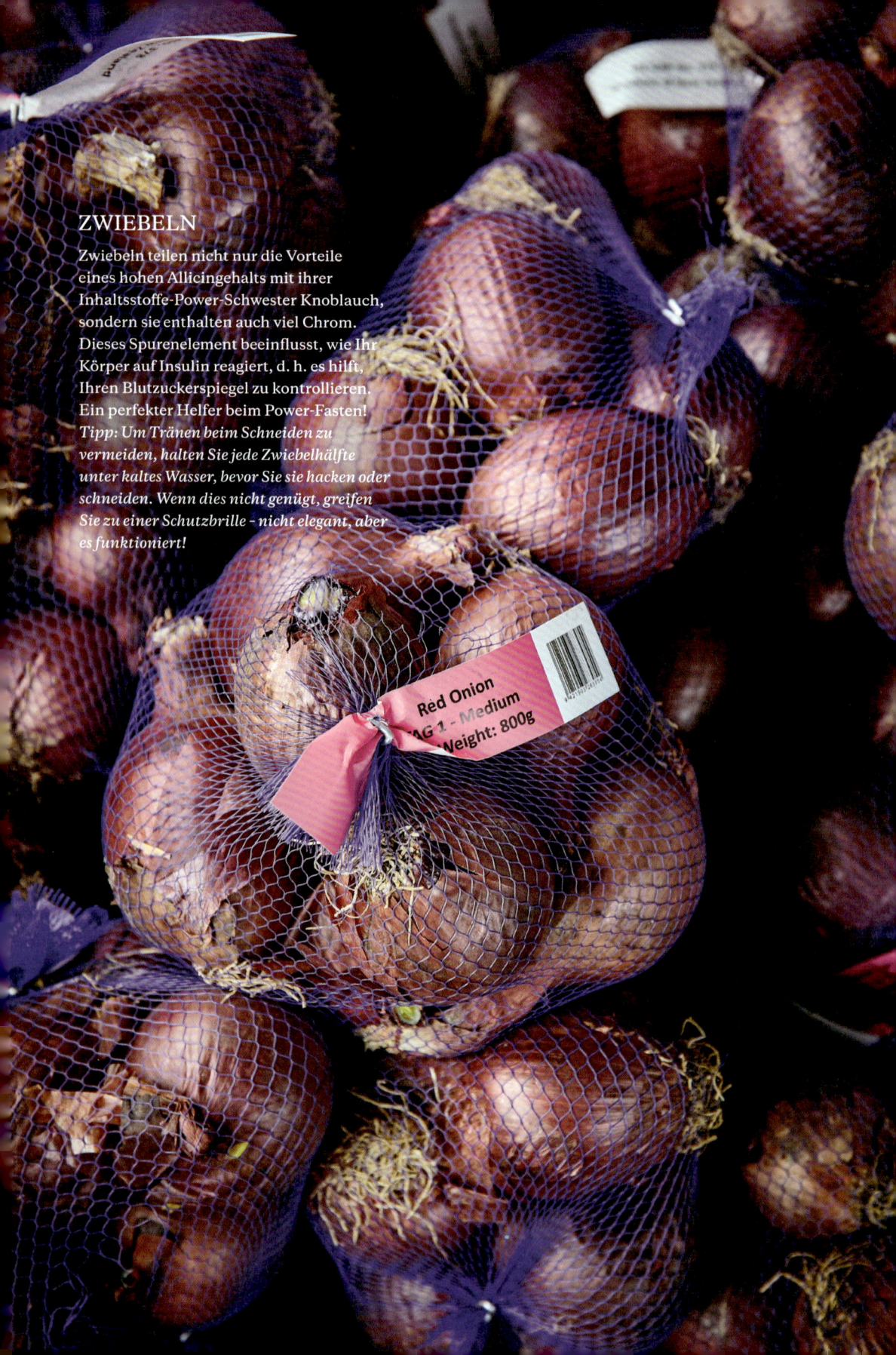

ZWIEBELN

Zwiebeln teilen nicht nur die Vorteile eines hohen Allicingehalts mit ihrer Inhaltsstoffe-Power-Schwester Knoblauch, sondern sie enthalten auch viel Chrom. Dieses Spurenelement beeinflusst, wie Ihr Körper auf Insulin reagiert, d. h. es hilft, Ihren Blutzuckerspiegel zu kontrollieren. Ein perfekter Helfer beim Power-Fasten! *Tipp: Um Tränen beim Schneiden zu vermeiden, halten Sie jede Zwiebelhälfte unter kaltes Wasser, bevor Sie sie hacken oder schneiden. Wenn dies nicht genügt, greifen Sie zu einer Schutzbrille - nicht elegant, aber es funktioniert!*

Red Onion
BAG 1 - Medium
Weight: 800g

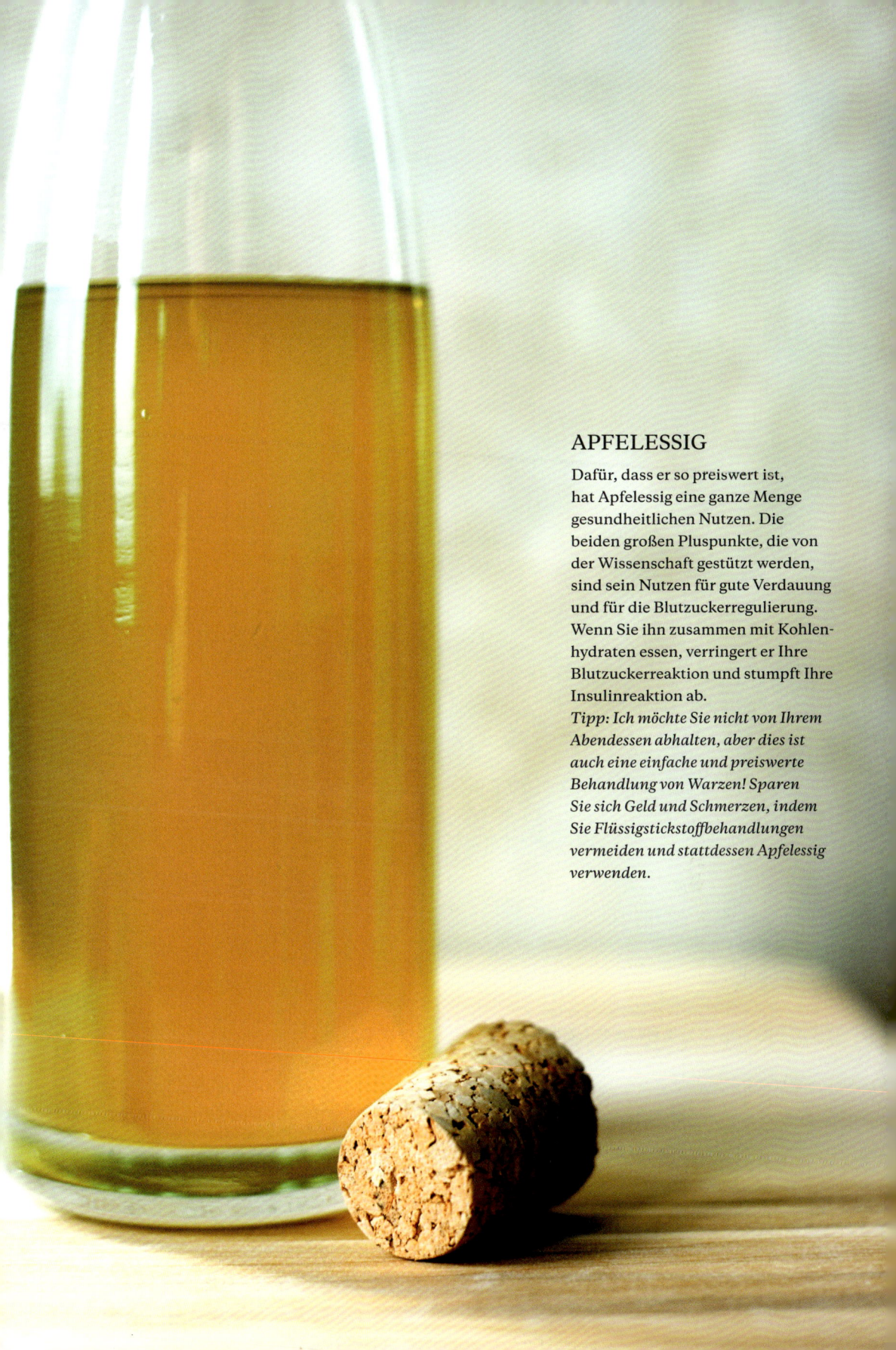

APFELESSIG

Dafür, dass er so preiswert ist, hat Apfelessig eine ganze Menge gesundheitlichen Nutzen. Die beiden großen Pluspunkte, die von der Wissenschaft gestützt werden, sind sein Nutzen für gute Verdauung und für die Blutzuckerregulierung. Wenn Sie ihn zusammen mit Kohlenhydraten essen, verringert er Ihre Blutzuckerreaktion und stumpft Ihre Insulinreaktion ab.

Tipp: Ich möchte Sie nicht von Ihrem Abendessen abhalten, aber dies ist auch eine einfache und preiswerte Behandlung von Warzen! Sparen Sie sich Geld und Schmerzen, indem Sie Flüssigstickstoffbehandlungen vermeiden und stattdessen Apfelessig verwenden.

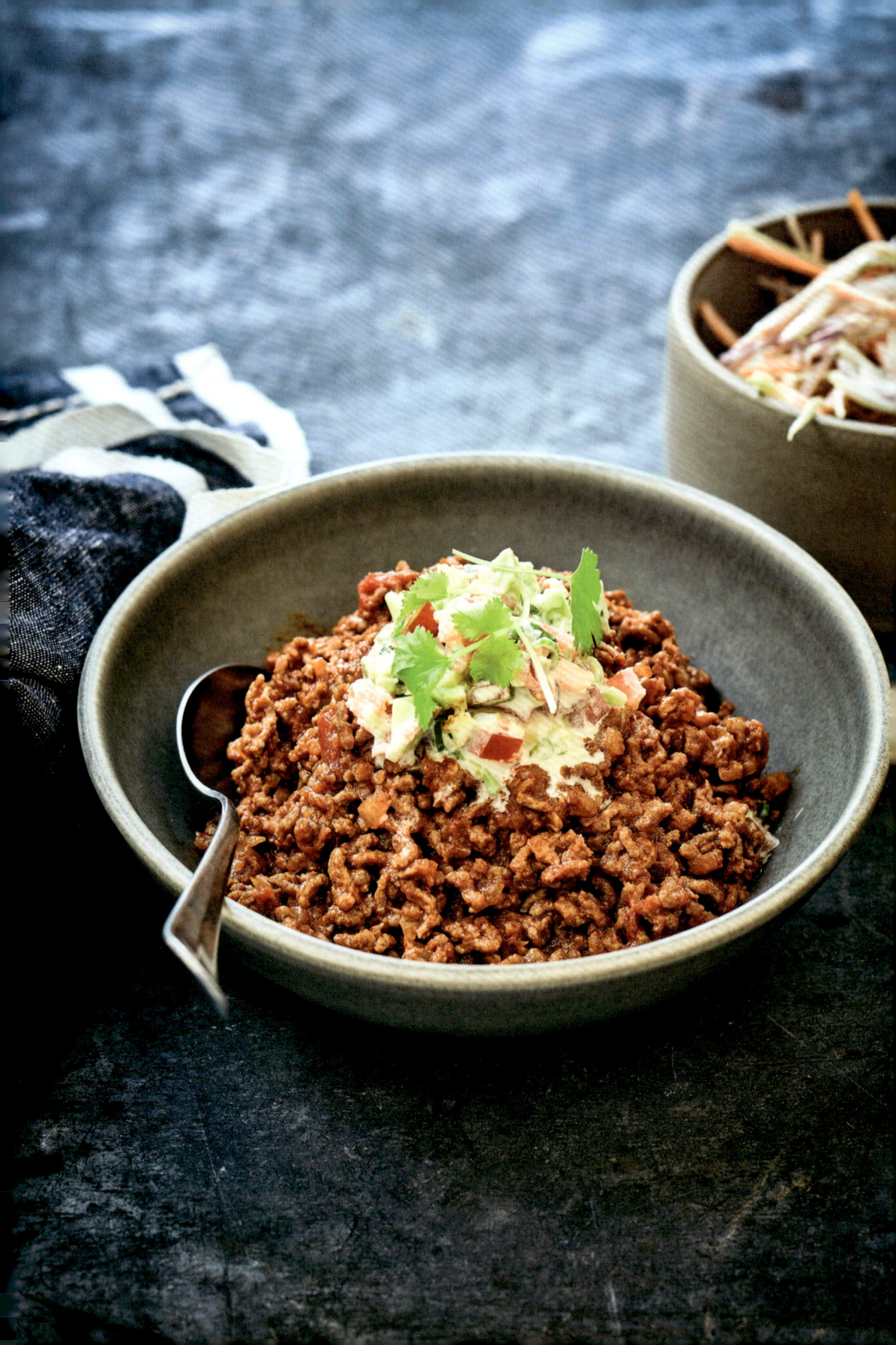

Chili-Rindfleisch & Leber (nur ein Tipp) mit Guacamole & Krautsalat

Bevor Sie die Nase hochziehen (und weiterblättern),
sollten Sie eines wissen: Leber ist ein wahres
Power-Nahrungsmittel – Sie müssen versuchen,
sie auf jede erdenkliche Weise in Ihre Mahlzeiten
zu integrieren. Bei diesem Gericht werden Sie
sie nicht einmal schmecken, aber Sie werden alle
ernährungswissenschaftlichen Vorteile nutzen.
Vertrauen Sie mir in dieser Sache! Wenn Sie
immer noch Zweifel haben, fangen Sie einfach
mit einer etwas kleineren Menge an.

Portionen	4
Vorbereitungszeit	10 Minuten
Zubereitungszeit	25 Minuten
Kohlenhydrate	10 g pro Portion

ZUTATEN

Für das Chili:

1 EL Olivenöl extra vergine
1 Zwiebel, geschält und grob gehackt
2 Knoblauchzehen, geschält
50-100 g Hühnerleber
500 g Rinderhackfleisch
2 TL Salz
1 TL gemahlener Kreuzkümmel
¼-½ TL Chilipulver
¼-½ TL Zimtpulver
¼-½ TL geräuchertes Paprikapulver
400 g gehackte Tomaten (1 Dose)

Für die Guacamole:

1 reife Avocado
Saft einer Limette
1 EL Olivenöl extra vergine
1 Tomate
1-2 Frühlingszwiebeln
1 kleiner Bund Koriander
frisch gemahlener schwarzer Pfeffer

Für den Krautsalat:

125 ml saure Sahne
Saft einer Bio-Zitrone und einige Zitronenzesten
100 g Weißkraut, in feine Streifen geschnitten

ZUBEREITUNG

Das Öl in einem mittelgroßen Topf erhitzen. Die Zwiebel und den Knoblauch in einer Küchenmaschine fein hacken, in den Topf geben und bei mittlerer Hitze 2 Minuten dünsten. Geben Sie die Leber in die Küchenmaschine und hacken Sie sie grob. Fügen Sie das Hackfleisch zur Leber hinzu und hacken sie noch mal, bis die Leber ganz eingearbeitet ist. Drehen Sie die Hitze sehr hoch und geben Sie die Fleischmischung zusammen mit Salz, Kreuzkümmel, Chilipulver, Zimt- und Paprikapulver in den Topf. Alles weitere 5 Minuten anbraten, gelegentlich umrühren. Die Tomaten aus der Dose und ½ Dose Wasser hinzufügen und gut umrühren. Zum Kochen bringen und ohne Deckel 12-15 Minuten unter gelegentlichem Rühren kochen, bis das Fleisch gar und die Sauce eingedickt ist.

Während Ihr Chili kocht, die Avocado entkernen und die Schale entfernen, dann mit dem Limettensaft und dem Öl in eine Schüssel geben und mit einer Gabel zerdrücken. Die Tomate, die Frühlingszwiebeln und den Koriander hacken (etwas Koriander zum Garnieren aufheben) und mit der Avocado in die Schüssel geben. Mit Salz und frisch gemahlenem Pfeffer abschmecken.

Die saure Sahne mit dem Zitronensaft und der Zitronenschale gut verrühren. Über das Kraut gießen und gut vermengen. Mit Salz und Pfeffer abschmecken.

Zum Servieren Chili in eine Schüssel geben, mit einem Löffel etwas Krautsalat und Guacamole hinzufügen. Mit etwas Koriander garnieren.

POWER-MAHLZEIT 5

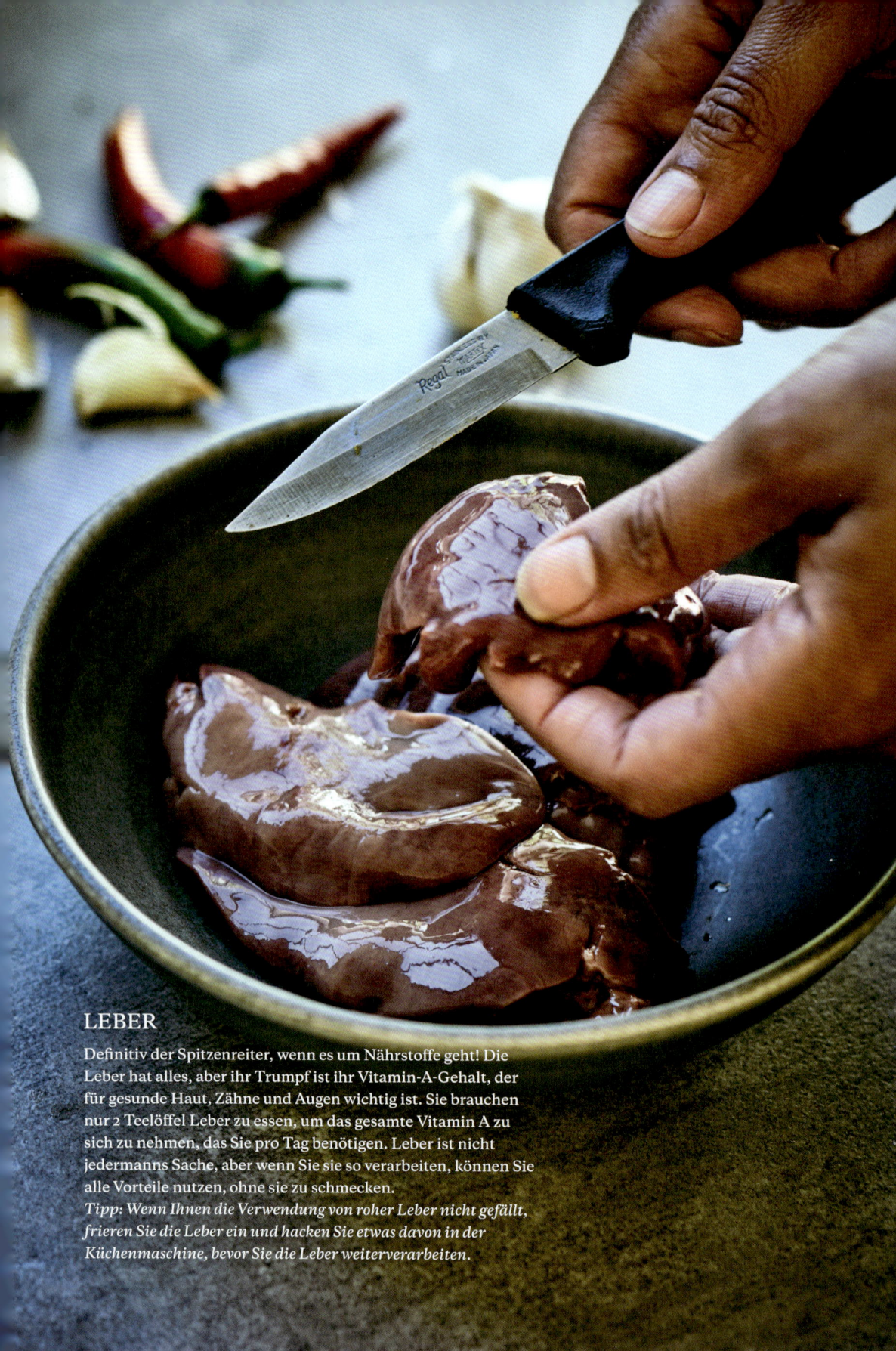

LEBER

Definitiv der Spitzenreiter, wenn es um Nährstoffe geht! Die Leber hat alles, aber ihr Trumpf ist ihr Vitamin-A-Gehalt, der für gesunde Haut, Zähne und Augen wichtig ist. Sie brauchen nur 2 Teelöffel Leber zu essen, um das gesamte Vitamin A zu sich zu nehmen, das Sie pro Tag benötigen. Leber ist nicht jedermanns Sache, aber wenn Sie sie so verarbeiten, können Sie alle Vorteile nutzen, ohne sie zu schmecken.

Tipp: Wenn Ihnen die Verwendung von roher Leber nicht gefällt, frieren Sie die Leber ein und hacken Sie etwas davon in der Küchenmaschine, bevor Sie die Leber weiterverarbeiten.

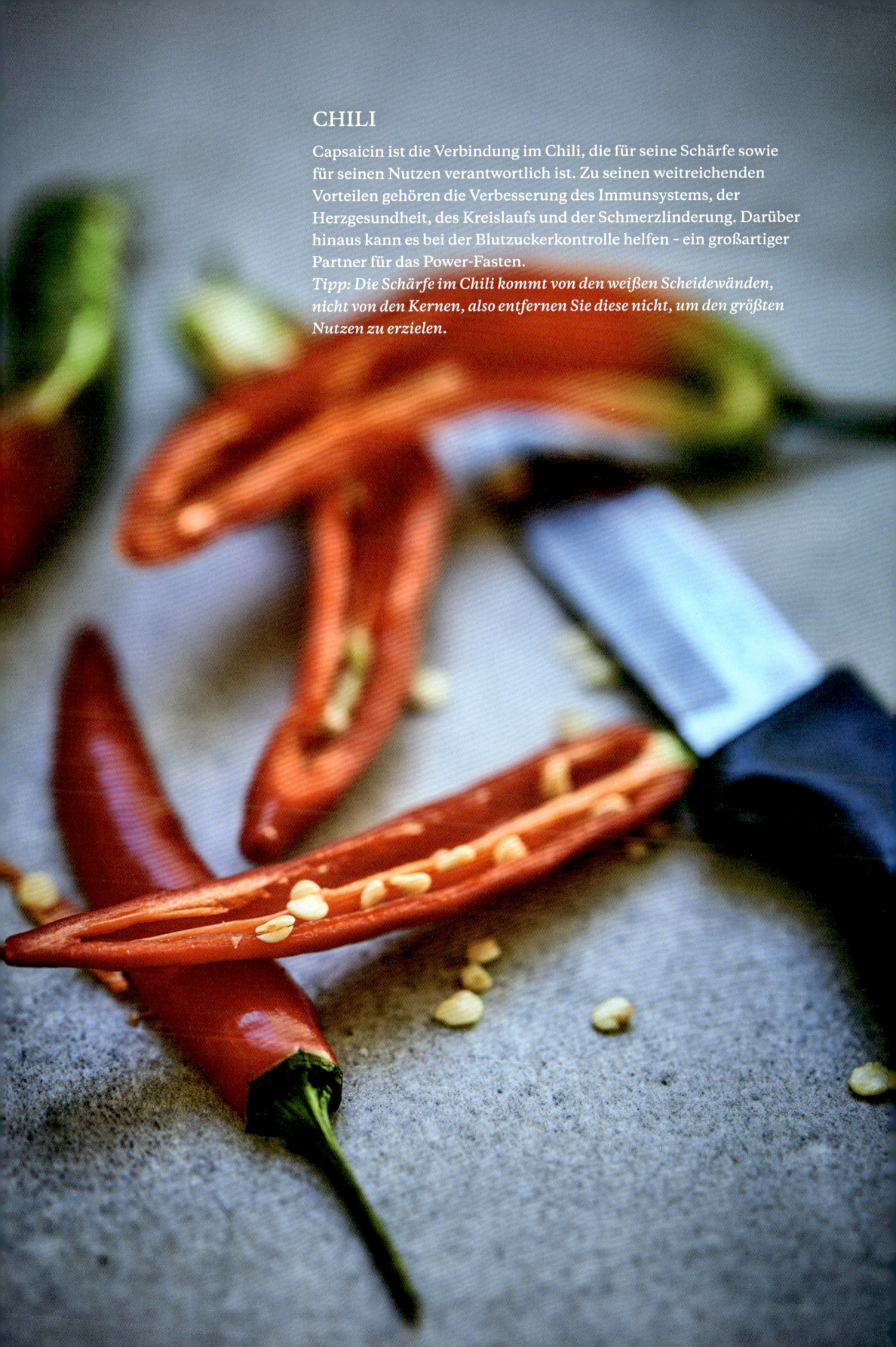

CHILI

Capsaicin ist die Verbindung im Chili, die für seine Schärfe sowie für seinen Nutzen verantwortlich ist. Zu seinen weitreichenden Vorteilen gehören die Verbesserung des Immunsystems, der Herzgesundheit, des Kreislaufs und der Schmerzlinderung. Darüber hinaus kann es bei der Blutzuckerkontrolle helfen - ein großartiger Partner für das Power-Fasten.

Tipp: Die Schärfe im Chili kommt von den weißen Scheidewänden, nicht von den Kernen, also entfernen Sie diese nicht, um den größten Nutzen zu erzielen.

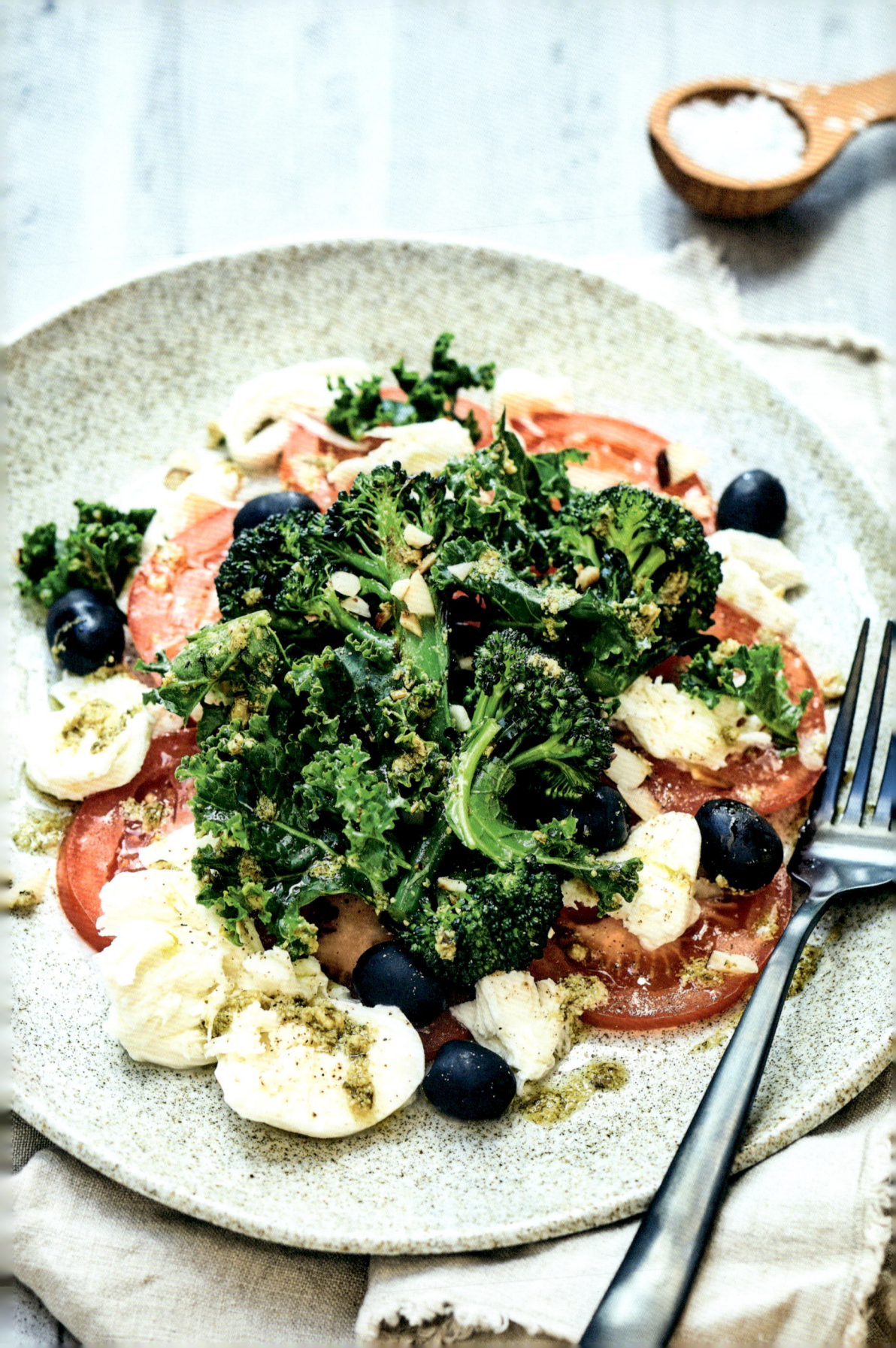

Leckerer, einfacher Caprese-Salat

Achten Sie bei diesem Rezept darauf, dass Sie ein hochwertiges Pesto kaufen – eines, das aus Olivenöl hergestellt wurde und keine zugesetzte Stärke oder Zucker enthält. Wenn Sie keines finden können, bereiten Sie Ihr eigenes Pesto zu – es ist ganz einfach!

Portionen	4
Vorbereitungszeit	15 Minuten
Zubereitungszeit	10 Minuten
Kohlenhydrate	8 g pro Portion

ZUTATEN

Für den Salat:
250 g Broccolini
¼ Tasse Cashewkerne
frisch gemahlener schwarzer Pfeffer
2–3 EL Olivenöl extra vergine
150 g Grünkohl (oder Babyspinat)
½ Tasse grünes Pesto

Für die Caprese-Basis:
4 reife Tomaten
Saft einer Zitrone
frisch gemahlener schwarzer Pfeffer
1–2 EL Olivenöl extra vergine
100 g guter Mozzarella
½ Tasse schwarze Oliven, entsteint

Selbst gemachtes Pesto

ZUTATEN

¾ Tasse Cashewkerne
½ Tasse geriebener Parmesan
2–3 Knoblauchzehen, geschält
1–2 Bund Basilikum, gewaschen und abgezupft
¾ Tasse Olivenöl extra vergine
einige Zitronenzesten
½ TL Salz
frisch gemahlener schwarzer Pfeffer

ZUBEREITUNG

Den Ofen auf 180 °C (200 °C Umluft) vorheizen und ein Backblech mit Backpapier auslegen. Broccolini der Länge nach halbieren und auf eine Hälfte des Backblechs legen, dann den Großteil der Cashewkerne auf der anderen Hälfte verteilen. Alles mit Öl beträufeln und mit Salz und frisch gemahlenem schwarzen Pfeffer würzen. 8–10 Minuten rösten, einmal wenden, bis die Broccolini zart und die Cashewkerne schön geröstet sind.

Währenddessen die Tomaten in ½ cm dicke Scheiben schneiden und auf Teller verteilen. Mit Zitronensaft, Salz und etwas frisch gemahlenem Pfeffer gut abschmecken. Die Tomaten großzügig mit kaltgepresstem Olivenöl beträufeln. Reißen Sie große Stücke von der Mozzarellakugel ab und legen Sie sie auf die Tomaten. Die Oliven darauf verteilen.

Den Grünkohl in eine große Schüssel geben. Fügen Sie die gerösteten Broccolini und den Großteil der Cashewkerne sowie das Pesto hinzu und vermengen Sie alles. Die restlichen Cashewkerne hacken und zum Garnieren beiseitelegen.

Zum Servieren den Salat auf jedem Teller auf die Caprese-Basis geben. Mit gehackten, gerösteten Cashewkernen bestreuen und mit etwas mehr Salz und Pfeffer würzen.

ZUBEREITUNG DES PESTOS

Alle Zutaten in einen Mixer geben und zu einem glatten Pesto verarbeiten. Mit extra Salz und frisch gemahlenem schwarzen Pfeffer abschmecken.

Ich sagte doch, es ist einfach!

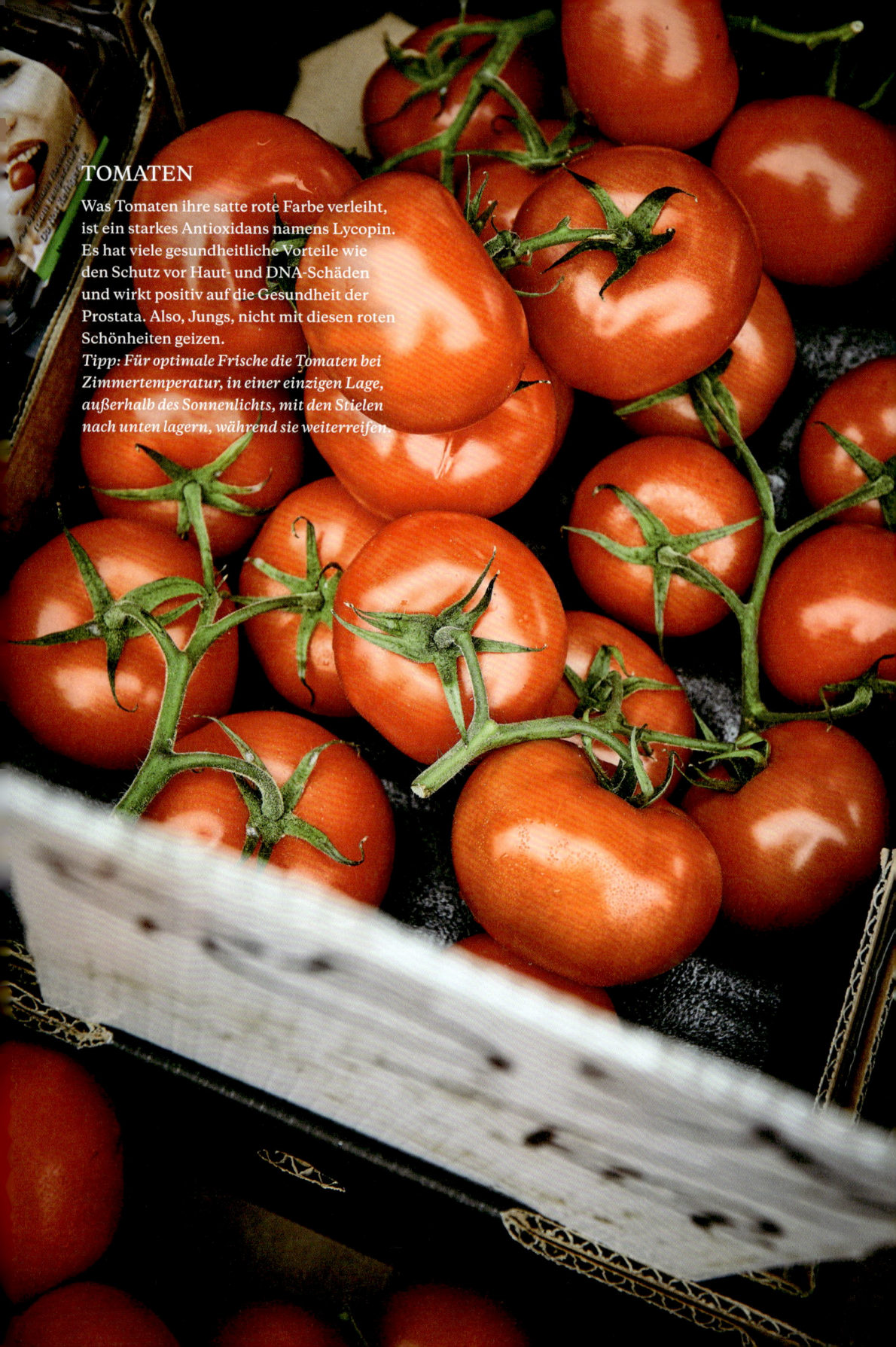

TOMATEN

Was Tomaten ihre satte rote Farbe verleiht,
ist ein starkes Antioxidans namens Lycopin.
Es hat viele gesundheitliche Vorteile wie
den Schutz vor Haut- und DNA-Schäden
und wirkt positiv auf die Gesundheit der
Prostata. Also, Jungs, nicht mit diesen roten
Schönheiten geizen.

*Tipp: Für optimale Frische die Tomaten bei
Zimmertemperatur, in einer einzigen Lage,
außerhalb des Sonnenlichts, mit den Stielen
nach unten lagern, während sie weiterreifen.*

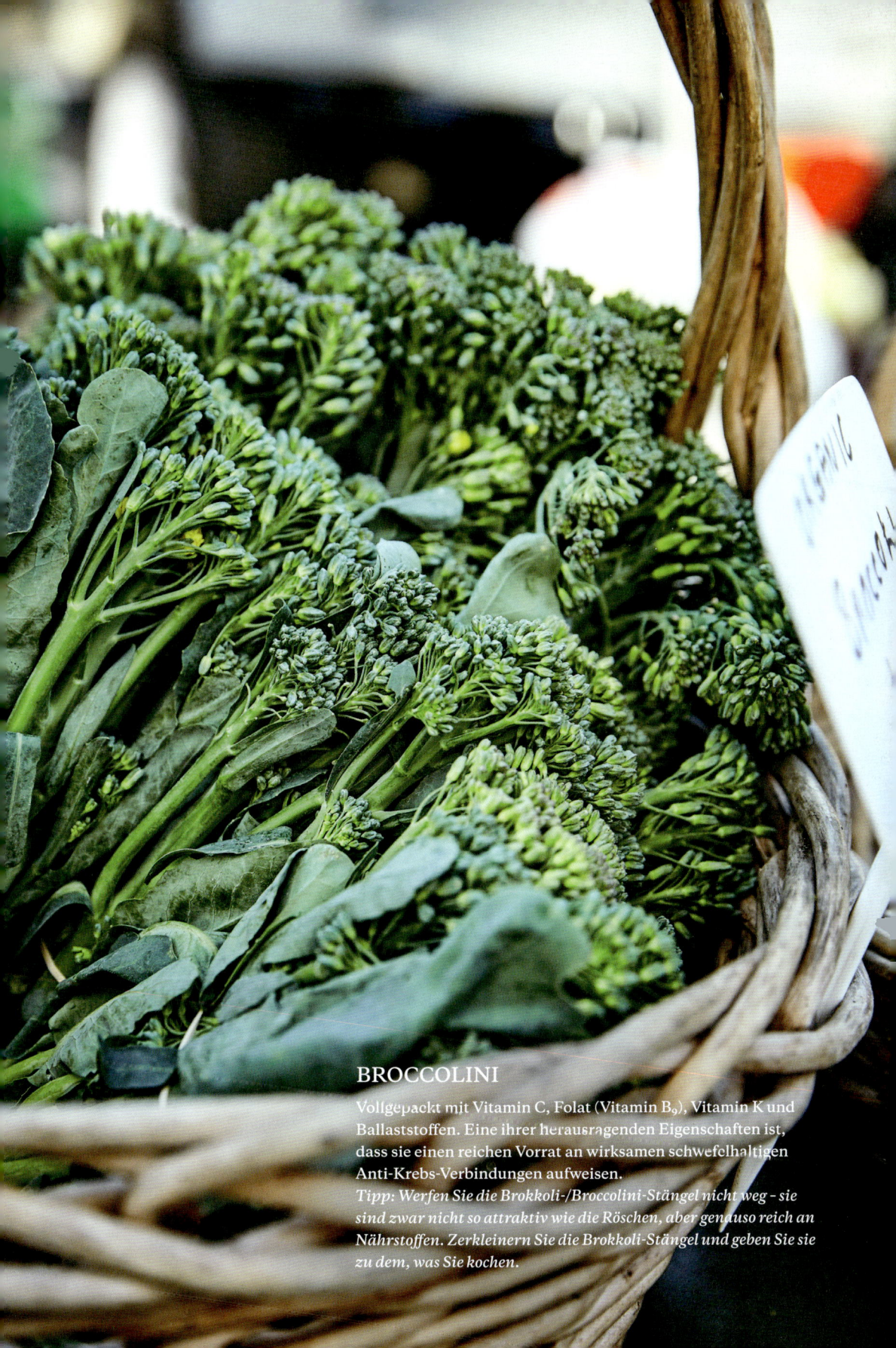

BROCCOLINI

Vollgepackt mit Vitamin C, Folat (Vitamin B$_9$), Vitamin K und Ballaststoffen. Eine ihrer herausragenden Eigenschaften ist, dass sie einen reichen Vorrat an wirksamen schwefelhaltigen Anti-Krebs-Verbindungen aufweisen.

Tipp: Werfen Sie die Brokkoli-/Broccolini-Stängel nicht weg – sie sind zwar nicht so attraktiv wie die Röschen, aber genauso reich an Nährstoffen. Zerkleinern Sie die Brokkoli-Stängel und geben Sie sie zu dem, was Sie kochen.

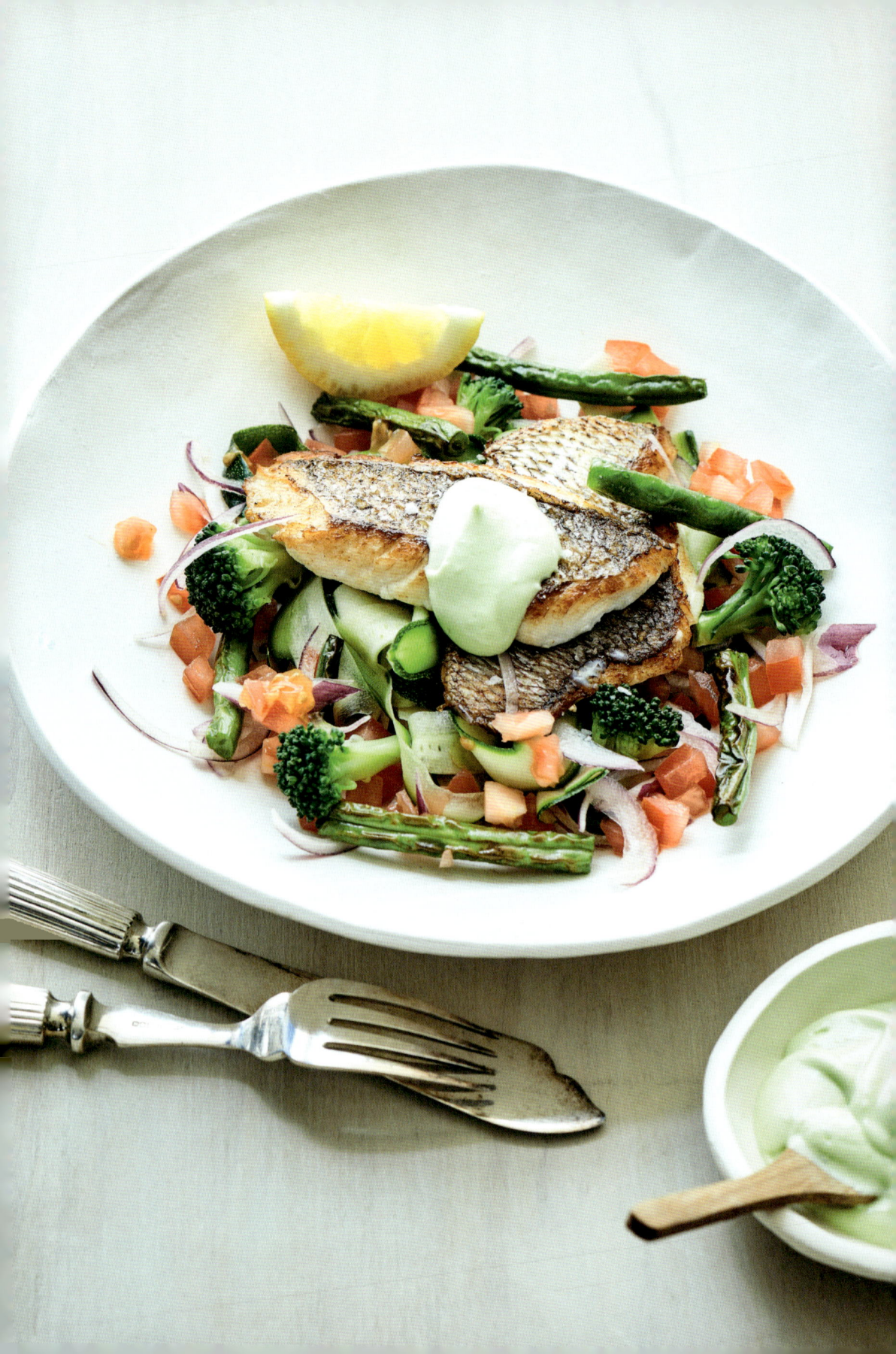

Fisch aus der Pfanne & grünes Dressing

Portionen	4
Vorbereitungszeit	15 Minuten
Zubereitungszeit	10 Minuten
Kohlenhydrate	7 g pro Portion

ZUTATEN

Für den Salat:
1-2 kleine Zucchini
2 Tomaten
½-1 rote Zwiebel
1 Brokkoli
2 EL Olivenöl extra vergine
1 Handvoll grüne Bohnen, Enden entfernt
2 EL Olivenöl extra vergine

Für das Dressing:
1 reife Avocado
1 kleiner Bund Dill oder Petersilie
250 ml saure Sahne
1 Knoblauchzehe, geschält
einige Zitronenzesten
Saft einer Zitrone
frisch gemahlener schwarzer Pfeffer

Für den Fisch:
1 EL Olivenöl extra vergine
500-600 g Fischfilet
1 EL Butter

Zum Garnieren:
1 Bio-Zitrone, in Spalten geschnitten

ZUBEREITUNG

Verwenden Sie einen Gemüseschäler, um die Zucchini in Streifen zu schälen. Die Tomaten würfeln, die rote Zwiebel schälen und in Streifen schneiden. Alles in eine große Salatschüssel geben.

Brechen Sie den Brokkoli in kleine Röschen, schälen Sie dann den Stiel und schneiden Sie ihn in 1 cm große Würfel. Das Öl in einer großen Pfanne bei mittlerer Hitze erhitzen, den Brokkoli und die grünen Bohnen hinzufügen und 1-2 Minuten braten. Geben Sie 2 Esslöffel Wasser hinzu, decken Sie das Ganze mit einem Deckel zu (oder mit einem Backblech, wenn Ihre Pfanne keinen Deckel hat) und lassen Sie es 30 Sekunden lang dünsten. In eine Schüssel umfüllen und etwas abkühlen lassen, bevor Sie es zum Salat geben.

Die Avocado halbieren, entkernen und aus der Schale lösen. Etwas von den frischen Kräutern hacken und zur Seite stellen, um sie mit dem Fisch zu verwenden. Die restlichen Kräuter zusammen mit dem Avocadofleisch, der sauren Sahne, dem Knoblauch, dem Zitronensaft und der Zitronenschale in eine Küchenmaschine geben. Alles zu einem glatten Dressing verarbeiten und mit Salz und frisch gemahlenem Pfeffer abschmecken. Das meiste Dressing zum Gemüse in der Schüssel geben und gut vermengen.

In der gleichen Pfanne braten Sie nun Ihren Fisch. Erhitzen Sie das Öl bei mittlerer Hitze, geben Sie den Fisch hinzu und braten ihn von jeder Seite 2 Minuten an. Geben Sie die Butter zusammen mit den restlichen Kräutern in die Pfanne und schwenken den Fisch in der geschmolzenen Butter. Mit Salz und Pfeffer würzen.

Den Salat auf vier Teller verteilen. Mit dem Fisch sowie etwas Dressing und Zitronenspalten servieren.

POWER-MAHLZEIT 7

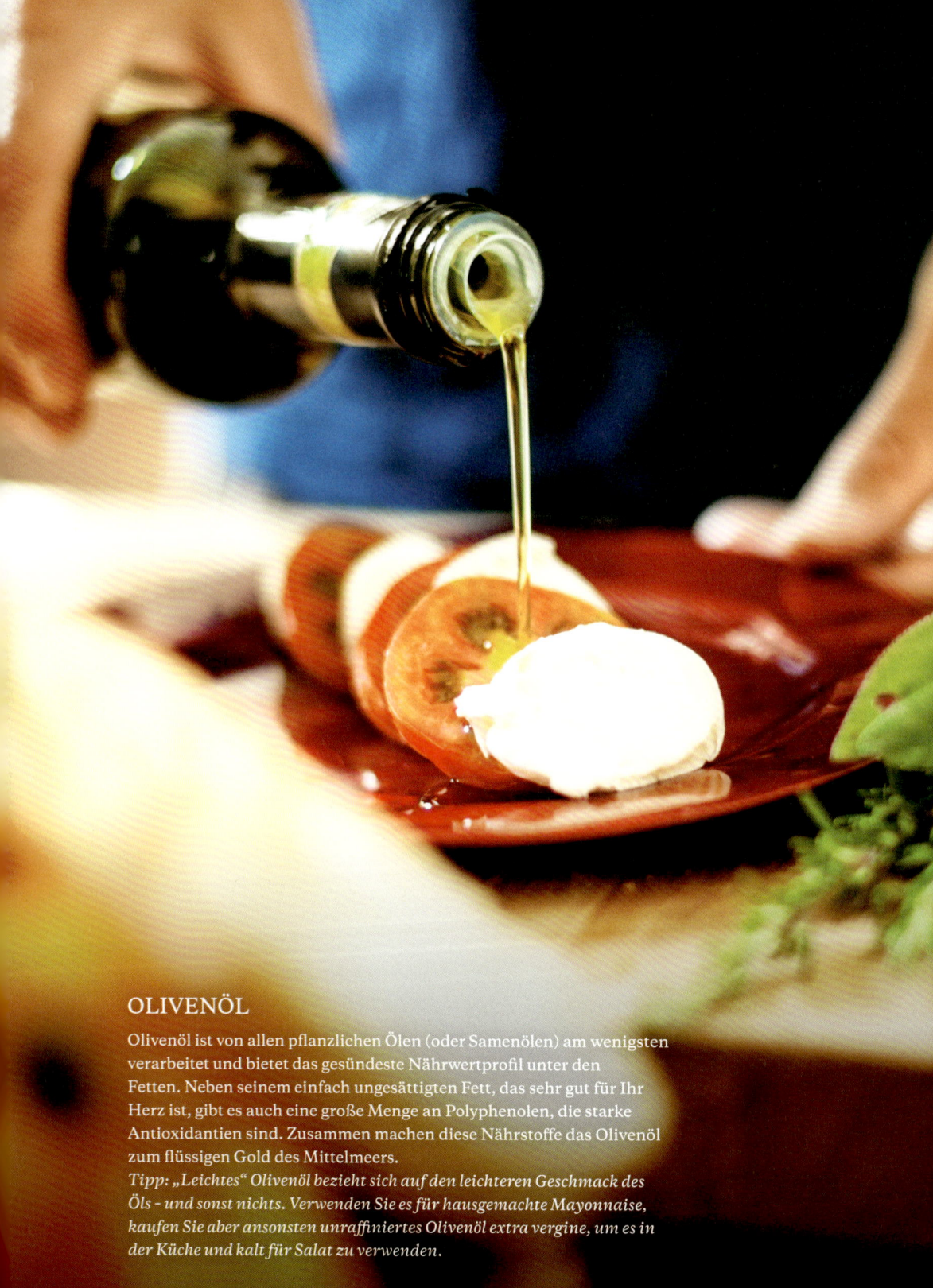

OLIVENÖL

Olivenöl ist von allen pflanzlichen Ölen (oder Samenölen) am wenigsten
verarbeitet und bietet das gesündeste Nährwertprofil unter den
Fetten. Neben seinem einfach ungesättigten Fett, das sehr gut für Ihr
Herz ist, gibt es auch eine große Menge an Polyphenolen, die starke
Antioxidantien sind. Zusammen machen diese Nährstoffe das Olivenöl
zum flüssigen Gold des Mittelmeers.

*Tipp: „Leichtes" Olivenöl bezieht sich auf den leichteren Geschmack des
Öls - und sonst nichts. Verwenden Sie es für hausgemachte Mayonnaise,
kaufen Sie aber ansonsten unraffiniertes Olivenöl extra vergine, um es in
der Küche und kalt für Salat zu verwenden.*

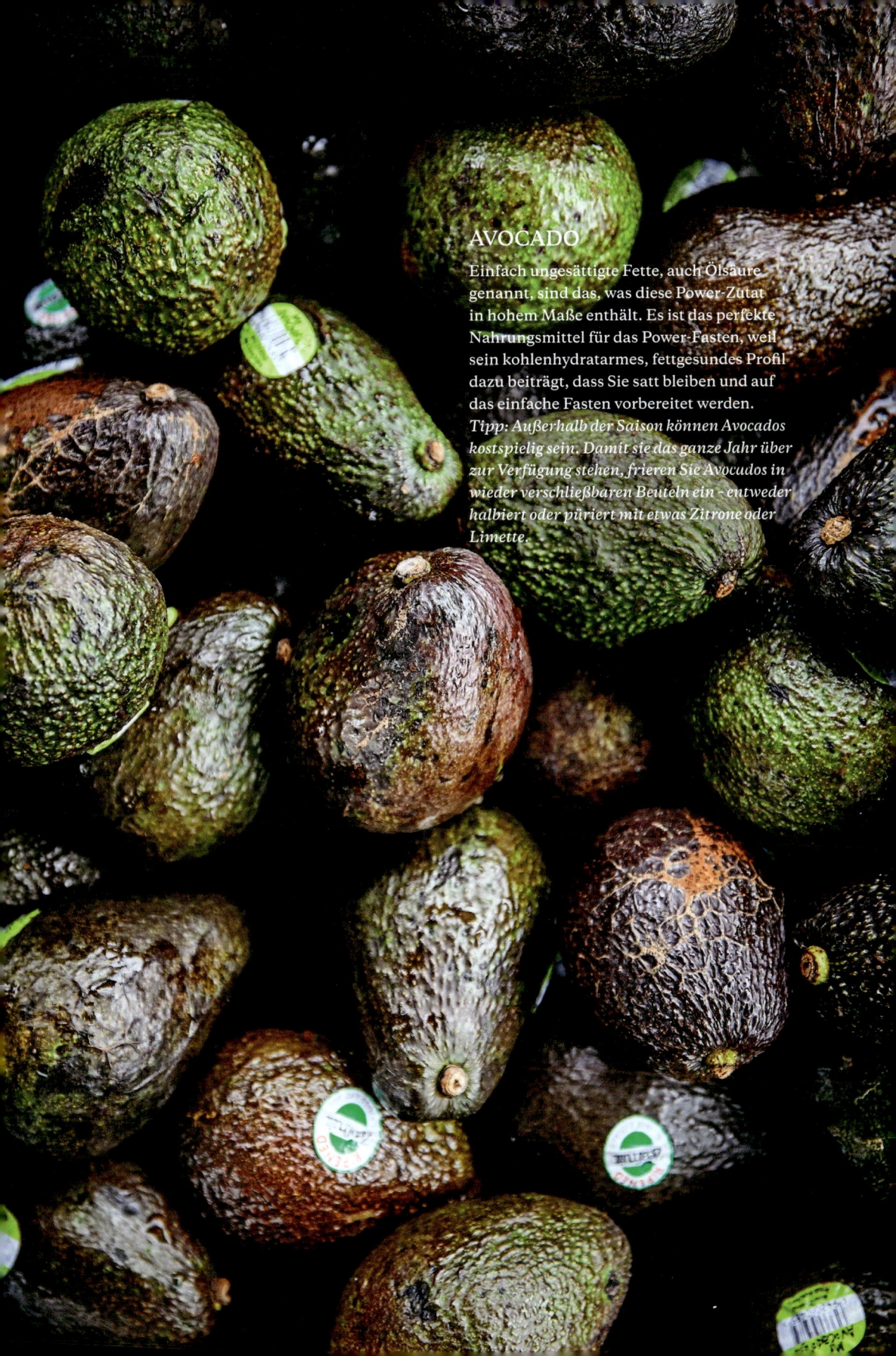

AVOCADO

Einfach ungesättigte Fette, auch Ölsäure genannt, sind das, was diese Power-Zutat in hohem Maße enthält. Es ist das perfekte Nahrungsmittel für das Power-Fasten, weil sein kohlenhydratarmes, fettgesundes Profil dazu beiträgt, dass Sie satt bleiben und auf das einfache Fasten vorbereitet werden.

Tipp: Außerhalb der Saison können Avocados kostspielig sein. Damit sie das ganze Jahr über zur Verfügung stehen, frieren Sie Avocudos in wieder verschließbaren Beuteln ein - entweder halbiert oder püriert mit etwas Zitrone oder Limette.

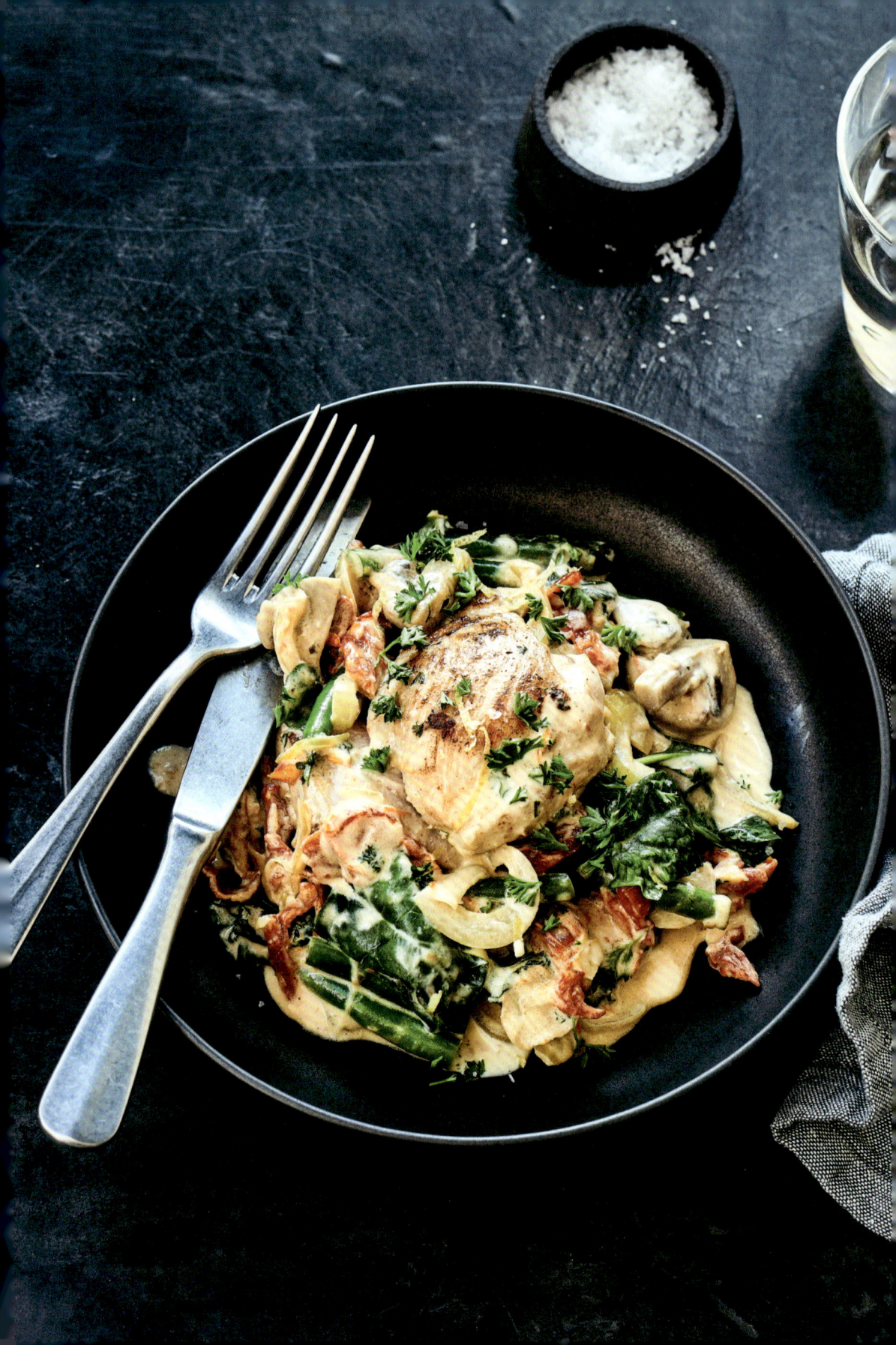

Zartes Hühnchen mit grünem Power-Gemüse

Portionen	4
Vorbereitungszeit	15 Minuten
Zubereitungszeit	10 Minuten
Kohlenhydrate	10 g pro Portion

ZUTATEN

Für das Hühnchen:

1 Zwiebel

250 g Pilze

2-3 Knoblauchzehen, geschält (optional)

2 EL Olivenöl extra vergine

500-600 g Hähnchenschenkel, entbeint und
enthäutet und in Stücke geschnitten

¼-½ Tasse getrocknete Tomaten, grob gehackt

¼ Tasse Sahne

1 TL Salz

1 Zweig frischer Thymian oder Rosmarin

Für das grüne Power-Gemüse:

250 g grüne Bohnen

1 Bund Grünkohl oder Mangold

einige Zitronenzesten

Saft einer Zitrone

125 g Babyspinat

250 g saure Sahne

frisch gemahlener schwarzer Pfeffer

Zum Garnieren:

2 EL Petersilie, grob gehackt

ZUBEREITUNG

Die Zwiebel in Scheiben schneiden, die Pilze putzen und vierteln und den Knoblauch fein hacken (falls verwendet). Das Öl in einer großen Pfanne bei starker Hitze erhitzen, Zwiebeln und Pilze hinzufügen und unter Rühren 3-4 Minuten dünsten. Hühnerfleisch, Tomaten, Sahne, Salz und Kräuter dazugeben, umrühren und zum Kochen bringen. Die Hitze reduzieren und zudecken. Mindestens 25 Minuten kochen lassen, bis das Huhn weich und gar ist. Wenn die Sauce etwas zu flüssig ist, den Deckel abnehmen und die restlichen 10 Minuten ohne Deckel köcheln lassen.

Bohnen gut waschen. Enden der grünen Bohnen abschneiden und Bohnen halbieren. Grünkohl (oder Mangold) gut waschen und abtropfen lassen. Stiel entfernen und zerkleinern.

Sobald das Huhn gar ist, das grüne Gemüse in die Pfanne geben und unterheben. Bei geschlossenem Deckel für 2-3 Minuten kochen, bis das Gemüse zart ist. Den Herd ausschalten und die Zitronenzesten und den Zitronensaft sowie den Spinat hinzufügen. Zu diesem Zeitpunkt sollte nicht viel Flüssigkeit vorhanden sein; falls doch, gießen Sie das meiste davon ab. Die saure Sahne unter das Gericht ziehen und mit Salz und frisch gemahlenem schwarzen Pfeffer abschmecken.

Zum Servieren in Schüsseln geben und mit der gehackten Petersilie bestreuen.

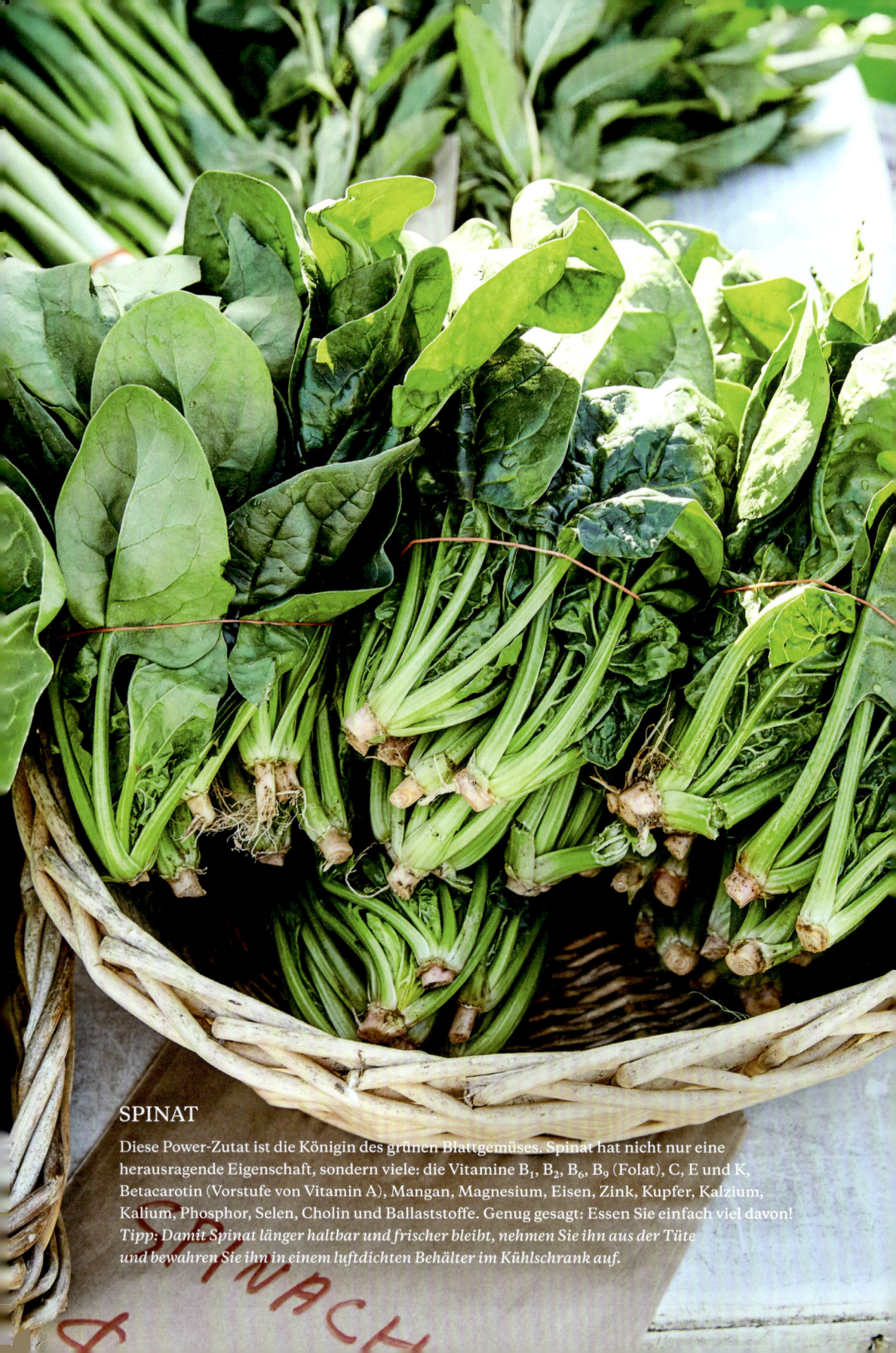

SPINAT

Diese Power-Zutat ist die Königin des grünen Blattgemüses. Spinat hat nicht nur eine herausragende Eigenschaft, sondern viele: die Vitamine B_1, B_2, B_6, B_9 (Folat), C, E und K, Betacarotin (Vorstufe von Vitamin A), Mangan, Magnesium, Eisen, Zink, Kupfer, Kalzium, Kalium, Phosphor, Selen, Cholin und Ballaststoffe. Genug gesagt: Essen Sie einfach viel davon!
Tipp: Damit Spinat länger haltbar und frischer bleibt, nehmen Sie ihn aus der Tüte und bewahren Sie ihn in einem luftdichten Behälter im Kühlschrank auf.

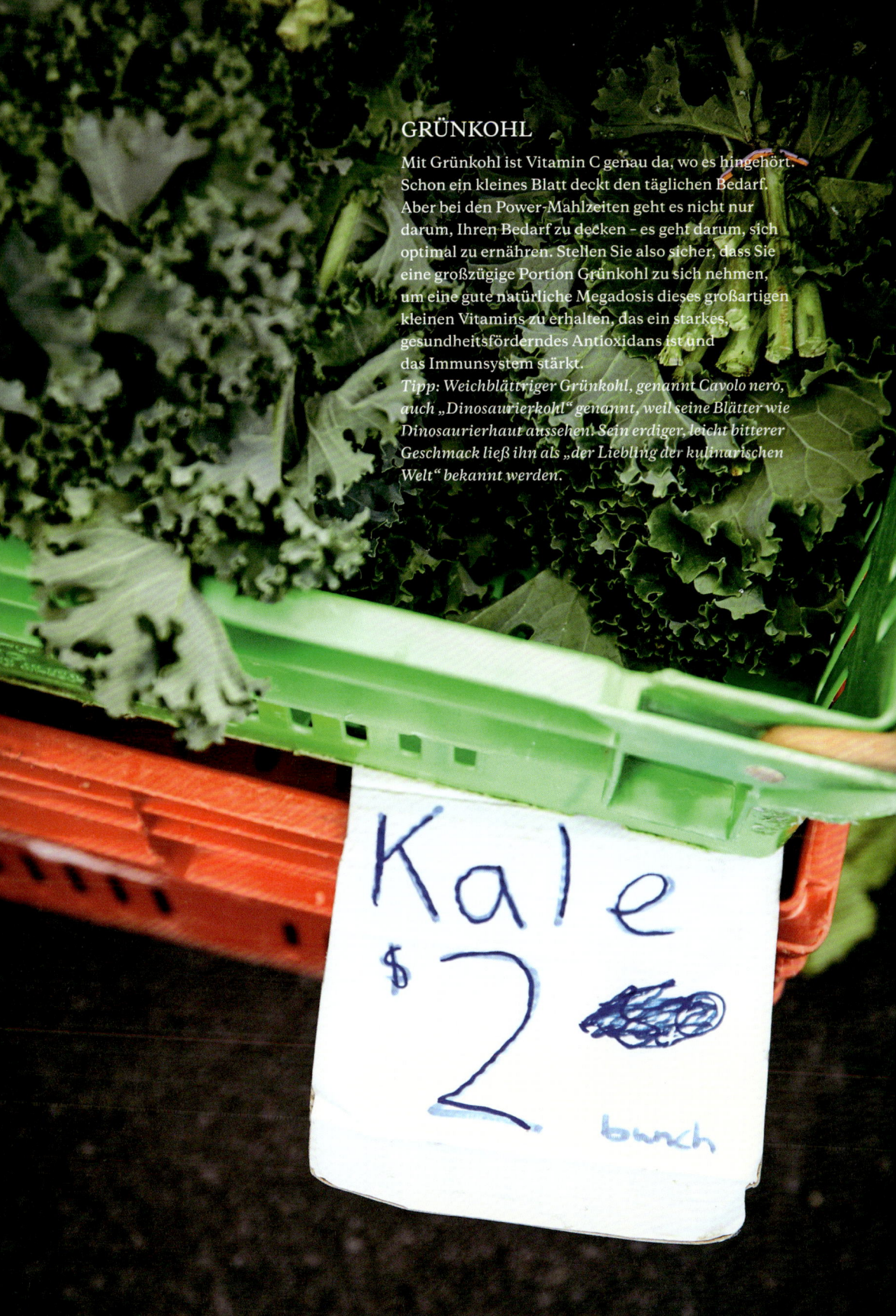

GRÜNKOHL

Mit Grünkohl ist Vitamin C genau da, wo es hingehört.
Schon ein kleines Blatt deckt den täglichen Bedarf.
Aber bei den Power-Mahlzeiten geht es nicht nur
darum, Ihren Bedarf zu decken – es geht darum, sich
optimal zu ernähren. Stellen Sie also sicher, dass Sie
eine großzügige Portion Grünkohl zu sich nehmen,
um eine gute natürliche Megadosis dieses großartigen
kleinen Vitamins zu erhalten, das ein starkes,
gesundheitsförderndes Antioxidans ist und
das Immunsystem stärkt.

*Tipp: Weichblättriger Grünkohl, genannt Cavolo nero,
auch „Dinosaurierkohl" genannt, weil seine Blätter wie
Dinosaurierhaut aussehen. Sein erdiger, leicht bitterer
Geschmack ließ ihn als „der Liebling der kulinarischen
Welt" bekannt werden.*

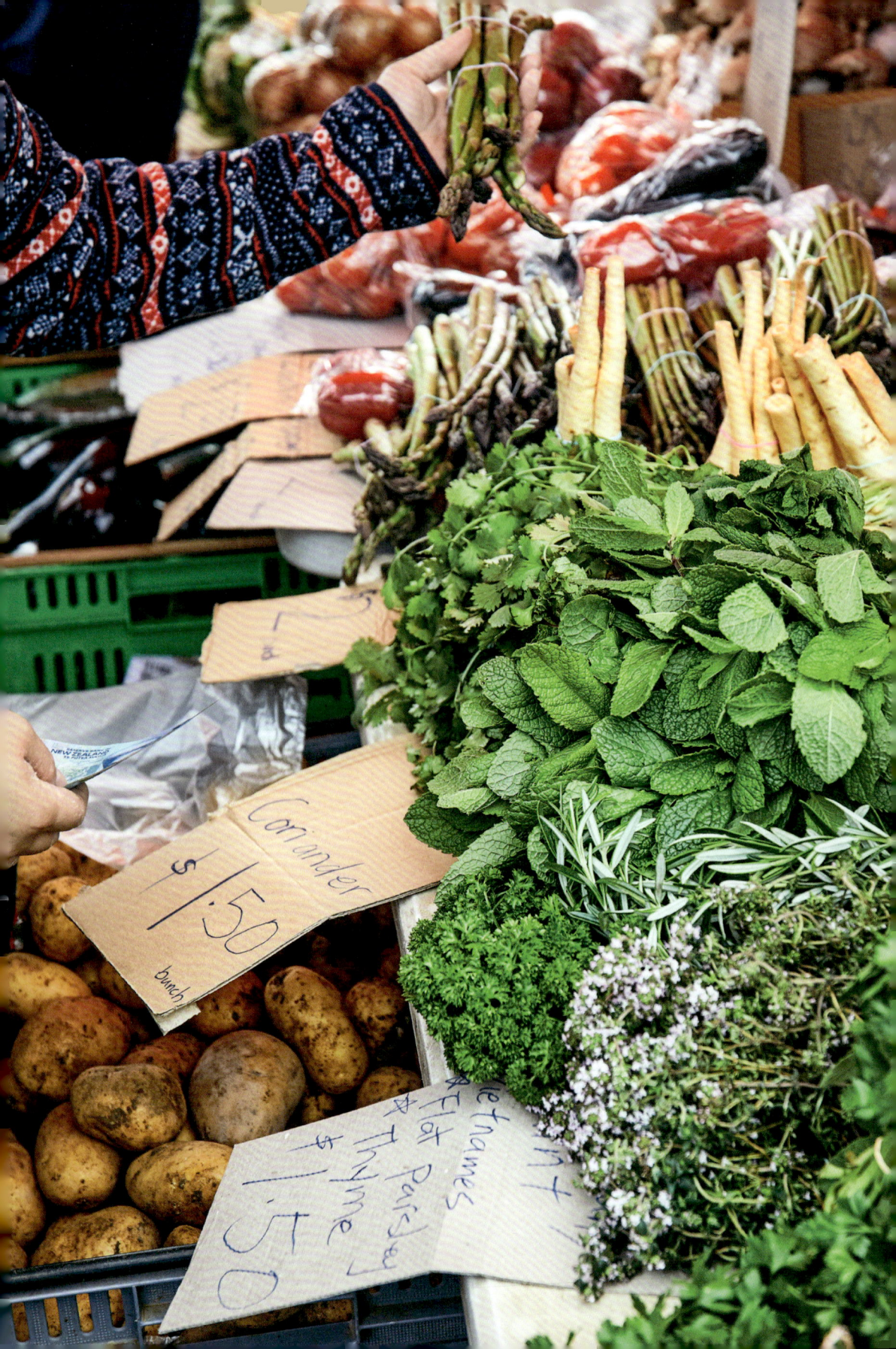

Rezepte für den Rest der Woche

Zusätzlich zu den Power-Mahlzeiten habe ich auch eine Auswahl anderer Gerichte zum Frühstück, Mittag- und Abendessen zusammengestellt, die Ihnen die Planung Ihrer Power-Fasten-Woche erleichtern werden. Damit verfügen Sie nun über ein schönes Repertoire an Ideen, die mit dem Vollwert-, LCHF- und Low-HI-Ansatz übereinstimmen.

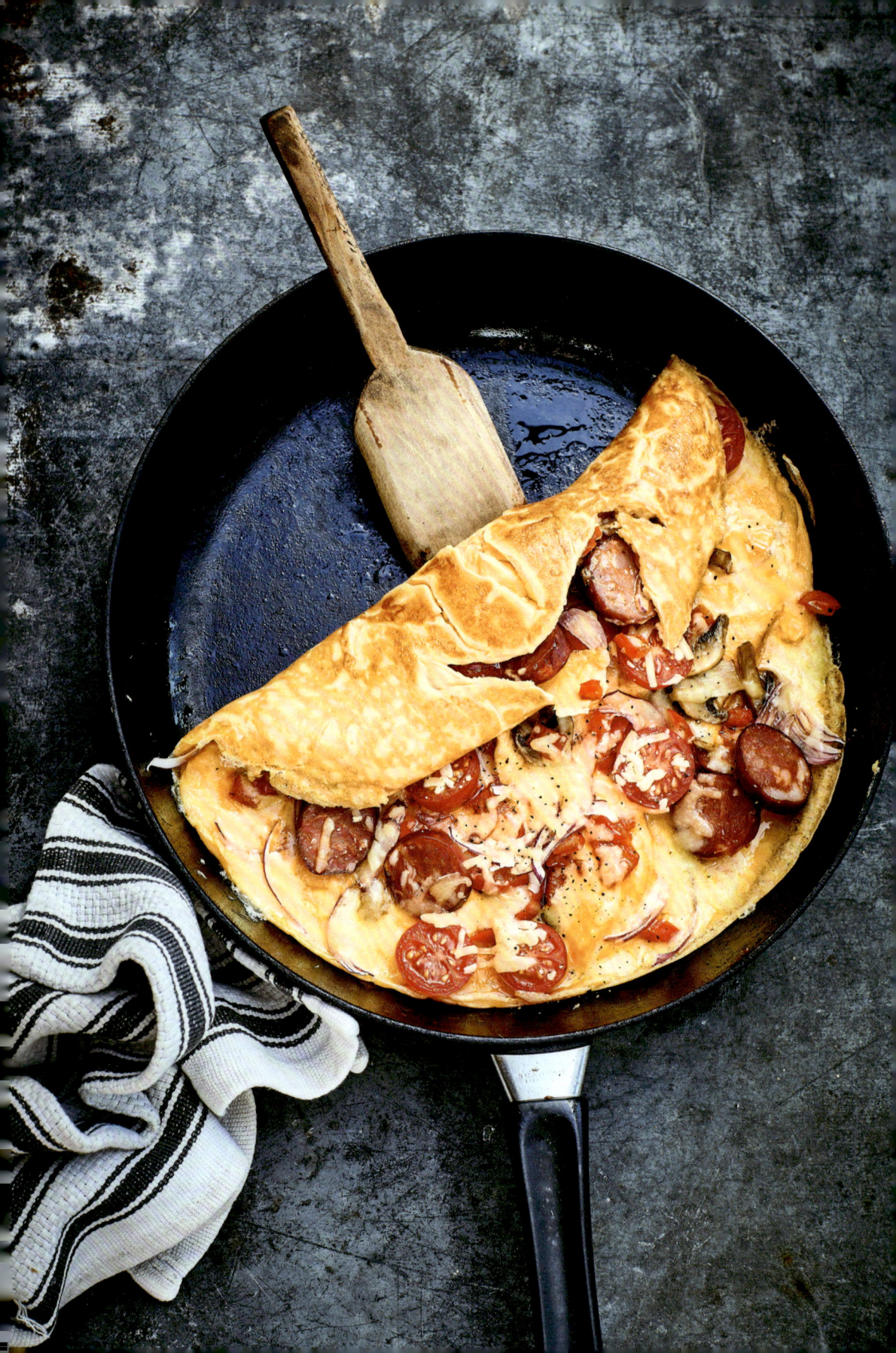

Schnelles Omelette

Portionen	4
Vorbereitungszeit	15 Minuten
Zubereitungszeit	10 Minuten
Kohlenhydrate	4 g pro Portion

ZUTATEN

6 Eier
¼ Tasse Sahne

Für das Topping:

1-2 EL Olivenöl extra vergine
250 g weiße Champignons
1 Paprika, entkernt
1 rote Zwiebel
125 g Kirschtomaten, halbiert
¼ Tasse geriebener Käse
½ Tasse Wurst, klein geschnitten
   (optional; z. B. Schinken, Chorizo oder Salami)

ZUBEREITUNG

Den Ofengrill auf mittlere Temperatur vorheizen.

Die Eier in einer Schüssel aufschlagen, die Sahne dazugeben und gut verquirlen. Beiseitestellen.

Das Öl in einer Bratpfanne (idealerweise backofenfest und antihaftbeschichtet) bei mittlerer Hitze erhitzen. Die Champignons, Paprika und rote Zwiebel putzen bzw. schälen und in Scheiben schneiden, in die Pfanne geben und unter gelegentlichem Rühren 2 Minuten lang braten, bis sie weich sind. Aus der Pfanne nehmen.

Falls nötig, einen Spritzer zusätzliches Olivenöl in die heiße Pfanne geben. Die Eimischung in die heiße Pfanne gießen und bei geringer Hitze 1-2 Minuten stocken lassen. Das gebratene Gemüse, die Kirschtomaten und den Käse (und die Wurst, falls verwendet) auf die Eier geben und einige Minuten im Ofen grillen.

Teilen Sie das Omelette zum Servieren auf Teller auf.

FRÜHSTÜCK FÜR DEN REST DER WOCHE

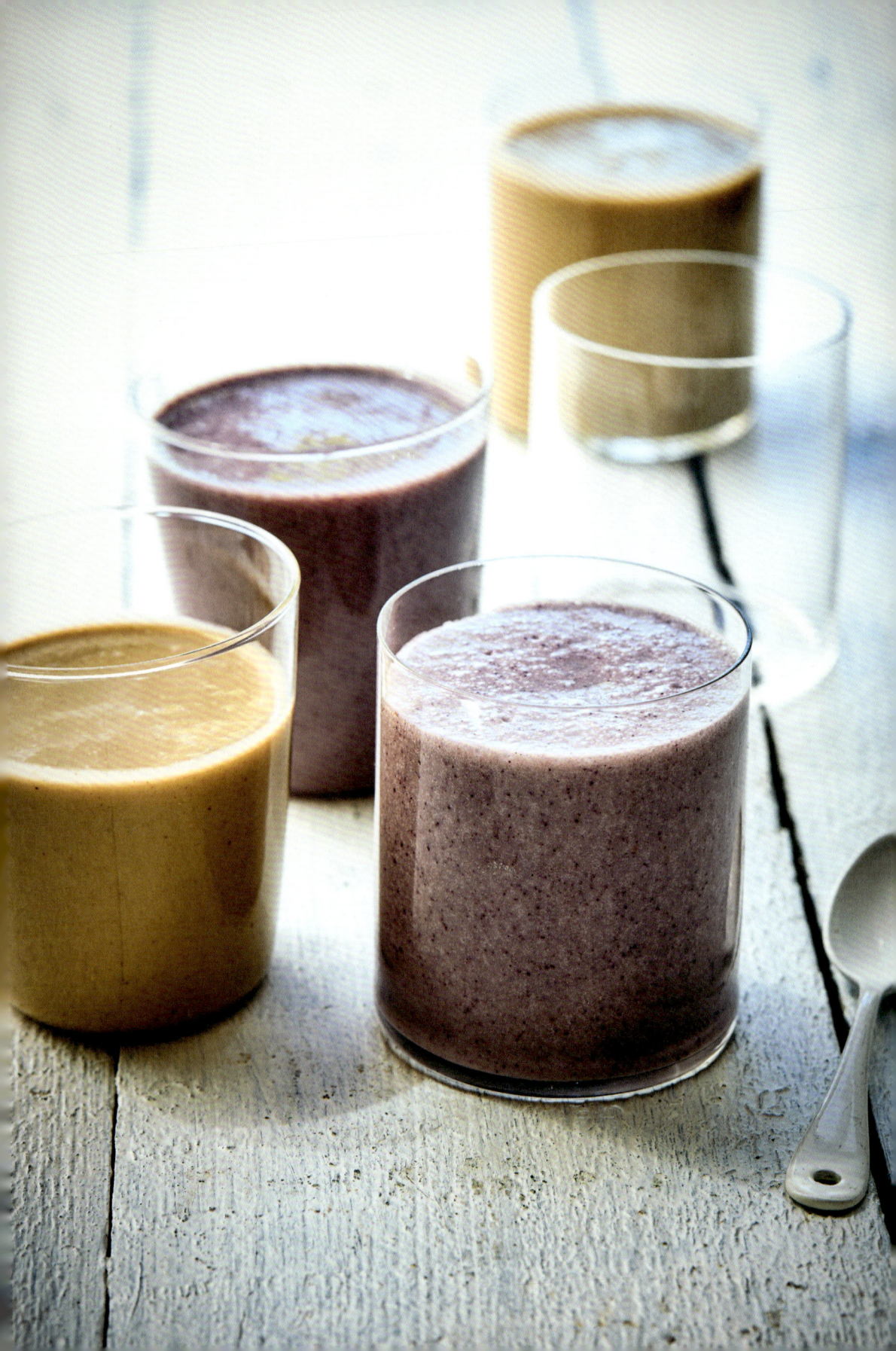

Kokos-&-Beeren-Bananen-Smoothie

Portionen	3-4
Zubereitungszeit	5 Minuten
Kohlenhydrate	10 g pro Portion

ZUTATEN

1 Banane, geschält
½ Tasse gefrorene Blaubeeren
2 Tassen Wasser
400 ml Kokosmilch aus der Dose
3-4 EL hochwertiges Vollwertproteinpulver
    (Geschmack nach Belieben)
Eiswürfel (optional)

ZUBEREITUNG

Alle Zutaten in einen Mixer geben und pürieren –
superschnell und einfach!

Sommer-Power-Fasten-Smoothie

Portionen	4
Zubereitungszeit	5 Minuten
Kohlenhydrate	4 g pro Portion

ZUTATEN

250 g Erdbeeren, geputzt
1 Bund grüner Spargel, die holzigen Enden
    entfernt
400 ml Kokosmilch aus der Dose (kann 50/50 mit
    Wasser verdünnt werden)
2 Tassen Wasser
2 EL Kürbiskerne
2 EL Leinsamen
Eiswürfel (optional)
2-3 EL hochwertiges Vollwertproteinpulver (mit
natürlichem Geschmack)

ZUBEREITUNG

Die Erdbeeren und den Spargel kurz waschen, dann
zusammen mit den anderen Zutaten in einen Mixer
geben und pürieren, bis sie glatt und cremig sind.

FRÜHSTÜCK FÜR DEN REST DER WOCHE

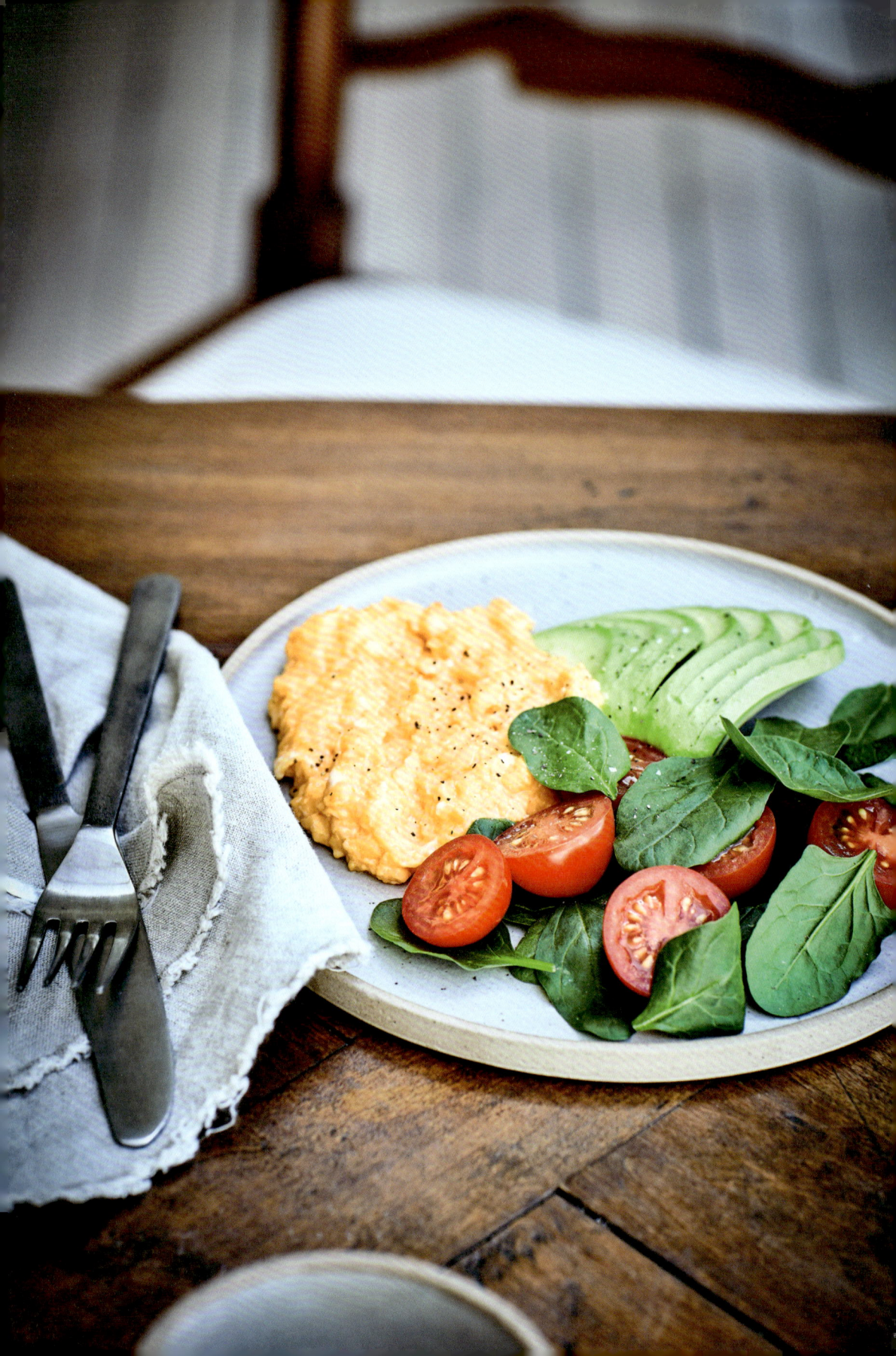

Rührei mit Minisalat

Portionen	4
Vorbereitungszeit	2 Minuten
Zubereitungszeit	3 Minuten
Kohlenhydrate	4 g pro Portion

ZUTATEN

2 EL Butter oder Öl
8 Eier
frisch gemahlener schwarzer Pfeffer
125 g Babyspinat
250 g Kirschtomaten
1 große Avocado
2-3 EL Olivenöl extra vergine

ZUBEREITUNG

Butter oder Öl in einer großen antihaftbeschichteten Pfanne bei niedriger bis mittlerer Hitze erhitzen und dann vom Herd nehmen. Während die Butter schmilzt, die Eier in einer Schüssel verquirlen, bis Eigelb und Eiweiß gut vermischt sind. Die Eier in die Pfanne gießen, wieder auf den Herd stellen und mit einem Spatel langsam und vorsichtig umrühren. Das Kochen dauert nicht lange - etwa 1-2 Minuten. Wenn Sie sehen, dass das Ei zu stocken anfängt, nehmen Sie die Pfanne vom Herd und würzen Sie das Ei mit Salz und frisch gemahlenem schwarzen Pfeffer. Rühren Sie es um und lassen Sie es 30 Sekunden lang ruhen. Wenn es danach noch mehr gegart werden muss, stellen Sie es wieder etwas länger auf den Herd und lassen Sie es bis zur gewünschten Konsistenz fest werden.

Während das Rührei gart, bereiten Sie mit den restlichen Zutaten auf jedem Teller einen Minisalat zu. Beträufeln Sie ihn mit Olivenöl und würzen Sie ihn mit Salz und Pfeffer.

Servieren Sie das Ei, sobald es fertig ist, mit dem Salat.

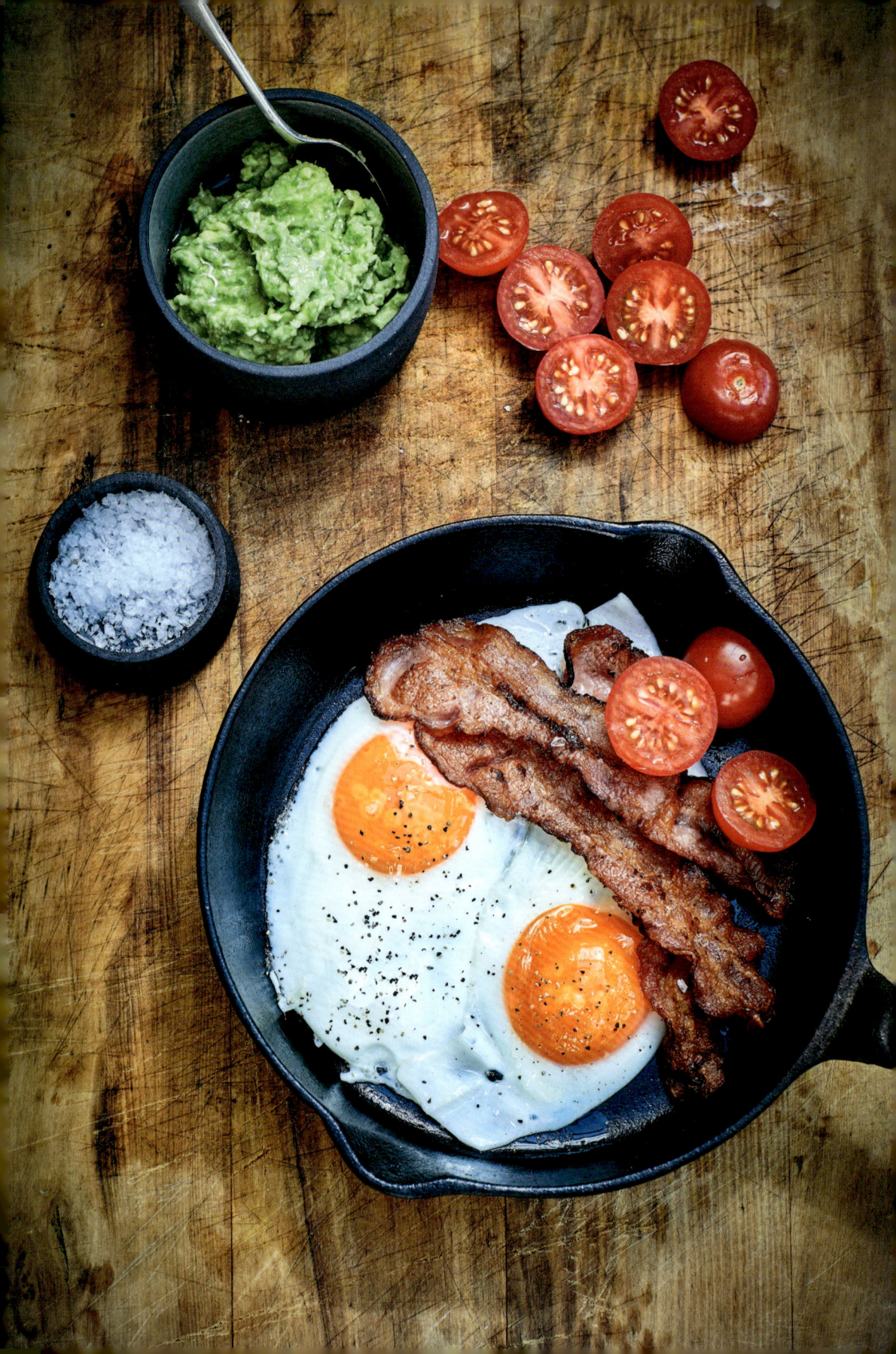

Bacon & Eggs

Portionen	4
Vorbereitungszeit	2 Minuten
Zubereitungszeit	5-7 Minuten
Kohlenhydrate	3 g pro Portion

ZUTATEN

1 große reife Avocado
2 EL Butter oder Öl
250 g Frühstücksspeck, dünn geschnitten
8 Eier
250 g Kirschtomaten, halbiert
frisch gemahlener schwarzer Pfeffer

ZUBEREITUNG

Die Avocado halbieren, den Stein entfernen, das Fruchtfleisch aus der Schale lösen und mit einer Gabel zerdrücken. Beiseitestellen.

1 EL Öl oder Butter in einer Bratpfanne bei mittlerer Hitze erhitzen und den Speck hinzufügen. 3-4 Minuten braten lassen, dabei regelmäßig wenden – drehen Sie die Hitze nach 1 oder 2 Minuten höher, wenn Sie Ihren Speck besonders knusprig mögen.

In der Zwischenzeit erhitzen Sie das restliche Öl oder die Butter in einer anderen Pfanne bei mittlerer Hitze. Schlagen Sie die Eier in die Pfanne. Wenn sie eine weiche Textur haben sollen, braten Sie sie weiterhin auf mittlerer Flamme. Wenn sie knusprig sein sollen, drehen Sie die Hitze ein wenig hoch und lassen Sie die Ränder knusprig werden.

Sofort mit den halbierten Kirschtomaten, etwas zerdrückter Avocado und etwas frisch gemahlenem schwarzen Pfeffer servieren.

FRÜHSTÜCK FÜR DEN REST DER WOCHE

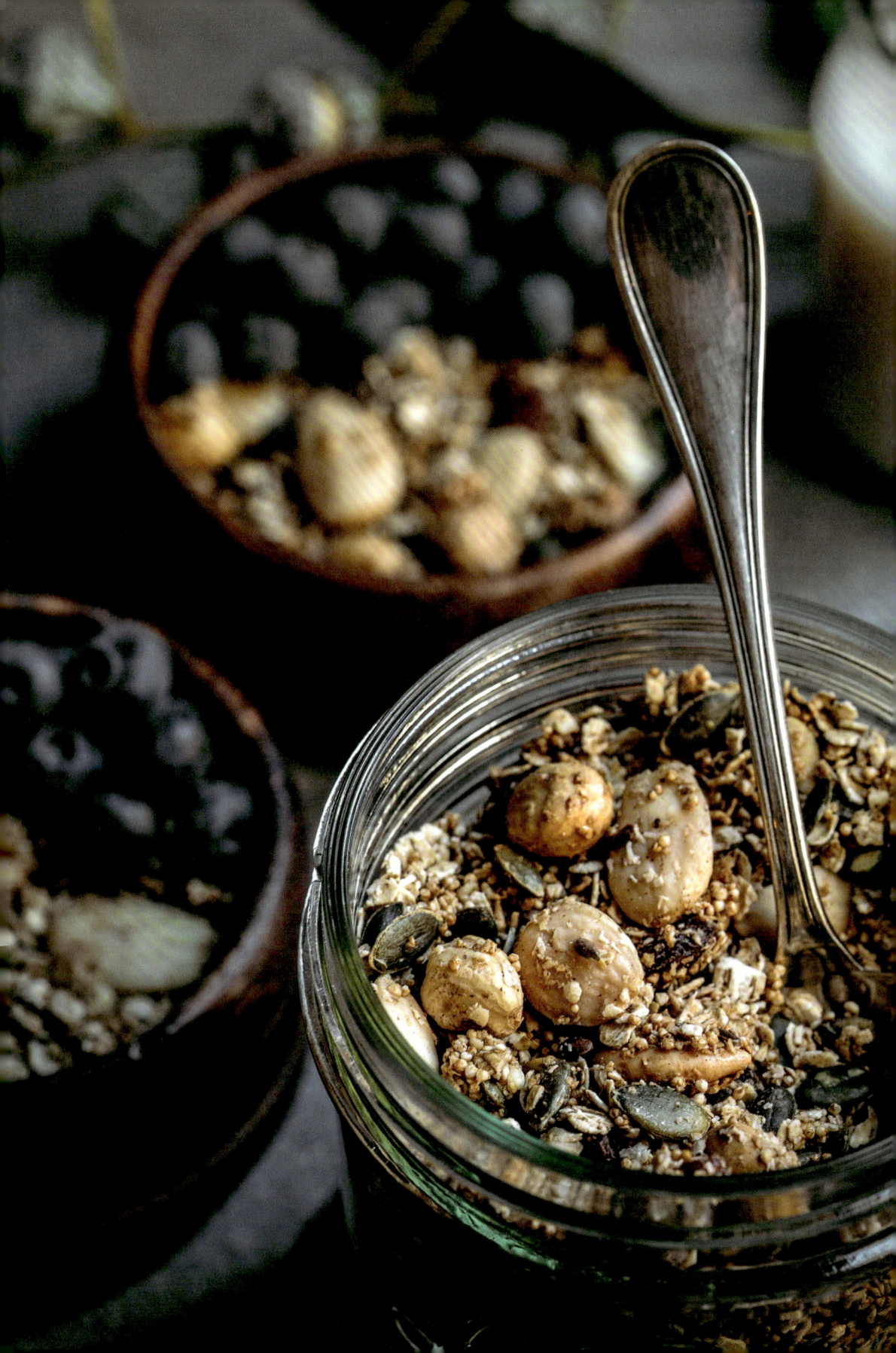

Müsli mit gerösteten Nüssen und Samen

Dies ist ein großartiges Universal-Frühstück. Es ist einfach zuzubereiten, hält ewig und ist immer griff-bereit, ohne dass es aufgewärmt werden muss. Durch das Rösten der Nüsse in hochwertigem Kokosfett duftet die Küche köstlich, sodass die Zubereitung eine wahre Freude ist.

Portionen   16–18
Vorbereitungszeit   5 Minuten
Zubereitungszeit   15–20 Minuten
Kohlenhydrate   3 g pro Portion

ZUTATEN

¼ Tasse Kokosfett
1 Tasse Macadamianüsse
1 Tasse Walnüsse
1 Tasse Paranüsse
1 Tasse Mandeln
1 Tasse Haselnüsse
1 Tasse Kokosflocken
¼ Tasse Sesam
¼ Tasse Kürbiskerne
¼ Tasse Sonnenblumenkerne
¼ Tasse Leinsamen
1 TL gemahlener Zimt

Nach Belieben
Vollfettjoghurt und gemischte Beeren

ZUBEREITUNG

Den Ofen auf 180 °C (200 °C Umluft) vorheizen.

Schmelzen Sie das Kokosfett in einer geeigneten Schüssel oder Tasse in der Mikrowelle auf hoher Stufe für 30 Sekunden. Geben Sie alle Nüsse in eine Bratpfanne oder feuerfeste Form. Fügen Sie das geschmolzene Kokosfett hinzu, rühren Sie gut um und stellen Sie die Pfanne in den Ofen. Geben Sie die Kokosflocken in eine separate Bratpfanne und stellen Sie sie vorerst beiseite.

Nach 8–10 Minuten die Nüsse umrühren und im Ofen weiter rösten. Die Pfanne mit den Samen ebenfalls in den Ofen schieben und weitere 5–10 Minuten rösten. Nehmen Sie dann beide Pfannen aus dem Ofen und füllen die Nüsse und Samen in zwei separate Schüsseln. Mindestens 10 Minuten abkühlen lassen.

Die abgekühlten Nüsse portionsweise in einer Küchenmaschine grob hacken. Die Nüsse in die Schüssel mit den Kernen geben, Zimt hinzufügen und gründlich mischen. Lassen Sie das Gemisch vollständig abkühlen, bevor Sie es in einen ver-schließbaren Behälter zur Aufbewahrung umfüllen.

Mit Vollfettjoghurt und gemischten Beeren ser-vieren.

Die Mischung macht sich auch schön über Salate gestreut, für zusätzlichen Biss und Geschmack.

FRÜHSTÜCK FÜR DEN REST DER WOCHE

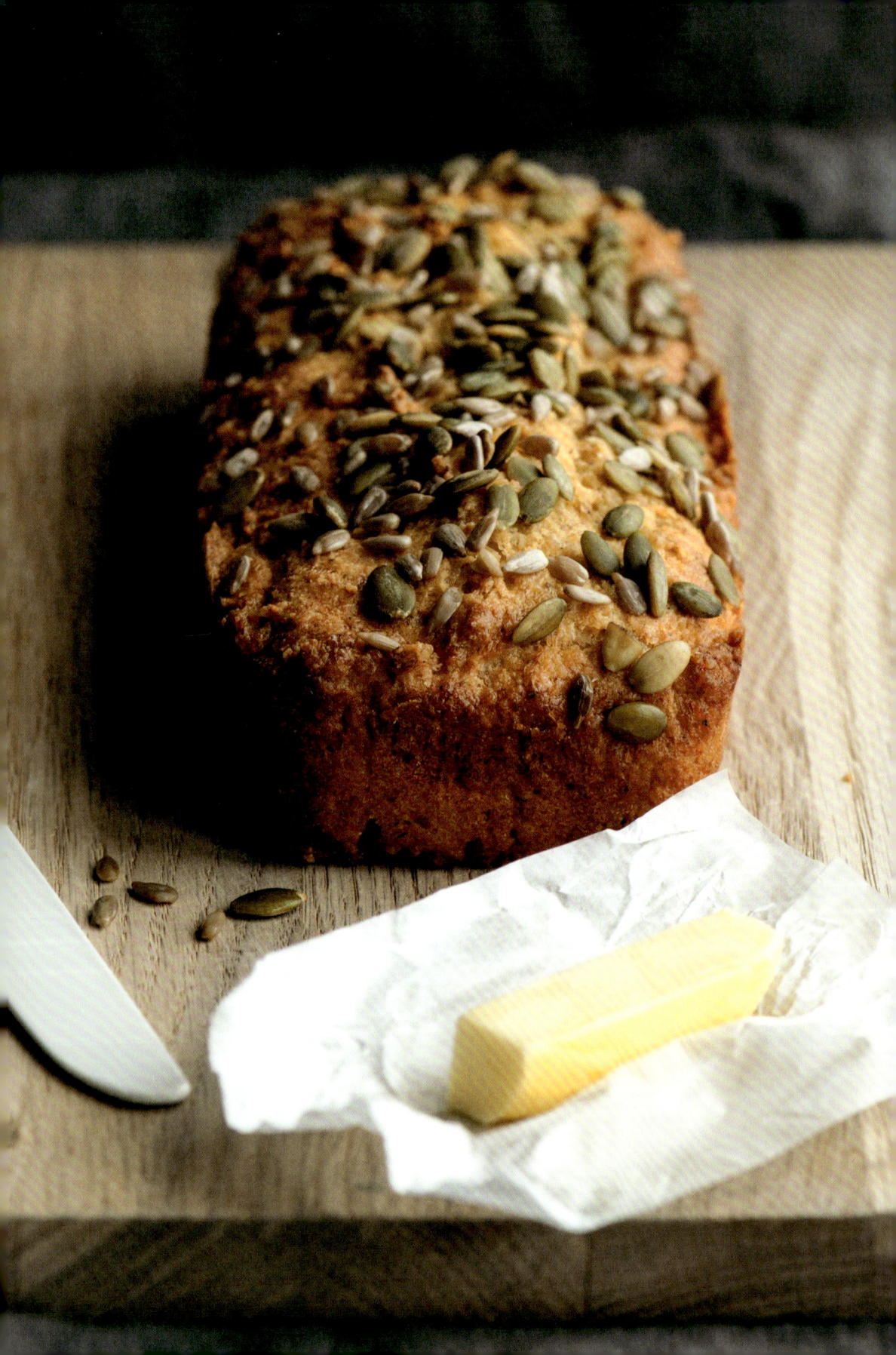

Das allerbeste Low-Carb-Brot

Portionen	8-10
Vorbereitungszeit	5 Minuten
Zubereitungszeit	5 Minuten
Kohlenhydrate	1-2 g pro Portion
	(1 dicke Scheibe)

ZUTATEN

1½ Tassen Mandelmehl

3 EL Flohsamenschalen

2 TL Backpulver

1 TL Salz

1 TL Mohnsamen

1 EL Sonnenblumenkerne

1¼ Tassen kochendes Wasser

2 TL Essig

3 Eiweiß (heben Sie das Eigelb für ein anderes
    Gericht auf wie Zucchini Carbonara oder
    Würstchen & Püree)

1 EL Kürbiskerne

ZUBEREITUNG

Den Ofen auf 180 °C (200 °C Umluft) vorheizen. Ein Backblech mit Backpapier auslegen.

Mandelmehl, Flohsamenschalen, Backpulver, Salz, Mohn und Sonnenblumenkerne in eine große Schüssel geben und verrühren. Das Wasser zum Kochen bringen und hinzufügen, dann den Essig und das Eiweiß hinzufügen. Mit einem Handrührgerät 30 Sekunden verkneten.

Den Teig in eine Brotbackform geben, leicht glatt drücken und Kürbiskerne darüber streuen. Backen Sie den Teig 45-60 Minuten. Wenn Sie einen Holzspieß in den Brotlaib stechen und kein Teig mehr daran haftet, ist das Brot fertig. Es sollte auch hohl klingen, wenn Sie auf den Boden des Laibes klopfen.

Legen Sie das Brot auf ein Drahtgitter, um es gründlich abkühlen zu lassen. Danach können Sie es in Scheiben schneiden, kleine Stücke Pergament- oder Butterbrotpapier zwischen die Scheiben legen und es einfrieren - so hält es bis zu einem Monat. Andernfalls bewahren Sie es 3-4 Tage im Brotkasten auf. Verwenden Sie das Brot für Sandwiches oder getoastet mit einem unserer leckeren Aufstriche.

MITTAGESSEN FÜR DEN REST DER WOCHE

PFF-Sandwich

Portionen   1
Zubereitungszeit   abhängig vom Belag
Kohlenhydrate   abhängig vom Belag

ZUTATEN

2 Scheiben allerbestes Low-Carb-Brot

Belag – ganz nach Lust und Laune:
Speck, Kopfsalat, Avocado, Tomate
Ceasar Salad mit Parmesan-Joghurt-Dressing
    und gebratener Hühnerbrust
Thunfisch- oder Eiermayonnaise mit gehackter
    Gurke und Frühlingszwiebel
Salami, Käse und Blattsalate
Halloumi und geröstete Paprika
Schinken und Käse mit Sauerkraut und Senf
Reuben-Sandwich – Pastrami oder Corned Beef
    und Sauerkraut
Philly-Cheese-Steak-Sandwich – Steak mit
    geschmolzenem Käse
Hühnchen, Avocado und Salat

PFF-Toast

Portionen   1
Zubereitungszeit   abhängig vom Belag
Kohlenhydrate   abhängig vom Belag

ZUTATEN

2 Scheiben allerbestes Low-Carb-Brot

Belag – ganz nach Lust und Laune:
Nussbutter
Gehacktes, hart gekochtes Ei
Zerdrückte Avocado (Noch besser mit
    vegetarischem Brotaufstrich darunter!)
Grünzeug (Erbsen, sautierter Mangold), mit Feta
    verrührt
In Butter gebratene Champignons, mit einem
    Schuss Sahne
Bruschetta 1 – Tomate, Mozzarella und Basilikum
Bruschetta 2 – Peperoni und geröstete
    Champignons
Bruschetta 3 – Oliventapenade und gebratener
    Halloumi
Schinken und Käse mit Sauerkraut und Senf
Hühnerleberpastete
Käse, nach Belieben gegrillt
Frischkäse und Kräuter
Oder einfach … Butter

Bananenbrot

Portionen	10
Vorbereitungszeit	10 Minuten
Zubereitungszeit	30 Minuten
Kohlenhydrate	4 g pro Portion

ZUTATEN

Für das Bananenbrot:

1½ Tassen gemahlene Mandeln
⅓ Tasse Flohsamenschalen
2 TL Backpulver
½ TL Salz
3 Eier
½ Tasse Sahne
1 Banane, geschält und grob geschnitten
2 EL Kürbiskerne
2 EL Sonnenblumenkerne
1 TL gemahlener Zimt
1 TL Vanilleextrakt

Zum Bestreuen:

1 TL Samen oder gehackte Nüsse

ZUBEREITUNG

Den Backofen auf 160 °C (180 °C Umluft) vorheizen.

Die Brotform gut fetten oder mit Backpapier auslegen. Alle Bananenbrot-Zutaten in eine Küchenmaschine geben und glatt verkneten. In die vorbereitete Brotform füllen, die Samen oder Nüsse darüber streuen und 25-30 Minuten backen. Wenn Sie einen Holzspieß in das Brot stecken und kein Teig mehr an ihm haftet, dann ist das Brot fertig. Beim Backen und all seinen vielen Variablen gibt es immer einen schmalen Grat, also starten Sie einen Timer, der aufwärts zählt, wenn Sie das Brot in den Ofen schieben. Beginnen Sie die Kontrolle des Brotes mit dem Spieß nach 25 Minuten, und wenn es fertig ist, notieren Sie, wie lang es tatsächlich gebraucht hat. Auf diese Weise wissen Sie für das nächste Mal, welche Zeit perfekt ist.

Servieren Sie es als Sandwich oder als Toast, mit einem Aufstrich Ihrer Wahl – probieren Sie Butter, Nussbutter oder Frischkäse.

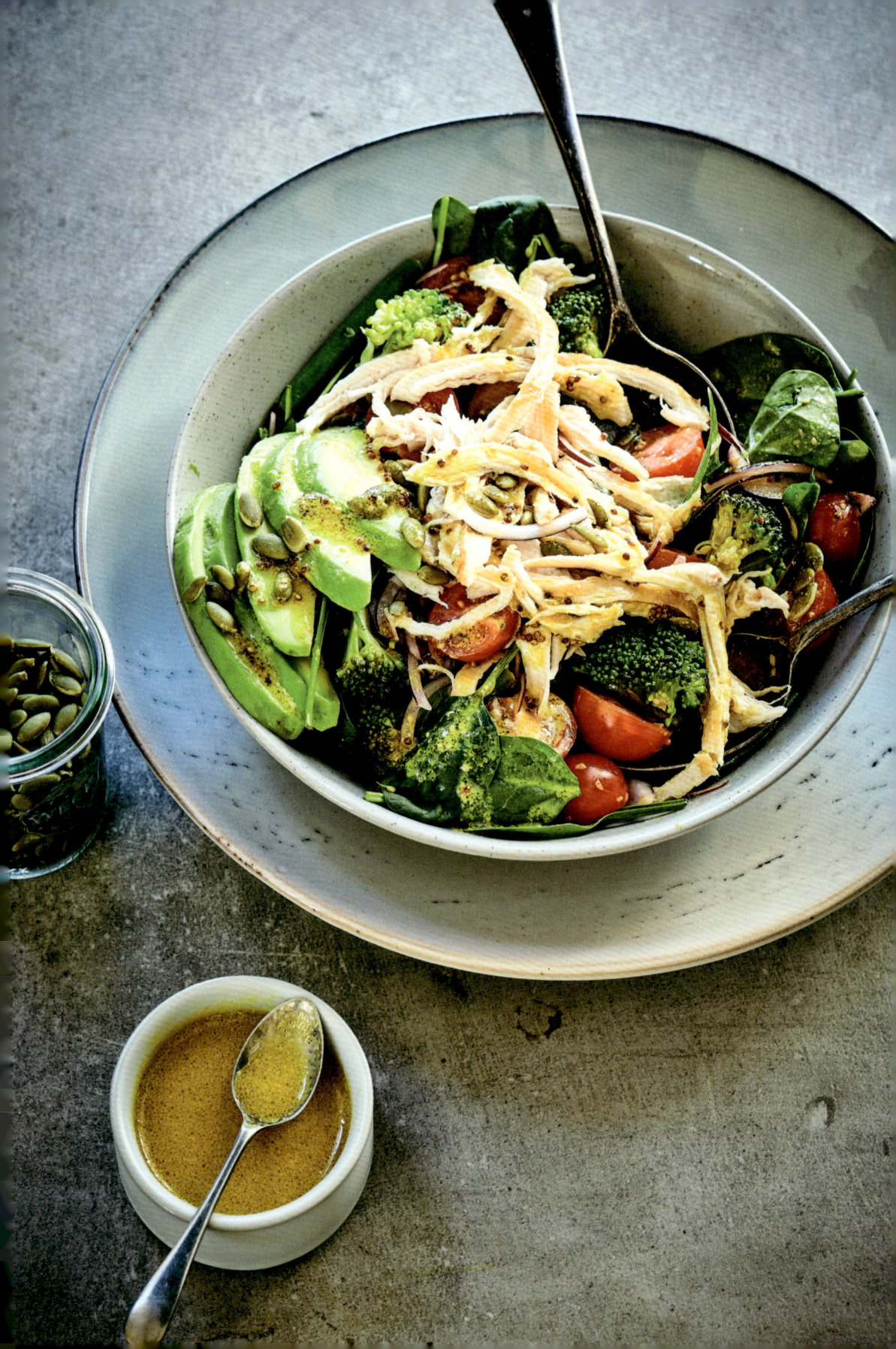

Großer *PFF*-Salat

Salat ist eine vielseitige Mahlzeit, die endlose Kombinationen von Zutaten haben kann. Ihrer Fantasie sollten keine Grenzen gesetzt sein. Theoretisch ist Salat also nie langweilig - aber wir hatten alle schon gähnend langweilige Salate, denen jede Spannung fehlte. Hier sind die Elemente, mit denen Sie Ihr Salatspiel immens verbessern können:

1. *Eine Basis von interessantem Gemüse der Saison, einschließlich eines obligatorischen Blattgrüns. Eine Mischung aus rohem „Salat" und gekochtem „Dinner"-Gemüse bringt die Dinge immer auf den Punkt. Reste vom Vortag eignen sich hervorragend!*
2. *Eine ausgeprägte Hauptproteinkomponente. Das können Reste vom Abendessen sein oder etwas, das Sie für diesen Zweck kochen.*
3. *Ein köstliches Dressing auf einer Basis aus hochwertigem Oliven- oder Avocadoöl oder einem Vollfettjoghurt.*
4. *Eine schöne Mischung aus Textur und Farben.*

Portionen 4
Vorbereitungszeit 5 Minuten
Zubereitungszeit 5 Minuten
Kohlenhydrate 4 g pro Portion

ZUTATEN

Für die Grundlage (Gemüse):
1 EL Olivenöl extra vergine
1 Tasse gehacktes saisonales Gemüse (z. B. Brokkoli, Zucchini, Blumenkohl, grüne Bohnen, grüner Spargel) oder Reste von gekochtem Gemüse
125 g Babyspinat oder anderes Blattgemüse
1 rote Zwiebel, fein gehackt
250 g Kirschtomaten, halbiert oder geviertelt

Für die Hauptproteine:
4 (1 pro Person) handtellergroße Portionen gekochtes Fleisch oder gekochter Fisch oder Fleischalternativen wie Halloumi oder Mozzarella

Für die Textur:
2 EL Kürbiskerne, Sonnenblumenkerne oder beliebige Nüsse
1-2 EL geriebener Parmesan
1 Avocado
2-3 EL frische Kräuter oder fein gehackte Frühlingszwiebeln

Für das Dressing:
65 ml Olivenöl extra vergine
2 EL Apfelessig oder anderer Essig
frisch gemahlener schwarzer Pfeffer

ZUBEREITUNG

Erhitzen Sie das Öl in einer Pfanne bei mittlerer Hitze, fügen Sie das frische Gemüse hinzu und lassen Sie es 5 Minuten dünsten. Das gekochte und abgekühlte Gemüse zusammen mit den restlichen Grundzutaten in eine große Schüssel geben und gut durchmischen. Hauptproteine und alle Zutaten für die Textur hinzufügen.

Die Dressing-Zutaten miteinander verquirlen und mit Salz und frisch gemahlenem schwarzen Pfeffer abschmecken. Das Dressing in die Schüssel geben und vorsichtig unterheben.

Die Avocado teilen, Kern entfernen, das Fleisch herauslösen und in Scheiben schneiden.

Verteilen Sie den Salat zum Servieren auf ausreichend große Schüsseln und achten Sie darauf, dass jeder einen angemessenen Anteil an Kernen oder Nüssen, Olivenöl und Avocado erhält.

MITTAGESSEN FÜR DEN REST DER WOCHE

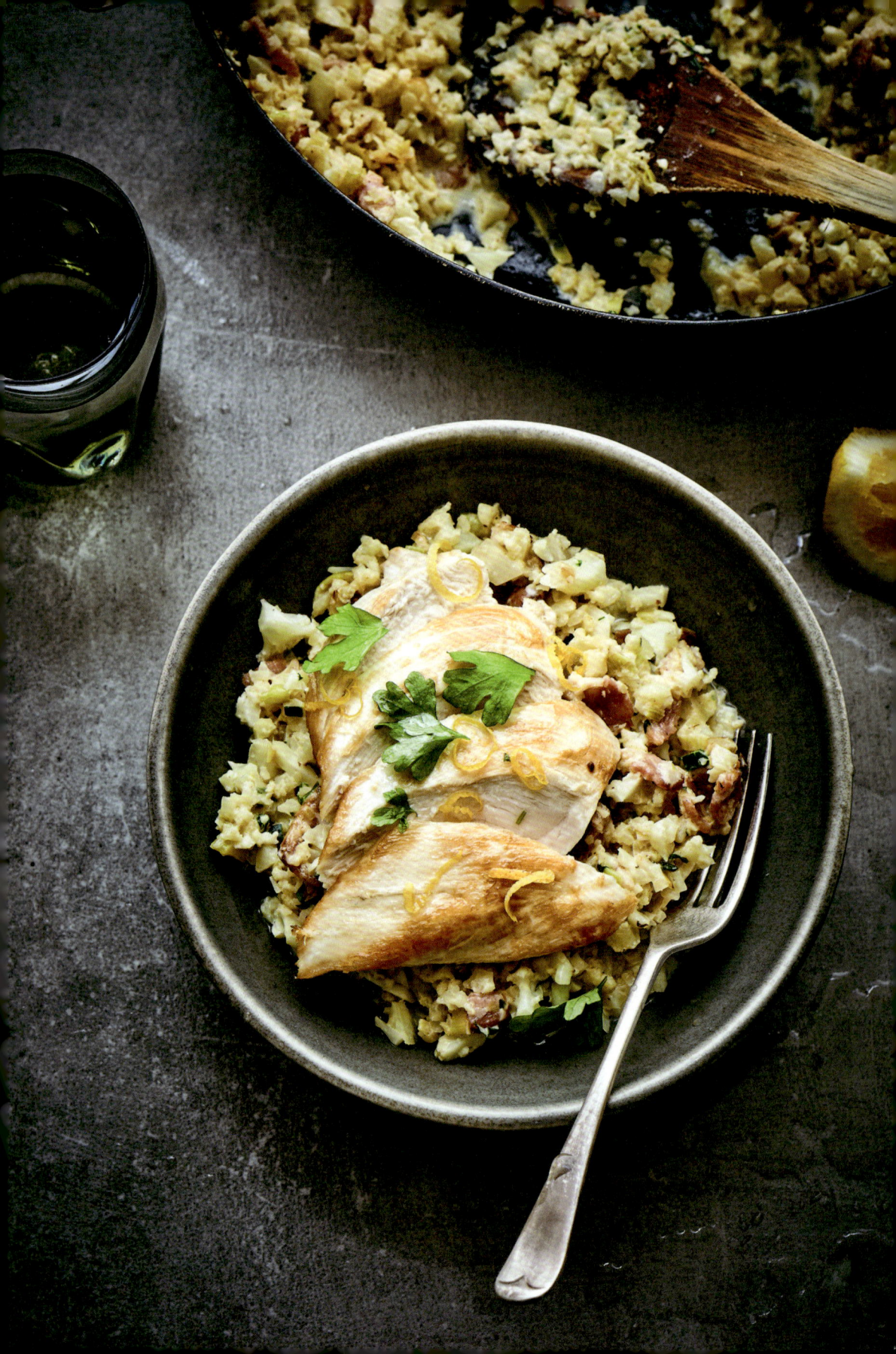

Blumenkohlrisotto mit Zitronen-Hühnchen

Portionen	4
Vorbereitungszeit	15 Minuten
Zubereitungszeit	10 Minuten
Kohlenhydrate	7 g pro Portion

ZUTATEN

Für das Zitronen-Hühnchen:

500 g Hühnerbrust, längs in 2 cm dicke Steaks
geschnitten

1 Knoblauchzehe, abgezogen und in Scheiben
geschnitten

Zesten einer ½ Bio-Zitrone

1 EL Olivenöl extra vergine

½ TL Salz

Für den Risotto:

1 Blumenkohl

1 Stange Lauch

1 EL Olivenöl extra vergine

1 EL Butter

2 Knoblauchzehen, abgezogen und fein gehackt

4 Scheiben geräucherter Speck (oder Pancetta),
gewürfelt

¼ Tasse Weißwein (optional)

1 Tasse Sahne

½ Tasse Mascarpone (oder saure Sahne)

¼ Tasse geriebener Parmesan

1 EL gehackte Petersilie

1 EL fein geschnittener Schnittlauch

Zum Garnieren:

frisch gemahlener schwarzer Pfeffer

1 EL geriebener Parmesan

1 EL Olivenöl extra vergine

ZUBEREITUNG

Die Hühnerbrust mit Knoblauch, Zitronenzesten, Öl und Salz in einer mittelgroßen Schüssel marinieren. Eine große Bratpfanne auf mittlerer bis hoher Stufe erhitzen. Dann das Hähnchen mit der Marinade auf beiden Seiten je 3-4 Minuten anbraten. Anschließend auf einen Teller legen, locker mit Folie abdecken und ruhen lassen.

Während das Huhn brät und ruht, den Risotto zubereiten. Vom Blumenkohl die Röschen abbrechen. Die Stiele werden nicht mehr benötigt. Die Blumenkohlröschen in eine Küchenmaschine geben und so lange hacken, bis sie reisähnlich sind. Schneiden Sie den grünen Teil vom Lauch ab und bewahren Sie ihn auf, um ihn in einer Suppe zu verwenden oder ein anderes Mal zu schmoren. Halbieren Sie den weißen Teil des Lauchs der Länge nach und schneiden Sie ihn dann in feine Scheiben.

Das Öl und die Butter in einen mittelgroßen Topf bei niedriger bis mittlerer Hitze geben. Wenn die Butter geschmolzen ist, den Lauch hinzufügen und umrühren. Etwa 3 Minuten lang langsam dünsten und dabei gelegentlich umrühren, bis der Lauch weich wird. Knoblauch und Speck hinzugeben und die Hitze etwas erhöhen, damit der Speck eine leichte Färbung erhält - gelegentlich weiterrühren. Den Blumenkohlreis hinzufügen und gut umrühren. 3 Minuten unter häufigem Rühren kochen lassen, dann den Wein (falls verwendet) hinzufügen und kurz verkochen lassen. Sahne, Mascarpone und Parmesan hinzufügen. Unter leichtem Rühren 1-2 Minuten weiterkochen lassen, bis die Flüssigkeit eingedickt ist. Petersilie und Schnittlauch unter den Risotto heben.

Mit reichlich frisch gemahlenem Pfeffer, frisch geriebenem Parmesan und einem Spritzer Olivenöl servieren.

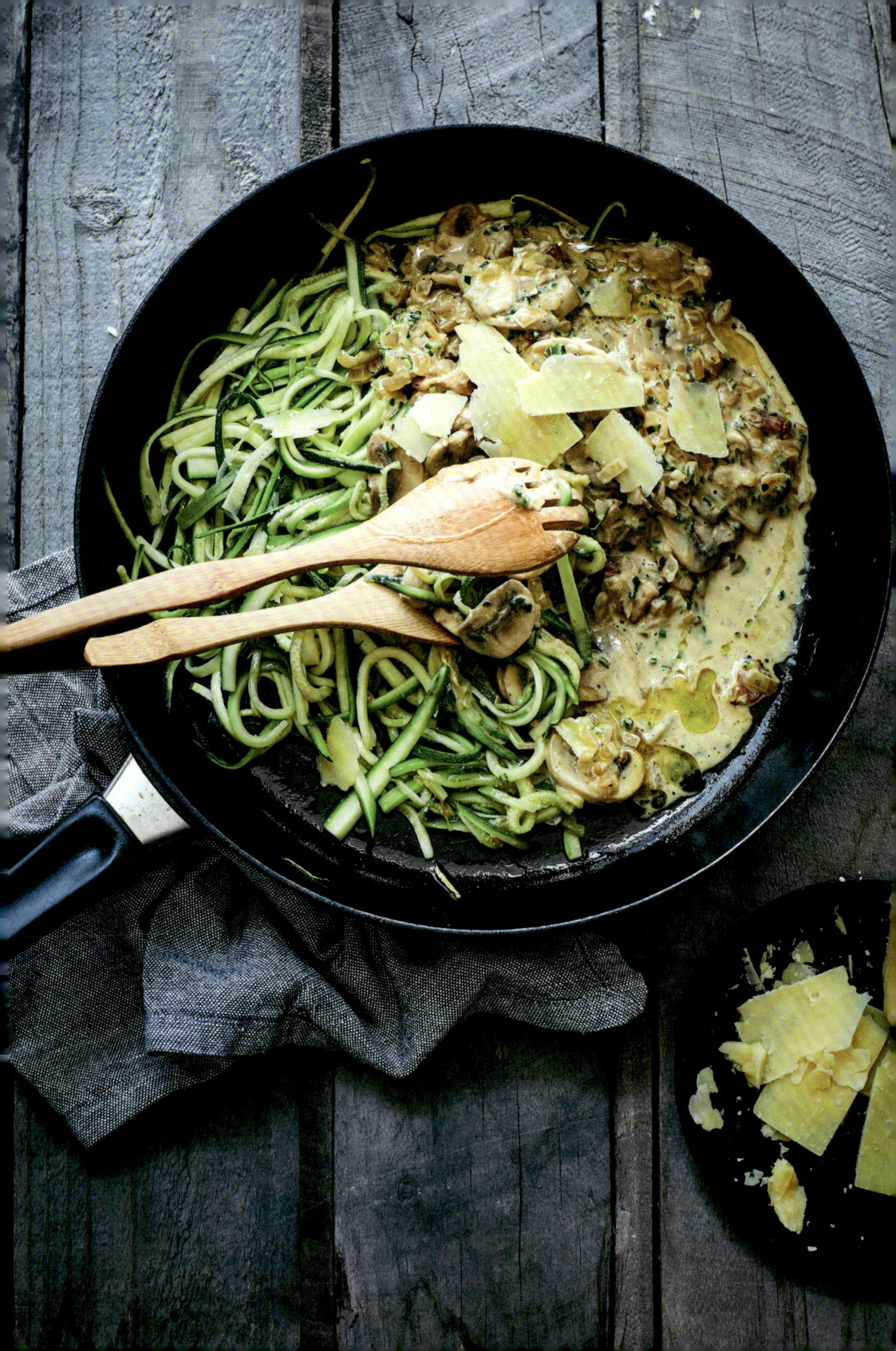

Zucchini Carbonara

Portionen	4
Vorbereitungszeit	15 Minuten
Zubereitungszeit	10-15 Minuten
Kohlenhydrate	7 g pro Portion

ZUTATEN

Für die Cabonara:
2 EL Olivenöl extra vergine
2 Zwiebeln, fein gehackt
3 Knoblauchzehen, abgezogen und gepresst
3 Streifen geräucherter Speck, fein gehackt
250 g Champignons, geputzt und in Scheiben
    geschnitten
1 Tasse Sahne
¼ Tasse Weißwein oder Hühnerbrühe oder Wasser
2 Eigelb
frisch gemahlener schwarzer Pfeffer
1 kleiner Bund Schnittlauch, Petersilie oder
    Estragon, grob gehackt (je mehr Kräuter, desto
    besser)

Für die Zucchini:
4 kleine Zucchini
2 EL Olivenöl extra vergine oder Butter

Zum Garnieren:
etwas Parmesan, grob gehobelt
1 EL Olivenöl extra vergine

ZUBEREITUNG

Erhitzen Sie das Öl in einer großen Bratpfanne bei mittlerer Hitze. Die Zwiebel und eine Prise Salz hinzufügen und unter gelegentlichem Rühren 2-3 Minuten dünsten. Knoblauch, Speck und Champignons hinzugeben und etwa 3 Minuten weiterdünsten lassen, bis alles weich geworden ist. Sahne und Wein/Brühe/Wasser hinzufügen, umrühren, die Hitze auf eine niedrige Stufe zurückdrehen und das Ganze leicht köcheln lassen.

Währenddessen die Zucchini mit einem Messer oder (idealerweise) einem Spiralschneider in Nudeln schneiden. Öl/Butter in einer Pfanne stark erhitzen. Braten Sie die Zucchini schnell 1 Minute an und nehmen Sie die Pfanne vom Herd.

Die Eigelbe unter ständigem Rühren in die Sahnesauce geben, dann vom Herd nehmen und kurz weiterrühren. Mit Salz und frisch gemahlenem schwarzem Pfeffer abschmecken und die gehackten Kräuter unterrühren.

Zum Servieren die Zucchini auf vier Pastatellern verteilen und jeweils in der Mitte zu einem kleinen Haufen aufschichten. Mit einem Löffel die Carbonara-Sauce darüber geben und mit Parmesanspänen, einem Schuss Olivenöl und etwas schwarzem Pfeffer garnieren.

ABENDESSEN FÜR DEN REST DER WOCHE

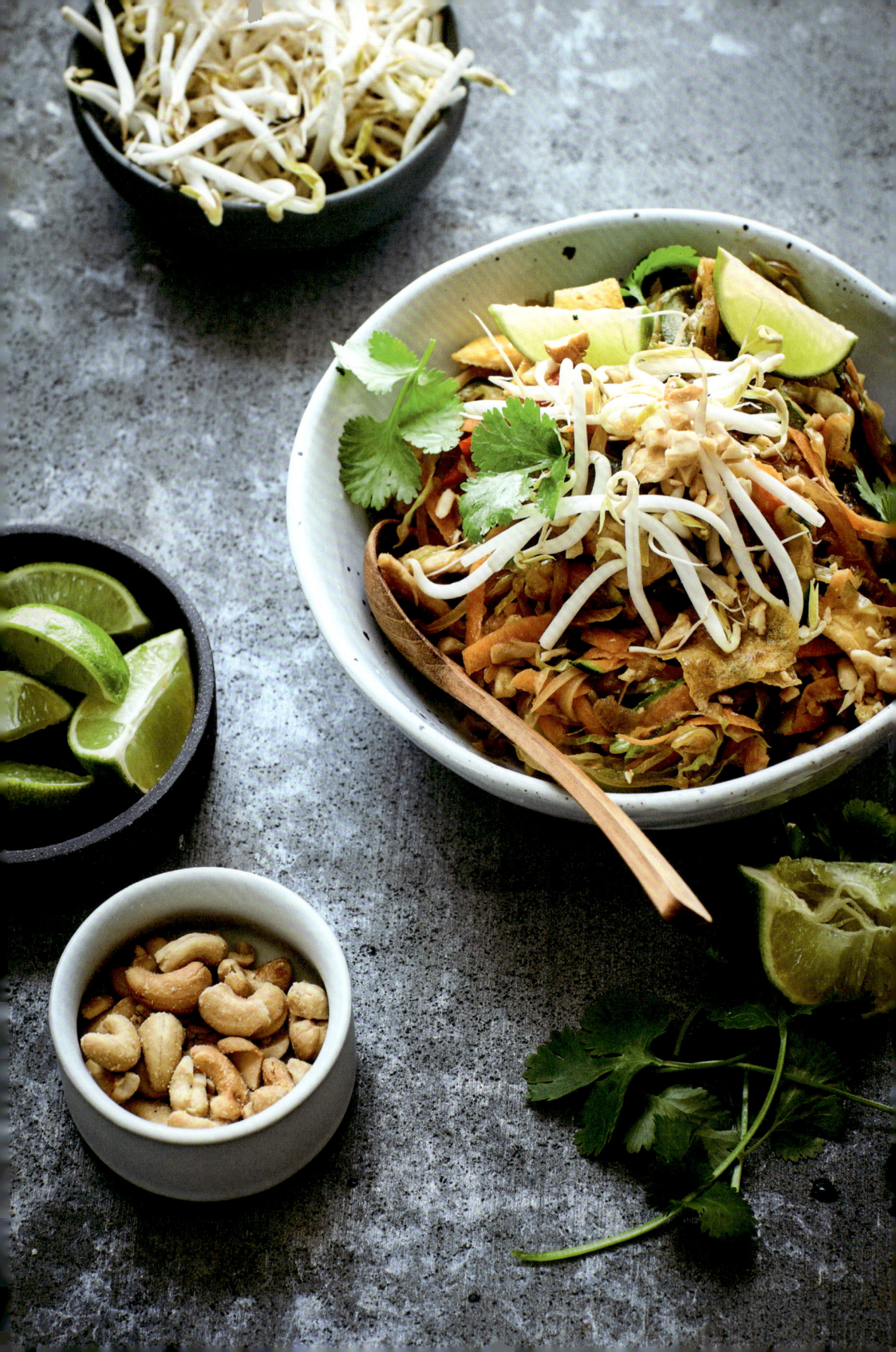

Hühnchen & Cashew-Pad-Thai

Portionen	4
Vorbereitungszeit	30 Minuten
Zubereitungszeit	10 Minuten
Kohlenhydrate	11 g pro Portion

ZUTATEN

½ Kopf Grünkohl

1 EL Ingwer, fein gerieben

1 Paprika, egal, welche Farbe

1 Karotte, geschält

1 Zucchini

1 Zwiebel

3 Knoblauchzehen, abgezogen und fein gehackt

1 Bund Koriander

½ Tasse geröstete Cashewkerne

500 g Hühnerbrust

2 EL Kokos- oder Olivenöl

1 EL Sesamöl

1 EL Fischsauce

1 EL Sojasauce und zusätzliche Sauce zum Abschmecken

2 Eier, verrührt

1 Tasse Mungobohnensprossen

1 Bio-Limette, geachtelt

ZUBEREITUNG

Schneiden Sie den Kohl in lange, dünne Streifen und geben Sie ihn zusammen mit dem Ingwer in eine Schüssel. Die Paprika putzen, in Streifen schneiden und in die Schüssel geben.

Karotte und Zucchini in eine separate Schüssel reiben. Die Zwiebel schälen und in Scheiben schneiden. Zusammen mit dem gehackten Knoblauch in eine dritte Schüssel geben. Den Koriander waschen und abtropfen lassen, mit den Stielen hacken. Etwas Koriander zum Garnieren beiseitelegen.

1 EL Cashewkerne hacken und beiseitestellen. Das Hähnchen in Streifen schneiden.

Das Kokosöl in einer großen Pfanne oder im Wok stark erhitzen. Das Hähnchen hinzufügen und 30 Sekunden unter Rühren anbraten, dann die Zwiebeln und den Knoblauch hinzufügen. Die Hitze so hoch wie möglich halten und 30 Sekunden unter Rühren weiterbraten, bevor der Kohl und die Paprika hinzugefügt werden. Weitere 30 Sekunden unter ständigem Rühren braten, dann Karotten und Zucchini hinzufügen. Weitere 30 Sekunden braten, dann das Sesamöl, die Fischsauce, die Sojasauce, die verquirlten Eier, den Koriander und die Cashewkerne hinzugeben. Weitere 2 Minuten unter Rühren auf großer Flamme braten und prüfen, ob das Huhn vollständig durch ist, bevor es abgeschmeckt und mit Salz oder extra Sojasauce gewürzt wird.

In Schüsseln servieren, mit Mungobohnensprossen und den gehackten Cashewkernen und Koriander garnieren und Limettenachtel über dem Gericht auspressen.

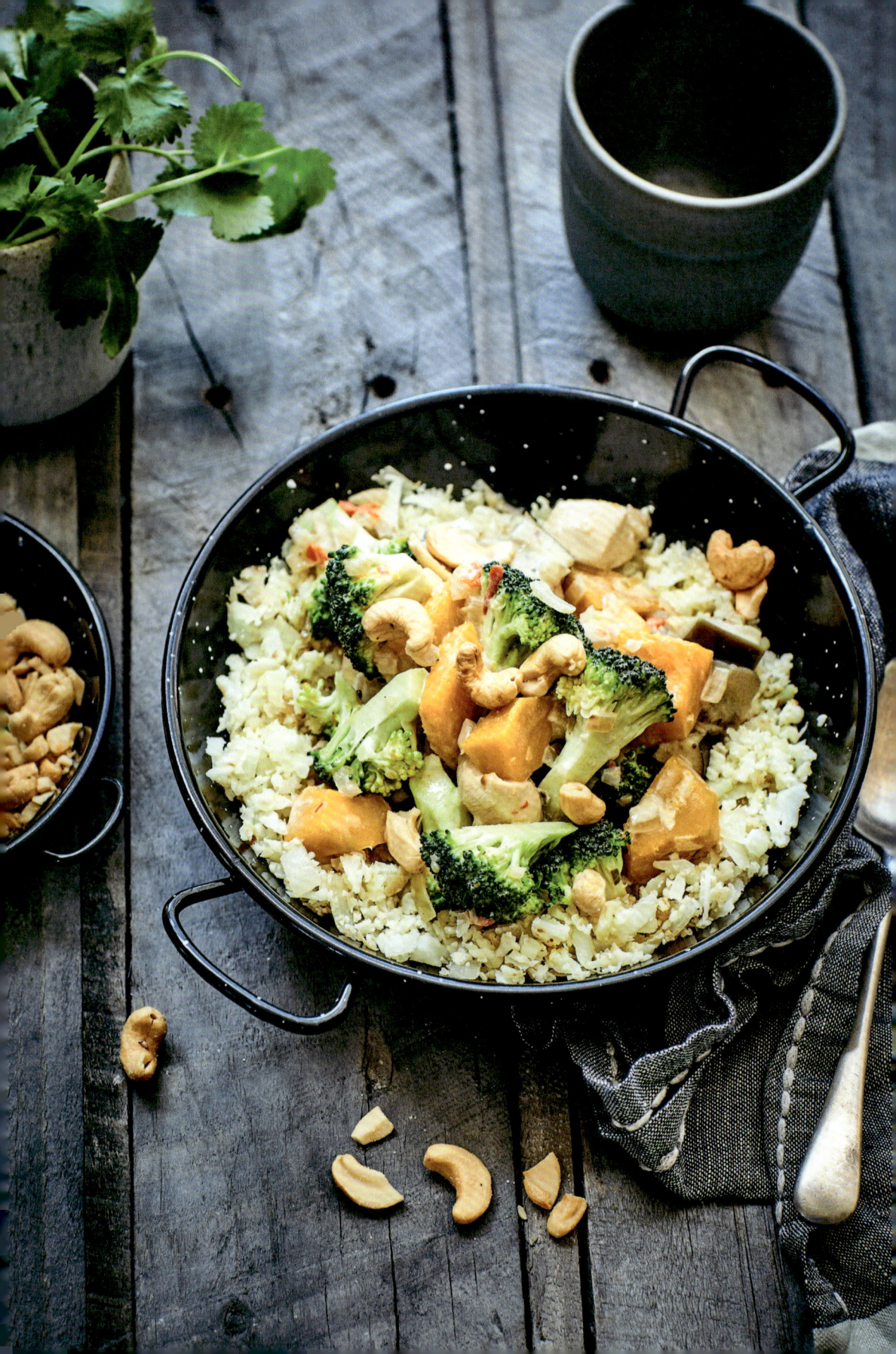

Kokos-Curry mit Blumenkohlreis

Portionen	4
Vorbereitungszeit	30 Minuten
Zubereitungszeit	30 Minuten
Kohlenhydrate	16 g pro Portion

ZUTATEN

Für das Kokos-Curry:

2 EL Kokosöl

2 Zwiebeln, geschält und gehackt

3-4 Knoblauchzehen, abgezogen

1-2 frische Chilischoten

2-3 Kaffirlimettenblätter, in feine Streifen
geschnitten

2-3 cm frischer Ingwer, geschält und gehackt

2 Tassen Kokosmilch

2 Tassen Hühnerbrühe (oder Knochenbrühe oder
Wasser)

500 g Hühnerfleisch oder Fisch oder Garnelen
(roh und aufgetaut)

150 g Kürbisfleisch, gewürfelt

1 Kopf Brokkoli, in Röschen

1 Aubergine, in 2-3 cm große Würfel geschnitten

frisch gemahlener schwarzer Pfeffer

Fischsauce nach Bedarf

1 EL Kokosraspel

1 kleine Handvoll Koriander, gehackt

2 EL Cashewkerne, grob gehackt

Für den Blumenkohlreis:

1 Blumenkohl

1-2 EL Kokosöl

1 Zwiebel, geschält und gehackt

1 Knoblauchzehe, abgezogen und gehackt

ZUBEREITUNG

Erhitzen Sie das Kokosöl in einem mittelgroßen Topf bei mittlerer Hitze. Die Zwiebel hinzufügen und unter gelegentlichem Rühren 3-4 Minuten dünsten. In der Zwischenzeit mit einem Mörser und Stößel oder einer Küchenmaschine Knoblauch, Chili, Kaffirlimettenblätter und Ingwer zu einer Paste verarbeiten. Die Paste zu den Zwiebeln geben und unter Rühren 1 Minute lang weiterdünsten. Kokosmilch und Brühe/ Wasser hinzufügen. Umrühren, zum Kochen bringen und das Curry 15 Minuten offen köcheln lassen, damit sich die Aromen entfalten können. Während das Curry köchelt, schneiden Sie den Strunk und die Blätter vom Blumenkohl ab und brechen die Röschen vom Hauptstiel ab. Die Röschen in die (gespülte) Küchenmaschine geben und hacken, um eine reisähnliche Konsistenz zu erhalten. Beiseitestellen. Das Hühnerfleisch in Teile schneiden (falls verwendet) und das restliche Gemüse zum Curry geben. Wenn Sie Fisch oder Garnelen verwenden, fügen Sie einfach an dieser Stelle nur das Gemüse hinzu – Fisch und Garnelen brauchen nur ein paar Minuten, also sollten Sie sie später hinzufügen. Lassen Sie das Curry 15-20 Minuten weiterkochen, bis alle Zutaten gar sind. Wenn Sie Fisch oder Garnelen verwenden, fügen Sie diese jetzt hinzu und lassen Sie sie weitere 2-3 Minuten kochen, bis die Meeresfrüchte gerade gar sind. Würzen Sie die Sauce mit Salz, frisch gemahlenem schwarzen Pfeffer, der Fischsauce und den Kokosraspeln. Etwas Koriander unterrühren und einige Cashewkerne darüber streuen. Wenn das Curry fast fertig ist, das Kokosöl in einer großen Pfanne oder einem Topf bei mittlerer Hitze erhitzen. Die Zwiebel hinzufügen und unter Rühren 3-4 Minuten dünsten, dann den Knoblauch hinzufügen und 30 Sekunden weiterdünsten und umrühren. Den Blumenkohlreis hinzugeben und unter regelmäßigem Rühren 4-5 Minuten bissfest anbraten. Zum Servieren geben Sie den Blumenkohlreis ringförmig auf die Teller und fügen das Curry in der Mitte hinzu. Mit etwas Koriander und gehackten Cashewkernen bestreuen.

Tipp: Sie können dem Blumenkohlreis verschiedene Gewürze hinzufügen, um ihn nach Belieben zu verändern. Ich rühre gerne einige gehackte Sonnenblumenkerne und einige Sesamkörner unter. Wenn ich die Zwiebeln anschwitze, gebe ich oft einen Teelöffel Kurkuma dazu, um ihnen Farbe und Erdigkeit zu verleihen.

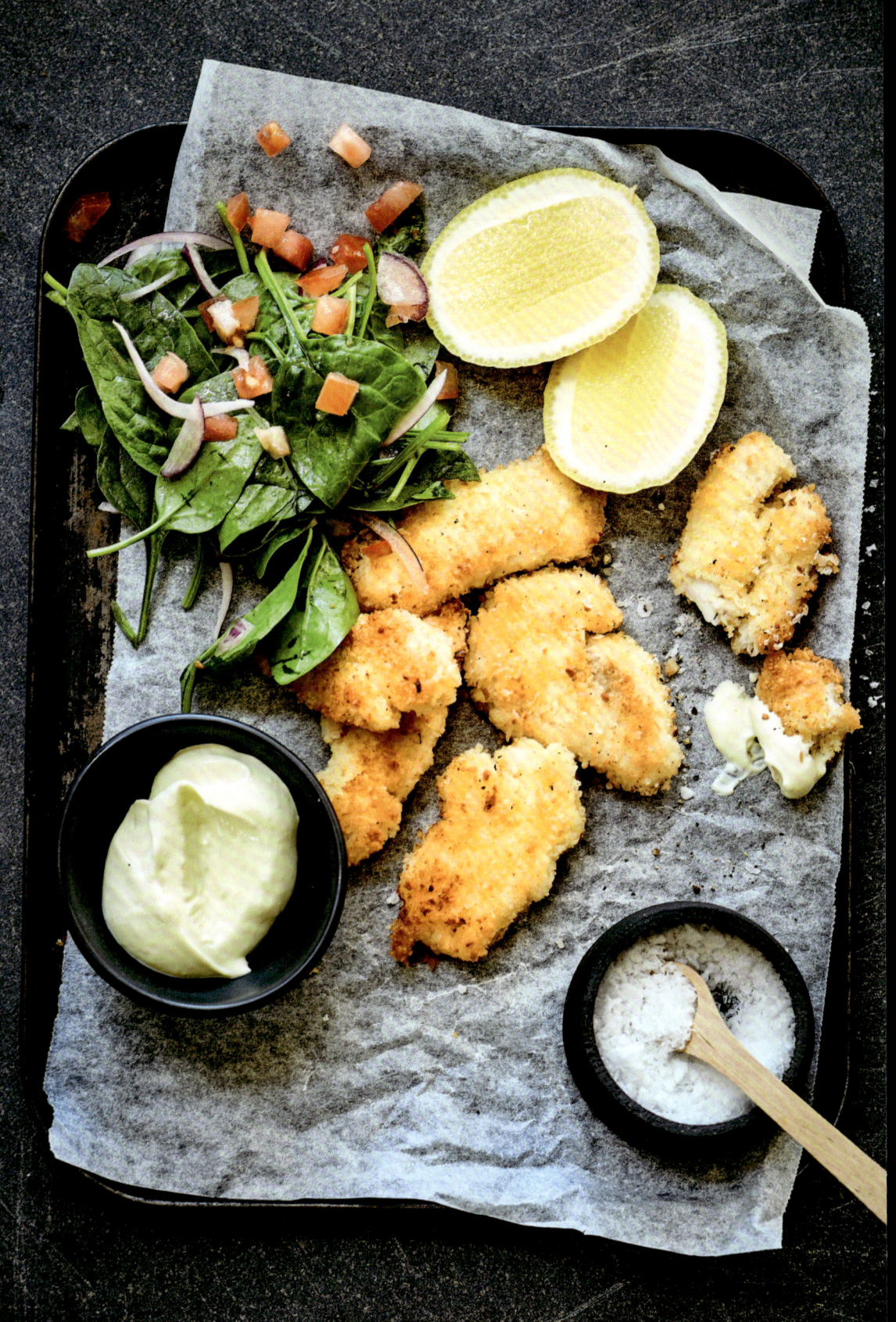

Panierter Fisch mit Wasabi-Mayonnaise

Portionen	4
Vorbereitungszeit	30 Minuten
Zubereitungszeit	30 Minuten
Kohlenhydrate	6 g pro Portion

ZUTATEN

Für die Mayonnaise:

2 Eier

1½ Tassen leichtes Olivenöl

Saft einer Zitrone

1-2 TL Wasabipaste

Für den Fisch:

2 Eier

2 EL Kokosmehl

1 EL Mandelmehl

500 g weißes Fischfilet, ohne Haut

3-4 EL Oliven- oder Kokosöl

1 Bio-Zitrone, in Stücke geschnitten

Für den schnellen Salat:

125 g Babyspinat

1 rote Zwiebel, geschält und fein gehackt

1 Tomate, in 1 cm große Würfel geschnitten

1 EL Olivenöl extra vergine

1 TL Essig nach Belieben

ZUBEREITUNG

2 Eier in einen Mixer oder eine Küchenmaschine geben und gut verrühren. Währenddessen langsam das Öl hinzugeben und weitermixen, bis die Mayonnaise emulgiert ist. Mit Salz und frisch gemahlenem schwarzen Pfeffer abschmecken. Zitronensaft und Wasabipaste (mehr oder weniger nach Belieben) hinzufügen und verrühren.

Machen Sie den schnellen Salat, indem Sie alle Zutaten in eine große Schüssel geben. Mit Salz und Pfeffer abschmecken und das Salatgemüse durch Schwenken mischen.

Für den Fisch die restlichen Eier in einer Schüssel verquirlen. Mischen Sie das Kokosmehl und das Mandelmehl und geben Sie es in eine breite, flache Schüssel. Schneiden Sie den Fisch in fingerdicke Stücke, tauchen Sie diese in das Ei und wenden den Fisch in der Kokos-/Mandelmischung. Den panierten Fisch auf einen anderen Teller legen und mit dem Rest auf die gleiche Weise verfahren.

Das Oliven- oder Kokosöl in einer antihaft-beschichteten Pfanne bei mittlerer Hitze erhitzen und einen sauberen Teller mit Papiertüchern auslegen. Die Fischstücke in die Pfanne geben und ca. 2 Minuten auf jeder Seite knusprig braten. Auf die Papiertücher legen und mit Salz und Pfeffer würzen.

Den knusprigen Fisch mit einem Teelöffel Mayonnaise, dem Salat und den Zitronenstücken servieren.

ABENDESSEN FÜR DEN REST DER WOCHE

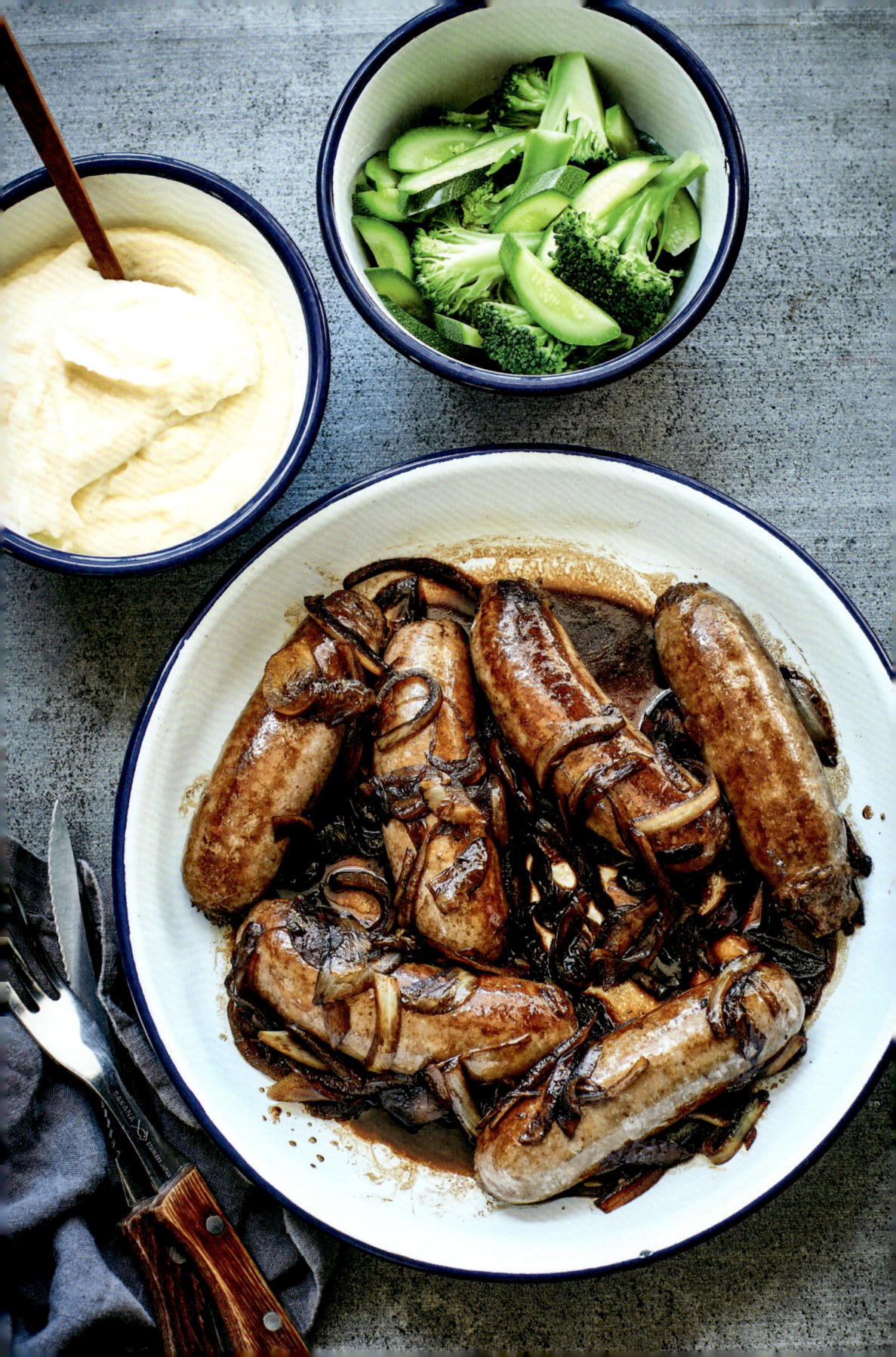

Würstchen & Püree mit Zwiebelsauce & gedünstetem Grünzeug

Portionen	4
Vorbereitungszeit	20 Minuten
Zubereitungszeit	15 Minuten
Kohlenhydrate	13 g pro Portion

ZUTATEN

Für das Püree:

1 Kopf Blumenkohl
3 EL Butter
1 Eigelb

Für das Grünzeug:

1 Kopf Brokkoli
1 Zucchini
1 EL Butter

Für die Würstchen und Zwiebelsauce:

2 EL Butter
600 g sehr gute Bratwürstchen
2 Zwiebeln, geschält und in Ringe geschnitten
2 TL Sojasauce
1 TL Worcestersauce
1 TL Balsamico-Essig
½ Tasse Brühe oder Wasser

ZUBEREITUNG

Bringen Sie in einem mittelgroßen Topf Salzwasser zum Kochen. Den Blumenkohl in Röschen schneiden und 8-10 Minuten kochen, bis er weich ist. Den Brokkoli in Röschen schneiden, schälen und den Stiel grob hacken. Die Zucchini grob hacken. Das Grünzeug 3-4 Minuten dünsten, entweder über dem Blumenkohl mit einem Dampfgareinsatz oder in einem separaten Topf.

Das grüne Gemüse abtropfen lassen, unter fließendem kaltem Wasser kurz abschrecken und beiseitestellen. Den Blumenkohl in einem Sieb abtropfen lassen und in den Topf zurückgeben, um ihn mit Dampf zu trocknen; dadurch erhalten Sie einen steiferen Brei. Den Blumenkohl dann in eine Küchenmaschine oder einen Mixer geben, Butter und Eigelb dazugeben und alles zu einem glatten Teig verarbeiten. Mit Salz und Pfeffer abschmecken.

Während das Gemüse kocht, eine große Pfanne bei mittlerer Hitze erhitzen. Die Butter und die Würstchen hinzufügen. Unter regelmäßigem Wenden 5-6 Minuten braten lassen, bis die Würste fast gar sind. Die Zwiebeln in die Pfanne geben und 3-4 Minuten weitergaren, bis sie weich werden. Sojasauce, Worcestersauce, Balsamico-Essig und Brühe/Wasser hinzufügen, die Hitze erhöhen und 2-3 Minuten kochen, bis die Würste gar sind und die Sauce leicht eingedickt ist.

Die Butter im Blumenkohltopf schmelzen lassen, das Grünzeug, Salz und frisch gemahlenen schwarzen Pfeffer hinzufügen und unter gelegentlichem Rühren 2-3 Minuten erhitzen, bis alles heiß ist.

Zum Servieren die Würste anrichten, Zwiebelsauce darübergeben. Gemüse und Püree dazu servieren.

ABENDESSEN FÜR DEN REST DER WOCHE

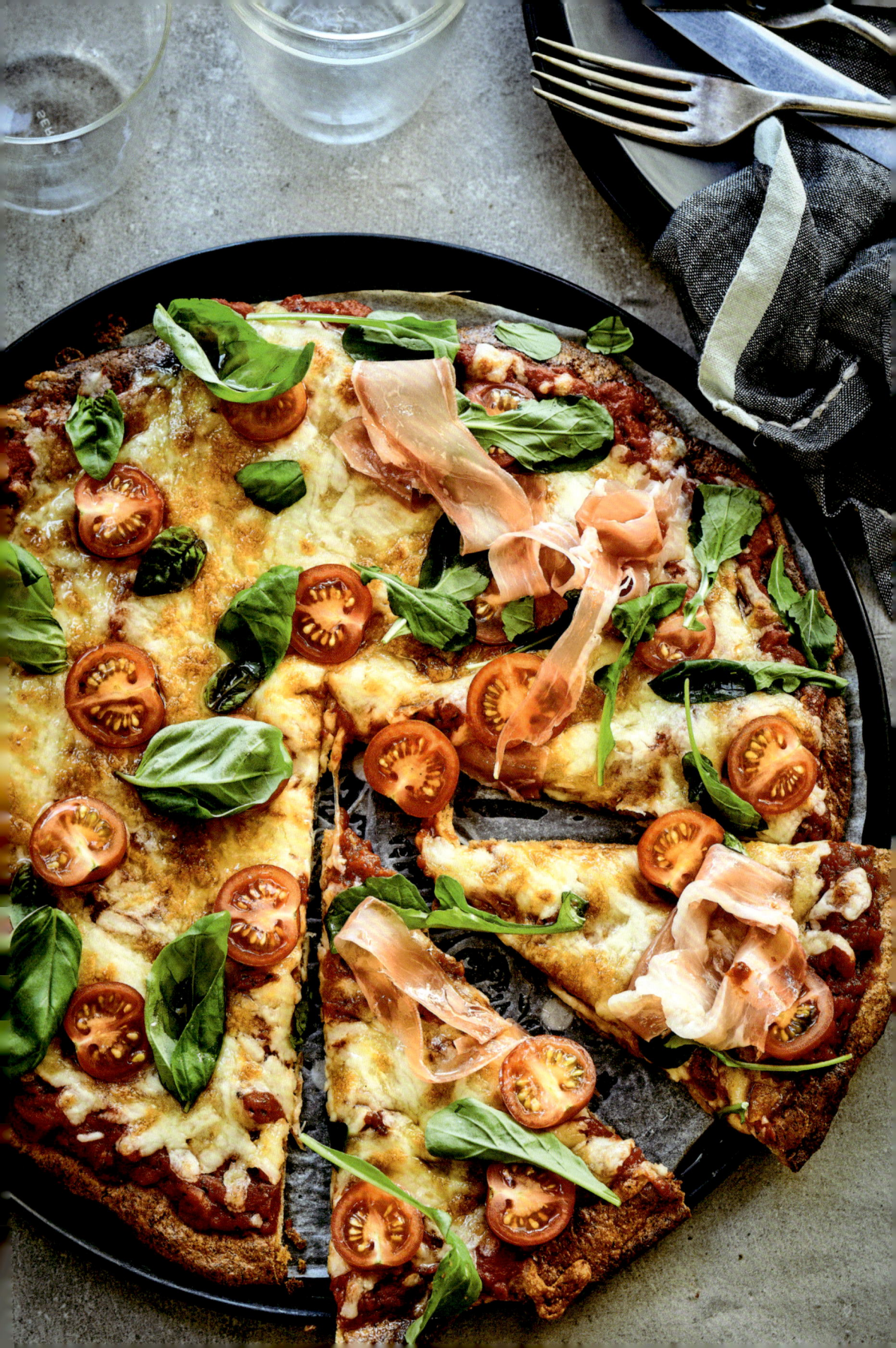

PFF-Pizza

Portionen	4
Vorbereitungszeit	30 Minuten
Zubereitungszeit	20 Minuten
Kohlenhydrate	7 g pro Portion

ZUTATEN

Für die Pizzasauce (ergibt 6-8 Portionen):

1 EL Olivenöl extra vergine
1 Zwiebel, geschält und gehackt
400 g gehackte Tomaten aus der Dose
1 Knoblauchzehe, abgezogen und gepresst
1 EL Essig
1 Prise getrockneter Oregano, nach Belieben
einige Basilikumblätter
frisch gemahlener schwarzer Pfeffer

Für den Pizzateig:

2 Tassen geriebener Mozzarella (nicht in Lake
    eingelegt)
¾ Tasse gemahlene Mandeln
2 EL Sahne
¼ Tasse Flohsamenschalen
1 Ei, verrührt

Für den Belag:

250 g Kirschtomaten, halbiert
½ Mozzarellakugel (in Lake eingelegt),
    in Scheiben geschnitten
3-4 Scheiben Prosciutto, in Streifen geschnitten
1 Handvoll Basilikumblätter

Für den Beilagensalat:

1 Handvoll Salatblätter (Babyspinat,
Wildkräutersalat und/oder Ruccola)
¼-½ rote Zwiebel, geschält und fein geschnitten
1 Tomate, in 1 cm große Stücke geschnitten
1 EL Olivenöl extra vergine
Saft einer ¼ Zitrone

ZUBEREITUNG

Das Olivenöl in einem Topf bei mittlerer Hitze erhitzen. Die Zwiebel hinzugeben und unter gelegentlichem Rühren einige Minuten dünsten.

Tomaten, Knoblauch, Essig und Oregano (falls verwendet) hinzufügen. Zum Kochen bringen und 10 Minuten köcheln, dann leicht abkühlen lassen. Das Basilikum hinzufügen und mit einem Stabmixer (oder in einem Mixer oder einer Küchenmaschine) glatt pürieren. Mit Salz und frisch gemahlenem schwarzen Pfeffer abschmecken. Dieses Rezept ergibt mehr, als Sie benötigen, aber die Sauce ist 4-5 Tage im Kühlschrank oder bis zu 1 Monat im Gefrierschrank haltbar.

Den Backofen auf 180 °C (200 °C Umluft) vorheizen. Legen Sie einen Pizzastein oder ein Backblech zum Aufwärmen in den Ofen.

Geben Sie den geriebenen Mozzarella in eine mikrowellengeeignete Schüssel und stellen Sie ihn für 20 Sekunden in die Mikrowelle. Herausnehmen und umrühren, dann wiederholen, bis er gleichmäßig geschmolzen ist. Die anderen Pizzateigzutaten in eine Küchenmaschine geben und mixen. Den geschmolzenen Mozzarella dazugeben und so lange mixen, bis sich alles zu einer teigigen Kugel zusammenfügt. Geben Sie den Teig auf ein Stück Antihaft-Backpapier und legen Sie Frischhaltefolie darauf. Rollen Sie den Pizzateig so dünn, wie Sie möchten.

Schieben Sie das Backpapier mit dem ausgerollten Teig auf den heißen Pizzastein oder das Backblech und entfernen Sie die Frischhaltefolie. Backen Sie den Boden 6-8 Minuten. Nehmen Sie ihn aus dem Ofen und verteilen Sie etwa die Hälfte der Sauce auf dem Pizzaboden. Mit den Kirschtomaten und Mozzarellascheiben belegen und weitere 12-15 Minuten backen, bis der Käse leicht goldfarben ist.

Während die Pizza backt, alle Salatzutaten in eine mittelgroße Schüssel geben und gut durchmischen.

Wenn die Pizza fertig ist, nehmen Sie sie aus dem Ofen und verteilen Sie den Schinken und Ruccola und Basilikumblätter darauf. In Stücke schneiden und sofort mit dem Salat servieren.

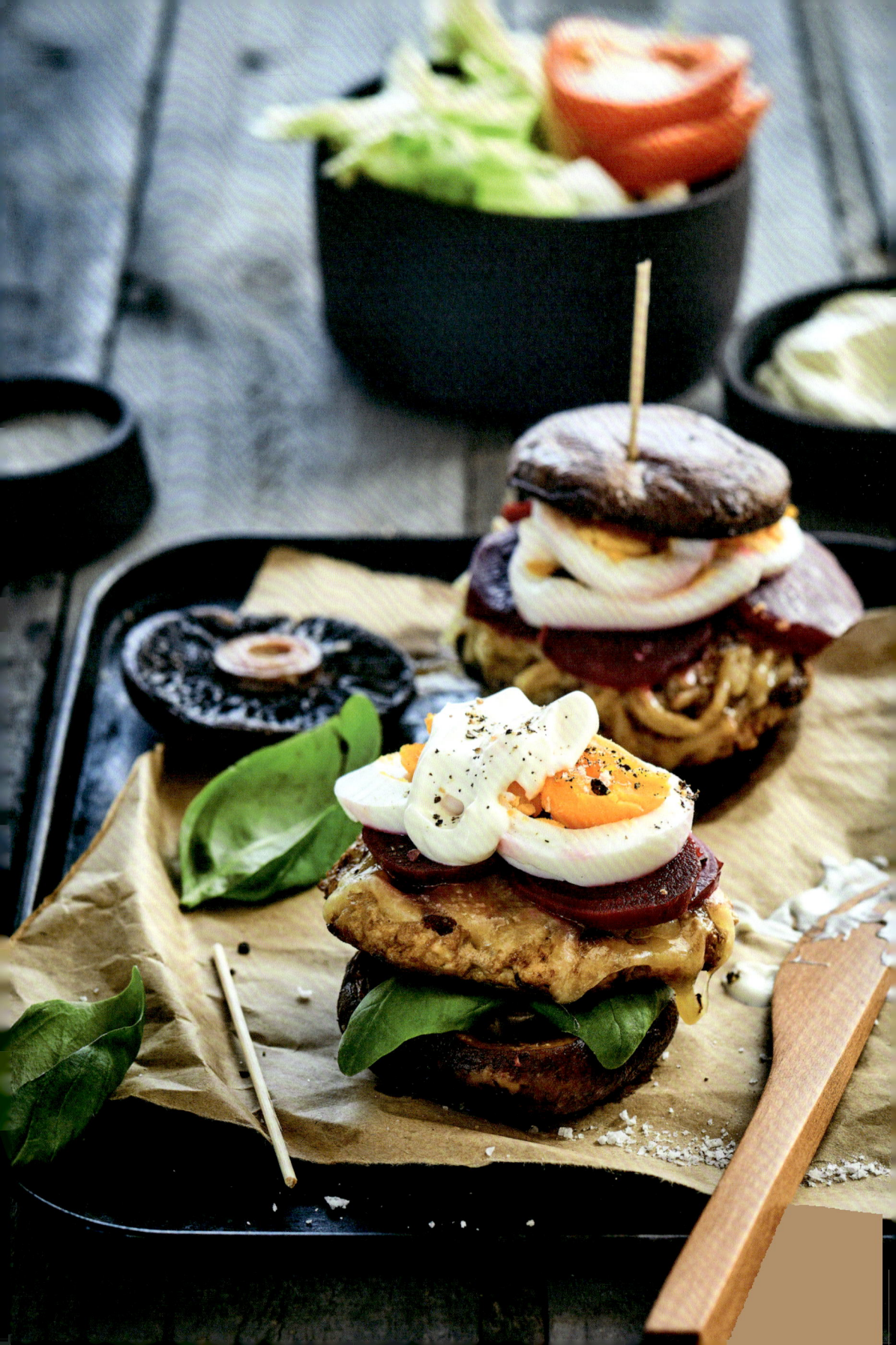

PFF-Burger

Portionen	4
Vorbereitungszeit	5 Minuten
Zubereitungszeit	20-25 Minuten
Kohlenhydrate	10 g pro Portion

ZUTATEN

Für den Belag:
2 mittelgroße Rote Bete
2 Eier
1 Handvoll Basilikumblätter
1 rote Zwiebel
2 Tomaten, in dünne Scheiben geschnitten
1 Tasse geriebener Käse

Für die Fleisch-Patties:
2 Zwiebeln, geschält und fein gehackt
600 g Hackfleisch
1 Ei
1 Knoblauchzehe, abgezogen und gepresst
1½ TL Salz
1 TL getrocknete Kräuter

Für die vegetarische Variante:
250 g Halloumi, in 8 Scheiben geschnitten

Zum Abschluss:
1 EL Olivenöl extra vergine
1 EL Butter
8 große Champignons
Mayonnaise (hausgemacht oder gute Qualität im
    Geschäft gekauft)

ZUBEREITUNG

Die Enden der Rote Bete entfernen (nicht schälen) und die Rote Bete in einen Topf geben, der mit mindestens 5 cm Wasser gefüllt ist. Eine Prise Salz hinzufügen. Zum Kochen bringen und 15-20 Minuten kochen lassen, bis sie gerade weich sind, dann die Eier in den Topf geben und weitere 8 Minuten kochen lassen, bis sie hart sind. Die Rote Bete und die Eier abtropfen lassen und in kaltem Wasser abschrecken.

Während die Rote Bete kocht, alle Zutaten für die Fleisch-Patties in eine große Schüssel geben und mit den Händen gut vermengen. In vier Teile aufteilen und zu Patties formen – sie werden beim Braten aufgehen, also machen Sie sie etwas flacher.

Stellen Sie zwei Bratpfannen auf mittlere Flamme, geben Sie das Öl in die eine und die Butter in die zweite Pfanne. Braten Sie die Fleisch-Patties oder Halloumi-Scheiben im Öl unter regelmäßigem Wenden, bis sie im gewünschten Grad durch sind. Braten Sie die Champignons in der Butter, bis sie weich sind.

Während die Frikadellen/Halloumischeiben und Pilze braten, schälen Sie die rote Zwiebel und schneiden Sie sie in dünne Ringe, schneiden Sie die Tomaten in Scheiben, schälen Sie die Eier und die Rote Bete und schneiden Sie sie ebenfalls in Scheiben.

Zum Servieren legen Sie die Frikadellen/ Halloumischeiben, Champignons und alle Zutaten für den Belag auf eine oder mehrere große Platten und lassen Sie jeden seinen eigenen Burger nach Belieben zusammenstellen.

ABENDESSEN FÜR DEN REST DER WOCHE

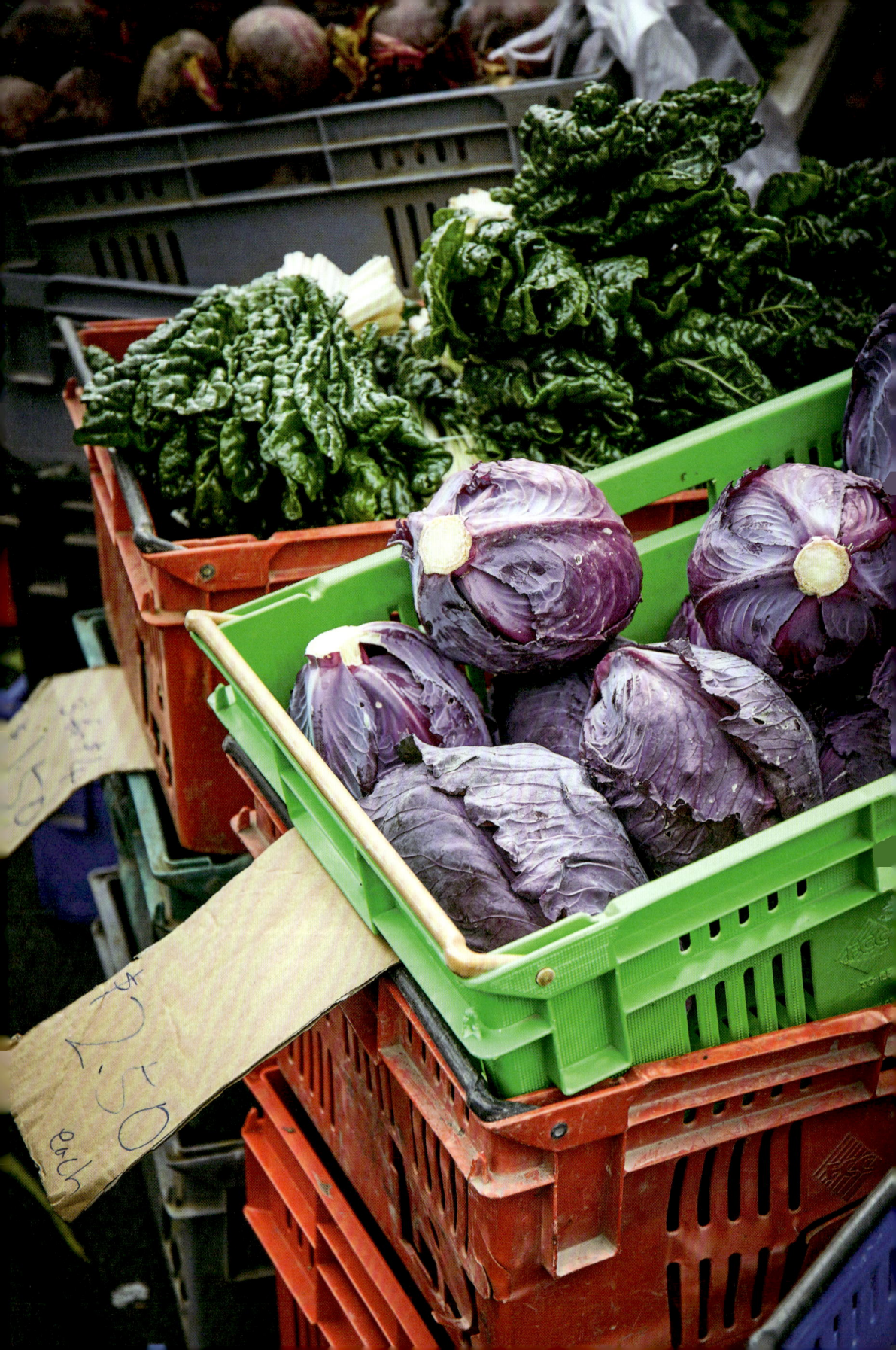

Erste Gerichte, um ein langes Fasten zu brechen

Zu Beginn des Buches haben wir Ihnen das fortgeschrittene (längere) Fasten erklärt. Um es nochmals kurz zusammenzufassen: Das fortgeschrittene Fasten ist eine völlig andere Nummer als das Power-Fasten, und es ist sicherlich nichts, was Sie auf die leichte Schulter nehmen oder ständig tun sollten.

Wenn Sie die Dinge sorgfältig durchdacht haben, gegebenenfalls Ihren Arzt konsultiert haben und sich für ein längeres Fasten entscheiden, gibt es noch etwas, das Sie wissen sollten. Wir sprechen von der „Ersten Mahlzeit" - das Erste, was Sie essen sollten, wenn Sie ein längeres Fasten brechen. Diese erste Mahlzeit ist wirklich wichtig - wenn Sie es nicht richtig machen, kann es ziemlich unangenehm werden. Deshalb geben wir Ihnen hier zwei wichtige Tipps, um diese Phase zu überstehen, sowie zwei leckere Rezepte für die „Erste Mahlzeit" (die natürlich auch zu jeder anderen Zeit gegessen werden kann). Nachdem Sie kleine Mengen zu sich genommen haben und sich gut fühlen, können Sie zu einer unserer Power-Mahlzeiten übergehen. Zuerst die Tipps nach einem ausgedehnten Fasten:

1. Mit wenig und langsam beginnen

Ihr Verdauungssystem hat gerade einen erholsamen Urlaub während Ihres Fastens hinter sich, wenn Sie es also wieder in Gang bringen wollen, müssen Sie freundlich zu ihm sein. Stellen Sie sich vor, Sie kämen von einem schönen, langen, strandnahen und erholsamen Urlaub zurück. Wenn Sie sich gleich in einen 12 Stunden-Arbeitstag stürzen, wird das wahrscheinlich viel Stress und Unbehagen verursachen - kein guter Start. Sie werden es überleben, aber es wird wehtun. Es ist viel besser, den ersten Tag etwas langsamer anzugehen und sich auf Volldampf vorzubereiten.

Dasselbe gilt für Ihre erste Mahlzeit nach einer längeren Zeit ohne Essen. Fangen Sie mit wenig an und essen Sie langsam und achtsam, damit Ihr Darm die Zeit bekommt, die er braucht, um aufzuwachen, und nicht von der Geschwindigkeit, mit der ihm die Nahrung zugeführt wird, überfordert ist.

2. Verdauungsfreundliches Essen

Nach dem Urlaub Ihres Verdauungssystems will es keine reichhaltigen, scharfen oder schweren Mahlzeiten. Was es will, sind darmfreundliche Mahlzeiten - Mahlzeiten, die leicht verdaulich sind. Auch wenn dies wahrscheinlich für jeden Menschen anders ist, gibt es doch einige spezielle darmheilende Nahrungsmittel, die wir empfehlen. Knochenbrühe und Sauerkraut sind besonders gut für den Darm und beide lassen sich beim Metzger oder im Bioladen kaufen. Ihr örtlicher Supermarkt führt sie vielleicht sogar auch. Da sie jedoch sehr teuer sein können, empfehlen wir Ihnen, sie mithilfe der folgenden Rezepte selbst herzustellen. Sie müssen diese im Voraus zubereiten, besonders das Sauerkraut, da es eine gewisse Zeit braucht, um zu fermentieren.

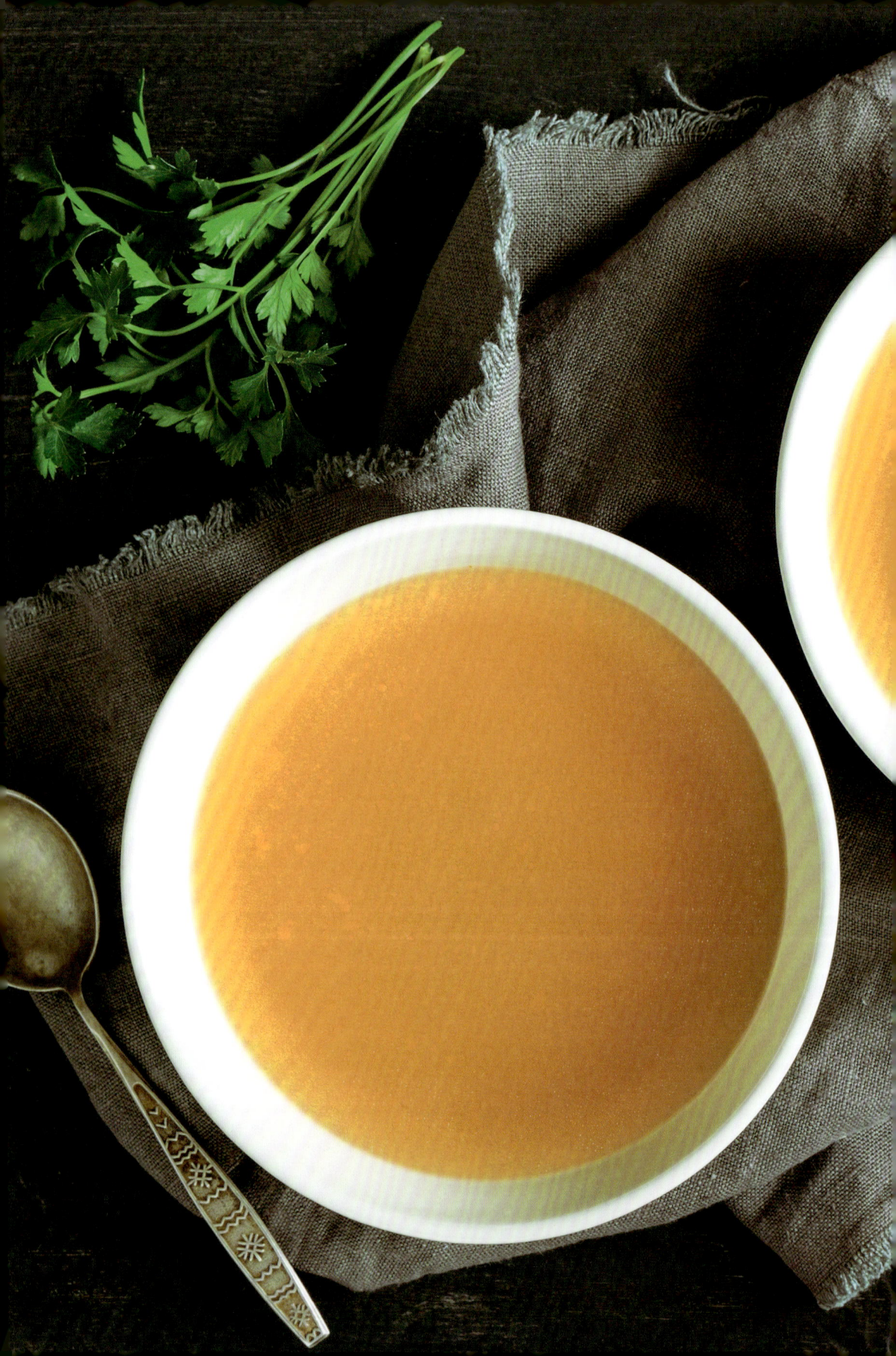

Selbst gemachte *PFF*-Knochenbrühe

Portionen	ca. 4 Liter
Vorbereitungszeit	10 Minuten
Zubereitungszeit	8-16 Stunden
Kohlenhydrate	<1 g pro Portion (200 ml)

Für dieses Rezept brauchen Sie einen Schongarer. Alternativ können Sie in einem großen Topf auf der Herdplatte kochen und regelmäßig kochendes Wasser nachfüllen, wenn der Wasserstand zu niedrig wird.

ZUTATEN

1-2 kg rohe Hühnerknochen/Karkasse (frisch oder tiefgefroren, idealerweise Bio)
3-5 Liter Wasser (ausreichend, um die Knochen zu bedecken)
2 EL Apfelessig (oder anderer Essig)
1-2 Karotten
1-2 Zwiebeln
1-2 Stangen Staudensellerie
frisch gemahlener schwarzer Pfeffer
einige frisch gehackte Kräuter, z. B. Petersilie oder Schnittlauch, zum Garnieren

ZUBEREITUNG

Die Knochen in einen Schongarer legen, vollständig mit Wasser bedecken, die Temperatur auf niedrig stellen und den Deckel aufsetzen.

Während er hochheizt (das dauert einige Minuten), die Karotten schälen und der Länge nach halbieren. Die Zwiebel schälen und halbieren. Etwas Zwiebelschalen beiseitestellen - sie gibt der Brühe eine schöne helle Teefarbe. Staudensellerie in einige Stücke schneiden.

Wenn das Wasser erwärmt ist, den Essig und das Gemüse samt der Zwiebelschale hinzufügen. Setzen Sie den Deckel wieder auf und lassen Sie die Brühe bei geringer Hitze 8-16 Stunden köcheln. Zwischendurch den Schaum oben abschöpfen, um eine klarere Brühe zu erhalten. Der Schaum ist aber nicht ungesund. Wenn Sie es vergessen oder nicht dazu kommen, machen Sie sich also keine Sorgen.

Wenn die Brühe fertig gekocht ist, passieren Sie sie durch ein feines Sieb und, wenn Sie möchten, auch durch ein Musselintuch. Würzen Sie die Brühe mit Salz und frisch gemahlenem schwarzen Pfeffer, schmecken Sie sie ab und würzen Sie sie gegebenenfalls nach. Abkühlen lassen, dann in Gläser oder andere geeignete Behälter füllen. Wenn Sie nicht glauben, dass Sie alles innerhalb von 5-7 Tagen verbrauchen werden, können Sie die Knochenbrühe bis zu einem Monat im Gefrierschrank aufbewahren - sonst im Kühlschrank.

Die Brühe ist, mit einigen gehackten Kräutern bestreut, ein köstliches Heißgetränk; Sie können sie auch als Grundlage für Saucen und Suppen verwenden. Einfach in einem kleinen Topf auf dem Herd oder in der Mikrowelle auftauen/aufwärmen.

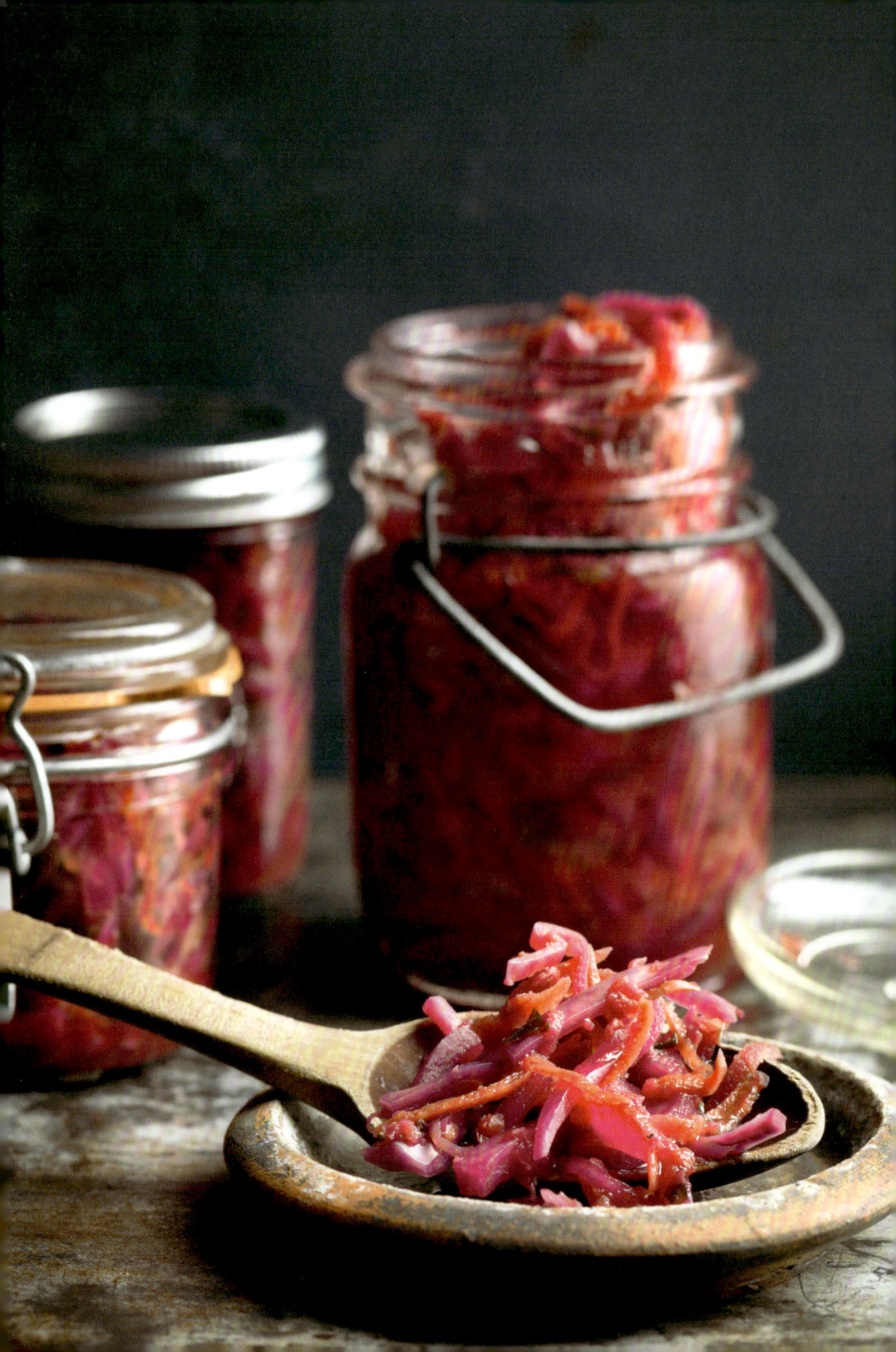

Selbst gemachtes *PFF*-Sauerkraut

Portionen	12 Tassen
Vorbereitungszeit	20 Minuten
Fermentationszeit	mind. 1 Woche bis zu 1 Monat
Kohlenhydrate	<1 g (½ Tasse)

ZUTATEN

1 roter Kohlkopf
1 Zwiebel
1 Karotte
2 Knoblauchzehen, geschält
1½ EL Salz (wichtig, **kein Jodsalz**)
1 TL Chiliflocken, nach Belieben

ZUBEREITUNG

Schneiden Sie den Kohl in feine Scheiben und legen Sie ihn in eine große Schüssel (nicht aus Aluminium). Die Zwiebel in feine Scheiben schneiden, die Karotte schälen und raspeln und beides in die Schüssel geben. Zerkleinern oder reiben Sie den Knoblauch in die Schüssel und fügen Sie das Salz und die Chiliflocken (falls verwendet) hinzu. Achten Sie darauf, dass Ihr Salz nicht jodiert ist – dies ist sehr wichtig, da Jod den Gärungsprozess hemmen kann!

Reinigen Sie Ihre Hände gründlich oder tragen Sie Handschuhe für die Zubereitung. Kneten Sie dann das Gemüse mindestens 5 Minuten lang vorsichtig zwischen den Fingern, bis das Salz beginnt, die Flüssigkeit aus den Zutaten zu ziehen. Es ist von entscheidender Bedeutung, dass die Flüssigkeit über dem Gemüse austritt, denn die Bakterien, die sich vermehren werden, gedeihen ohne Luft.

Legen Sie das massierte Gemüse in mehrere makellos saubere Einmachgläser (oder ein großes) und drücken Sie es ganz fest nach unten. Füllen Sie das Glas mit der ausgetretenen Flüssigkeit auf und wischen Sie die Innenseite des Deckels mit einem Papiertuch ab, um die Rückstände zu entfernen.

Legen Sie ein Stück Frischhaltefolie über die Öffnung des Einmachglases und verschließen Sie es dann mit seinem Scharnierbügel. Wickeln Sie den Deckel des Glases mit mehr Frischhaltefolie ein, um sicherzustellen, dass es gut gegen das Eindringen von Luft abgedichtet ist. Suchen Sie einen kühlen, dunklen Ort für Ihr Sauerkraut und lassen Sie es mindestens 1 Woche im Sommer und 2 Wochen im Winter fermentieren. Sie können es auch länger gären lassen (bis zu 1 Monat), wodurch ein säuerlicher, stärkerer Geschmack entsteht.

Wenn Ihr Sauerkraut fertig ist, füllen Sie es in kleinere Gläser und bewahren Sie es im Kühlschrank auf – es sollte bis zu einem Monat halten.

REZEPTE FÜR DAS FASTENBRECHEN

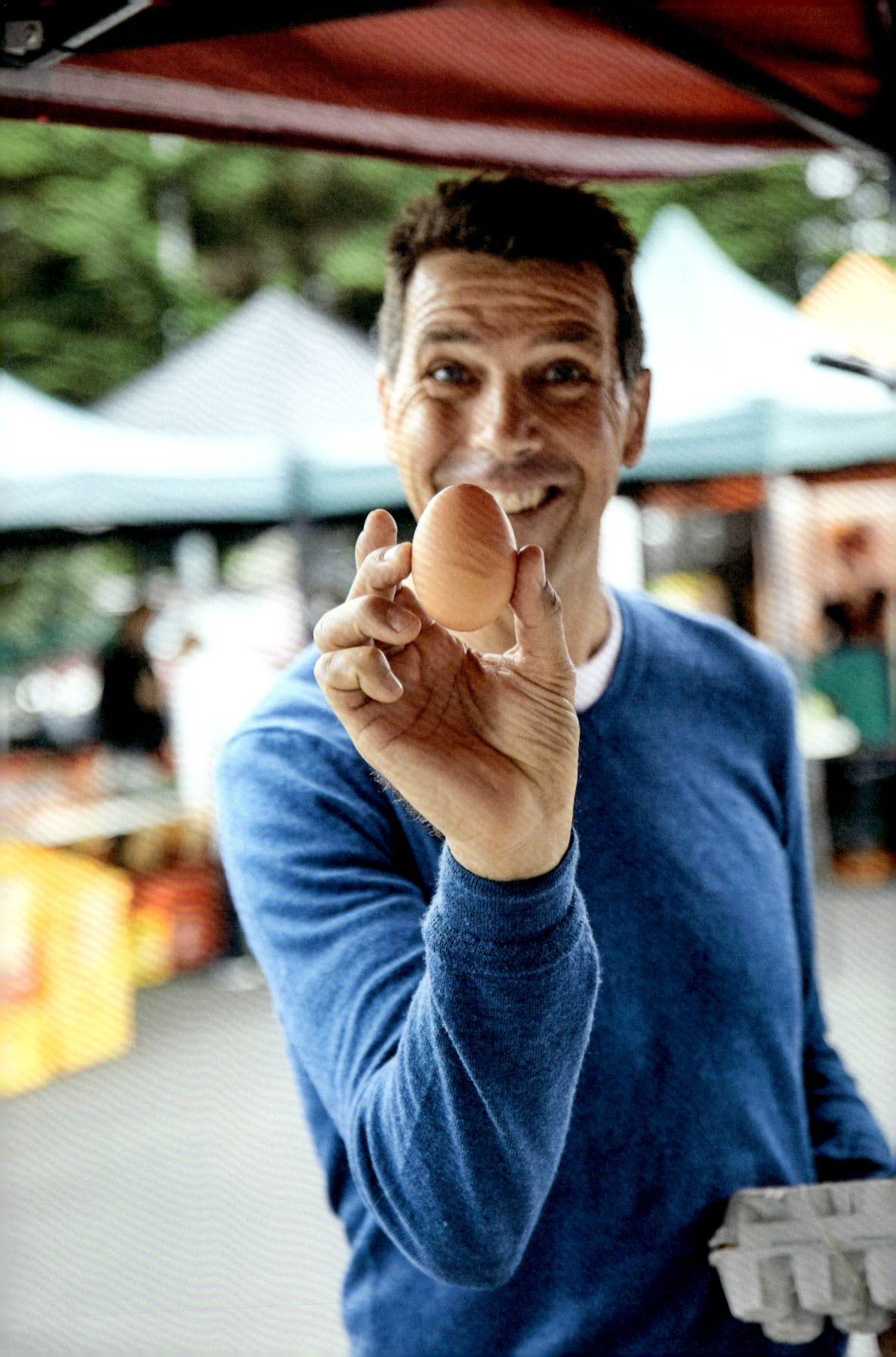

Teil 4
Das A-Z des Power-Fastens

Hi, ich bin's, Grant.

In diesem Teil des Buches dreht sich alles um die Wissenschaft hinter dem Fasten. Die Verwendung eines A-Z-Formats gibt mir die Möglichkeit, das, was ich sowohl als Forscher als auch als Praktiker gelernt habe, in einfachen, leicht verständlichen und mundgerechten Stücken zu beschreiben. Wenn Sie die Mythen und Fehlinformationen hinter sich lassen und sich auf die eigentliche Wissenschaft konzentrieren, werden Sie Folgendes lernen:

1. Der Körper ist perfekt angepasst, um Fett zu verbrennen, schlank zu bleiben und geistig wach zu sein. Es ist nur eine Frage des Lernens, wie man diese Physiologie entschlüsseln kann. Was Sie essen und wann Sie es essen, zählt.

2. Der Körper verfügt über ein einzigartiges Frühjahrsputzprogramm zur Säuberung und Abtötung von Zellen, das Autophagie (Aufräumen) und Apoptose (Wiederverwertung ganzer Zellen) genannt wird. Die Aktivierung dieser Prozesse ist für ein gesundes Leben unerlässlich. Sie werden durch Power-Fasten aktiviert.

3. Allein die Einschränkung dessen, was Sie essen (Kalorienreduktion), ist eine wirkungsvolle Waffe zur Verbesserung Ihrer Gesundheit und Langlebigkeit. Aber das Problem ist, dass der ständige Hunger und der niedrigere Umsatz, Sie unglücklich machen werden, und wenn Sie die Einschränkung aufheben, werden Sie am Ende wahrscheinlich noch mehr wiegen als zu Beginn.

4. Eine kohlenhydratarme Ernährung mit gesundem Fett (LCHF) ahmt den Fastenprozess nach. Fasten plus LCHF ergibt also die bestmögliche Kombination: Sie werden sich satt und gut genährt fühlen, während Sie die maximalen Vorteile des Fastens erreichen, ohne ständig hungrig zu sein und ohne Ihre Stoffwechselrate zu senken oder Ihr Immunsystem zu beeinträchtigen. Später werde ich die „alternativen Hypothesen" erläutern, wie Fett- und Kohlenhydratkalorien den Stoffwechsel beeinflussen und wie man die Biologie am besten „hackt", um die bestmöglichen Ergebnisse zu erzielen.

5. Wir sind alle unterschiedlich und werden unterschiedlich auf genau dieselbe Sache reagieren, ob es nun darum geht, was wir essen oder wie wir sonst leben. Es gibt subtile Unterschiede, deren wissenschaftliche Grundlage wir heute kennen. Dieses A-Z entschlüsselt diese Feinheiten. Sie werden mehr verstehen, als Sie sich je erträumt haben, über Schlaf, Stress, Kauen, Alkohol und vieles mehr.

A wie Autophagie und Apoptose

Jedes Jahr werden Milliarden Tonnen Kunststoff produziert, ein Großteil davon als Wegwerfverpackungen. Sie alle haben eine begrenzte Lebensdauer. Es liegt auf der Hand, sie dem Recycling zuzuführen. Es wird jedoch geschätzt, dass nur etwa 9 Prozent tatsächlich recycelt und weitere 11 Prozent verbrannt werden. Der Rest (80 Prozent) wird am Ende weggeworfen und zerstört unsere Umwelt. Er schwimmt in unseren Ozeanen und erstickt Fische und Vögel. Er wird Tausende von Jahren lang intakt auf Mülldeponien lagern. Es ist für die Gesundheit unseres Planeten nicht nachhaltig. Die Evolution hat unsere Körper daran gehindert, sich zu einer vergleichbaren verschwenderischen Ineffizienz zu entwickeln.

Autophagie: Ihre natürliche Recyclingmaschine

Wie alle Säugetiere haben wir Menschen in jeder Zelle unseres Körpers eine Recyclinganlage. Dieser Prozess wird als **Autophagie** bezeichnet - wenn Krankheitserreger, Zellmüll oder alte und beschädigte Strukturen innerhalb einer Zelle abgebaut und die Teile wiederverwendet werden.[1]

Okay, Autophagie ist also ein großes Wort für einen wirklich einfachen und nützlichen Prozess. Es ist in der Tat die Art und Weise, wie der menschliche Körper in der Lage ist, sich selbst in einem optimalen Zustand zu halten, indem er sich des Alten entledigt, das Gebrauchte repariert und das Neue wachsen lässt. Das ist genau das, was jedes anständige Unternehmen tun würde. Stellen Sie sich einen Supermarkt vor, der niemals wegen Reinigung oder Inventur geschlossen hat - irgendwann wären die Gänge überfüllt, die Vorräte würden ihr Verfalls- oder Mindesthaltbarkeitsdatum überschreiten, wichtige Artikel würden ausgehen und die Kunden erkranken.

Unsere Vorfahren mussten oft entweder ohne Nahrung auskommen oder sich sehr anstrengen, um diese zu bekommen. Diese Zeiträume zum Zwecke des Frühjahrsputzes zu nutzen ist in unserer DNA fest verankert. Was und wann wir essen, beeinflusst diesen Prozess. Manchmal zwingt das, was wir essen, die Zellen dazu, sich weiter zu vermehren und nicht zu recyceln, was als anaboler Zustand bezeichnet wird. Manchmal geht unser Körper in einen anderen Zustand über - in einen Zustand, in dem wir Zellen aufräumen, alte Zellen abtöten und wiederverwerten. Das nennt man den katabolen Zustand, und das passiert, wenn wir nicht essen. Für eine optimale Gesundheit ist das Gleichgewicht zwischen anabolen und katabolen Prozessen entscheidend. Ein Problem, verursacht durch unseren modernen Lebensstil, besteht jedoch darin, dass sich viele von uns die meiste Zeit in einer anabolen (Wachstums-)Phase befinden.[2] Dies wird weitgehend durch das Regime des „3 Mahlzeiten pro Tag plus Snacks" verursacht.

Der Körper ist so fein auf dieses Gleichgewicht eingestellt, dass wir, wenn wir ständig essen, das Aufräumen verpassen - und das geschieht auf unsere eigene Gefahr. Gott sei Dank steht Mutter Natur hinter uns und hat den Schlaf nicht verhandelbar gemacht; aber dennoch brauchen wir mit unserem modernen, hektischen Lebensstil mehr Zeit ohne Essen, um unsere Gesundheit zu optimieren.

Apoptose: Problemzellen loswerden

Apoptose ist wie Autophagie, aber hier wird die ganze Zelle recycelt. Dies wird auch als „programmierter Zelltod" bezeichnet. Ich stelle mir das gerne als Autophagie vor, aber für die ganze Zelle. Irgendwann entscheidet der Körper, dass die Zelle nicht mehr gesäubert oder repariert werden soll. Sie hat gerade ihr Verfallsdatum überschritten, oder es ist etwas Unreparierbares daran. Also recycelt der Körper das ganze Ding.

Fasten und fastenimitierende Diäten, die die Autophagie fördern, sind Anti-Aging. Sie fördern auch die Apoptose. Fasten treibt die perfekte Biologie zur Reinigung der Körperzellen an.

B wie Blutspenden

Nicht jeder kann fasten, aber es gibt verbündete Strategien, die ebenfalls ähnliche Vorteile bringen, und eine davon ist die Blutspende. Wenn man darüber nachdenkt, haben unsere Vorfahren, so, wie sie mehr gefastet haben, auch mehr geblutet als die meisten Menschen (vor allem Männer) heute. Unfälle, Parasiten, Kämpfe mit Tieren und mit anderen Menschen forderten ihren Tribut. Wir passten uns an, indem wir Eisen einlagerten. Infolgedessen sehen viele Menschen erhöhte Werte von gespeichertem Eisen (gemessen als Ferritin), die mit dem Alter ansteigen und mit einem erhöhten Sterberisiko durch chronische Krankheiten verbunden sind.[65] Blutspenden hingegen senkt sowohl den Ferritinspiegel im Serum als auch das Risiko einer frühen Mortalität. Selbst wenn man die Möglichkeit berücksichtigt, dass die Spender anfangs supergesund sind, bleibt der Zusammenhang bestehen: ein um 7,5 Prozent verringertes Sterberisiko für jede weitere Spende pro Jahr.[66] In einer Bevölkerung mit peripherer Arterienerkrankung und hohem Krebsrisiko halbierte die Reduzierung von Ferritin durch Blutentnahme die Krebsinzidenz und die Gesamtmortalität.[67] Blutspender haben ein niedrigeres Insulin und eine bessere Insulinsensitivität.[68] Verständlicherweise haben sie ein sehr niedriges Herzinfarktrisiko.[69] Die Evidenz für lebensverlängernde Blutspenden – also bei Menschen mit zunächst ausreichenden Ferritinwerten – ist stark und konsistent. Und natürlich verlängert eine Blutspende auch das Leben der Empfänger. Dies gilt vor allem für Fleischesser, die den Eisenverlust am leichtesten ausgleichen können, aber auch Vegetarier haben manchmal hohe Ferritinwerte.

C wie Caloric restriction oder Kalorieneinschränkung

Hier begann die Wissenschaft der Ernährung. Es stellte sich heraus, dass einfache Organismen wie Hefe und E.-coli-Bakterien länger leben, wenn man sie chronisch unterernährt. Hefe und E.-coli-Bakterien können bis zu viermal länger leben, Nematodenwürmer doppelt so lange.[5] Nagetiere können bei lebenslanger Kalorieneinschränkung eine bis zu 50 Prozent höhere Lebensdauer erreichen. Es gibt auch Hinweise auf eine tiefgreifende Verringerung aller altersbedingten Stoffwechselerkrankungen und Degenerationen. Der Stoffwechsel verändert sich massiv und es findet eine Verlagerung hin zum Fettstoffwechsel statt. Es gibt einige vielversprechende Forschungen an Primaten auf diesem Gebiet, aber nur sehr wenige langfristige Untersuchungen am Menschen. Und darin liegt ein ernstes Problem, nicht wahr? Die meisten Menschen werden ihre Kalorienzufuhr über Jahre hinweg nicht freiwillig einschränken. Vielleicht mussten wir das in der Vergangenheit tun, weil es nicht genug Nahrung für alle gab, aber das ist nicht die Welt, in der wir jetzt leben.

Eine randomisierte, kontrollierte Langzeitstudie wird es einfach nie geben. Niemand würde sich so lange an das Protokoll halten, wie es nötig wäre, um einen Nutzen zu erkennen. Es gibt viele Gründe, warum man Menschen nicht wie gefangene Versuchstiere behandeln und eine schwere unfreiwillige Kalorieneinschränkung diktieren kann. Wenn man Menschen wie Laborratten behandelt, die keine Wahl haben, was die Quantität, Qualität oder den Zeitpunkt ihrer Nahrungsversorgung betrifft, dann ist es ziemlich sicher, dass sie aus der Studie aussteigen oder sich gar nicht erst freiwillig melden. In den wenigen Studien, die am Menschen durchgeführt wurden, zeigen Menschen ähnliche negative Nebenwirkungen wie Tiere.[6] Sie sind ständig hungrig und frieren und haben eine verminderte Libido. Es macht wirklich keinen Spaß – auch wenn man länger lebt. Aus diesem Grund war eine langfristige Kalorieneinschränkung nie eine gute Idee, um gesund zu bleiben.

Die gute Nachricht ist, dass Fasten die Kalorieneinschränkung nachahmt, aber ohne den Entzug und die Nebenwirkungen. In einer Studie wurden 100 Personen nach dem Zufallsprinzip entweder dem täglich wechselnden Fasten/Nicht-Fasten oder der chronischen Kalorieneinschränkung über 24 Wochen zugeteilt. Wirklich interessant war, dass die Kalorienrestriktionsgruppe eine Reduktion des Grundumsatzes (BMR) um fast 80 kcal pro Tag zeigte, während sich der BMR der Nüchtern-/Fastengruppe nicht veränderte.[7] Mit der Gewichtszunahme (nach Beendigung der Diät) verlor die nüchterne Gruppe weiterhin Körperfett und gewann nur wenig Muskeln, während die Kalorienrestriktionsgruppe sowohl Fett als auch an Muskelmasse zunahm.

In einer Mäusestudie wurde die Fütterung der Mäuse entweder zeitlich begrenzt (intermittierendes Fasten) oder sie hatten freien Zugang zu Nahrung. Beide Gruppen aßen die gleiche Anzahl Kalorien.[8] Die Mäuse, die gefastet hatten, waren vor Fettleibigkeit, Hyperinsulinämie, Lebersteatose und Entzündungen geschützt und hatten eine verbesserte motorische Koordination. Dies sind alles bedeutende Ergebnisse, aber das potenziell bedeutendste muss noch richtig am Menschen untersucht werden. Fasten bietet also die Vorteile der Kalorieneinschränkung ohne den Entzug und die Nebenwirkungen sowie viele zusätzliche Vorteile für den Stoffwechsel und das Wohlbefinden.

D wie Detox

Sie haben schon von Detox, also Entgiftung gehört, oder? In Australien gibt es ein sehr beliebtes kommerzielles Produkt: die „Lemon-Detox-Diät". Während einer 10-tägigen „Ganzkörperreinigung" trinkt man mehrere Gläser eines speziellen Saftes, der aus einem Sirup mit verschiedenen Mineral- und Nährstoffen, frischem Zitronensaft, Cayennepfeffer und Wasser gemixt wird. Zusätzlich trinkt man abends einen Abführtee und morgens Meersalzwasser.

Auf der Website des Anbieters heißt es: „In Tests haben 77 Prozent der Personen, die die Entgiftungsdiät mit Zitrone befolgt haben, innerhalb von 10 Tagen 4–10 Kilogramm verloren, die übrigen 23 Prozent nahmen zwischen 2 und 4 Kilogramm ab. Während der Reinigungsphasen des Lemon-Detox-Diät-Programms findet der Körper sein natürliches Gleichgewicht, indem er Übergewicht verliert." Ich bin skeptisch, was die Diät, die Ergebnisse und den kurzen Zeitraum, in dem man sie macht, betrifft. Das würde bedeuten, dass dies die wirkungsvollste Diät aller Zeiten wäre. Zeigen Sie mir bitte eine randomisierte kontrollierte Studie dazu. Und veröffentlichen Sie die Ergebnisse in einer von Fachkollegen begutachteten Zeitschrift.

Okay, die Anbieter wollen, dass man auf verarbeitete Lebensmittel und raffinierte Kohlenhydrate verzichtet. Aber die Idee der magischen Eigenschaften von Zitronensaft, eines abführenden Tees und eines Meersalzgetränks basiert auf keiner wissenschaftlichen Tatsache, die mir bekannt ist. Tatsächlich ist die Vorstellung, dass der Zucker im Zitronensaft dem Körper eine Reinigung ermöglichen soll, besonders aberwitzig, denn das wird vielmehr den selbstreinigenden Autophagie-Prozess, über den Sie vorher gelesen haben, definitiv beeinträchtigen. Dennoch ist diese Art von Diät hierzulande unglaublich populär.

Aber ist überhaupt etwas dran an der Idee des „Entgiftens"? Lassen Sie uns einen Blick auf die Forschung werfen. Die Zitronenentgiftung ist nur eine von vielen „Entgiftungsdiäten", bei denen behauptet wird, dass der Körper eine Behandlung erfährt, bei der ihm einige (nicht spezifizierte) Toxine entzogen werden. Die Idee ist, dass die meisten Lebensmittel Schadstoffe enthalten, die nicht nur unnötig sind, sondern auch gesundheitsschädlich, wenn sie sich im Körper anreichern. Was sagt die Wissenschaft dazu? Nun, eigentlich nicht viel. Es gibt keine Hinweise darauf, dass sich spezielle Giftstoffe anhäufen und nur durch diese Entgiftungsdiäten entfernt werden. Tatsächlich haben Menschen und Tiere ein bemerkenswertes integriertes Reinigungssystem, das in erster Linie über die Leber und die Nieren, aber auch über verschiedene andere Organe und das Immunsystem wirkt.

Wenn Sie sich daran erinnern, was wir bereits über Autophagie (Selbstreinigung) und Apoptose (programmierter Zelltod) gelernt haben, dann werden Sie jetzt zwei und zwei zusammenzählen und zu dem Schluss kommen, dass ein wichtiger Teil des echten Entgiftungssystems darin besteht, im Inneren der Zellen aufzuräumen, zerbrochene Teile zu reparieren und Teile zu entfernen, die ihr Verfallsdatum überschritten haben.

Wenn es wirklich so etwas wie eine Entgiftungsdiät gibt, dann kommt Power-Fasten dem am nächsten. Die Autophagie sammelt Proteine für das Recycling ein. Ein gutes Beispiel dafür sind die sogenannten Glykierungsendprodukte (Advanced Glycation End Products, AGEs), die sich nachweislich mit zunehmendem Alter anreichern. Sie stammen von dem, was wir essen, vor allem von Lebensmitteln, die bei hohen Temperaturen gekocht werden, und von Zucker in unserem Blut, der sich an unsere eigenen Proteine und Fette anlagert (glykiert). Die Akkumulation von AGEs im Körper ist ein direkter Weg zu schnellerem Altern, mehr Entzündungen, Insulinresistenz und oxidativem Stress. Kürzlich hat sich gezeigt, dass die AGE-Akkumulation durch Autophagie-Mechanismen reduziert wird.[9, 10]

Fazit: Wenn Sie entgiften wollen, müssen Sie dafür sorgen, dass bei Ihnen eine Autophagie stattfindet. Das passiert nur, wenn Sie nicht essen.

E wie Energiebalance

Es scheint offensichtlich, dass die Erklärung dafür, warum Menschen dicker (oder dünner) werden, eine einfache Energiebilanzgleichung ist. Es liegt daher auch auf der Hand, dass die Lösung darin besteht, „weniger zu essen und sich mehr zu bewegen", um Gewicht zu verlieren, und umgekehrt, wenn Sie zunehmen wollen.

Das nennen wir eine Binsenweisheit. Das heißt, dass alles, was an Gewicht zunimmt, mehr Energie aufnehmen muss, als es verbraucht. Aber diese Binsenweisheit gibt uns keinen Einblick in das, was wir wirklich wissen, die komplexen hormonellen und neuronalen Rückkopplungsmechanismen, die dahinter stehen und warum diese geschehen. Es gibt daher, ebenso selbstverständlich, keinen Einblick, wie das Problem zu lösen ist.

Der wahre Grund, warum wir dick werden: die hormonelle Theorie der Fettleibigkeit

Was wir heute wissen, ist, dass einige Nahrungsmittel eine völlig andere Wirkung auf den Körper und seine Rückkopplungssysteme haben als andere. Zucker und Stärke (d. h. Nahrungskohlenhydrate) lassen den Blutzucker schnell steigen.

INSULIN: DAS MASTERHORMON

Insulin ist das wichtigste Hormon, das zur Normalisierung des Blutzuckerspiegels beiträgt. Wenn der Blutzuckerspiegel ansteigt, gibt Insulin dem Körper schnell Anweisungen, die Fettverbrennung zu stoppen, die körperliche Aktivität herunterzuregulieren und Nährstoffe zu speichern. Es stört unser Sättigungsgefühl. Wenn der Insulinspiegel immer hoch ist, werden die Physiologie und die Verhaltensweisen aktiviert, die auf eine Gewichtszunahme abzielen. Ein hoher Insulinspiegel führt zu Fettlebererkrankungen, Arteriosklerose und Entzündungen im Zusammenhang mit Herzkrankheiten, Krebs, Diabetes und Alzheimer (um nur einige zu nennen). In *normalen* Mengen unterstützt Insulin tatsächlich die Sättigung. Aber bei Hyperinsulinämie (lang anhaltender hoher Insulinspiegel) hat es genau die gegenteilige Wirkung (es stört das Völlegefühl), weil die Insulinresistenz seine Wirkung reduziert und die Leptinrezeptoren stört (mehr dazu rechts).

Es stellt sich heraus, dass eine gute Möglichkeit, die Dinge wieder auf den richtigen Weg zu bringen, darin besteht, mehr Fett und weniger Kohlenhydrate zu essen – dies reduziert das Insulin auf ein normales Niveau. Das ist natürlich genau das Gegenteil von dem, was uns die „Experten" und die Lebensmittelpyramide seit 50 Jahren raten, zu essen. Fett hat bei Weitem nicht die gleiche Wirkung auf das Insulin wie Kohlenhydrate. Der kohlenhydratarme Lebensstil mit gesundem Fett (LCHF) wird jetzt sowohl in der Medizin als auch in der Gesellschaft allgemein als eine großartige und erfüllende Art zu essen akzeptiert. Es ist gesund und nahrhaft. Tausende von Menschen haben von der Umstellung auf LCHF profitiert.

LEPTIN: DER AUS-SCHALTER

Ein weiteres Schlüsselhormon ist Leptin. Leptin wird von den Fettzellen im Körper zum Hypothalamus (der Schaltzentrale im Gehirn) geschickt, um uns anzuweisen, mit dem Essen aufzuhören. Wenn dieser Mechanismus nicht richtig funktioniert, werden sowohl Tiere als auch Menschen am Ende krankhaft fettleibig (fett genug, um daran zu sterben).

Ende der 1990er-Jahre dachte man, dass die Injektion von Leptin bei fettleibigen Menschen helfen könnte, Gewicht zu verlieren. Das Problem war jedoch, dass es diesen Menschen nicht an Leptin mangelte. Tatsächlich sonderten sie mehr als doppelt so viel Leptin ab wie normalgewichtige Menschen – nur ihr Hypothalamus konnte es nicht nachweisen. Dies wird als Leptinresistenz bezeichnet. Ein wichtiger Grund könnte darin liegen, dass ein hoher Insulinspiegel den Leptin-Signalweg stört. Wenn Sie das Insulin herunterschrauben, werden Sie feststellen, dass Sie genug gegessen haben, weil Ihr Gehirn das Leptin wiedererkennt. Und so funktioniert es in der Praxis. Wenn Sie Ihr Insulin durch Fasten oder LCHF senken können, dann funktioniert alles hormonell, wie es sollte.

Wie kommt es, dass manche Menschen dick werden und andere nicht, wenn sie die gleiche Nahrung zu sich nehmen?

Wir unterscheiden uns alle darin, wie empfindlich wir auf Insulin reagieren. Diejenigen, die sehr empfindlich sind, können Nährstoffe in ihre Zellen einschleusen, ohne zu viel Insulin. Sie sind in der Lage, alle möglichen Dinge zu essen, einschließlich Zucker und Kohlenhydraten, und schlank zu bleiben. Diejenigen, die insulinresistent sind,

benötigen viel mehr, weil zu viel Insulin ausgeschüttet wird, was sich ungünstig auf den
natürlichen Hunger und die Mechanismen des
Brennstoffverbrauchs auswirkt. Wir alle sind nicht
nur unterschiedlich insulinresistent, sondern die
Insulinresistenz variiert von Tag zu Tag. Zum
Beispiel machen uns Stress und Schlafmangel beide
insulinresistenter. Bewegung macht uns insulinempfindlicher (das ist gut so), und darüber können
Sie im Folgenden lesen. Schauen Sie auch unter *R
wie Insulin-Resistenz* nach, um mehr über dieses
wichtige Thema zu erfahren.

Darmmikroben und Fettabbau

Neben Insulin ist es auch möglich, dass Fasten den
Mikroben in Ihrem Darm hilft, Sie schlanker zu
machen. Studien zeigen, dass Veränderungen in der
Zusammensetzung und der Stoffwechselfunktion
der Darmmikrobiota (der ökologischen Gemeinschaft der Mikroben) bei adipösen Personen es einer
adipösen Mikrobiota ermöglichen können, mehr
Energie aus der Nahrung zu ernten als eine magere
Mikrobiota - und dadurch die Nettoenergieauf-
nahme, -ausgabe und -speicherung beeinflussen.[11]
Zumindest bei Mäusen kann die einmal tägliche
frühe nächtliche Nahrungsaufnahme den Darm zu
einer „mageren" Mikrobiota machen.[12]

F wie Fettverbrennung

Wie wir in *G wie Gehirn* sehen werden, ist der
Mensch darauf ausgelegt, Fett zu essen - und zwar
viel davon. Es ist die primäre und bevorzugte Brennstoffquelle für den menschlichen Körper. Fett ist
energiedicht. Das bedeutet, dass es bei gleichem
Gewicht mehr als doppelt so viele Kalorien hat wie
Eiweiß oder Kohlenhydrate.

Hier ist ein Schlüsselbegriff sowohl für das Fasten
als auch für LCHF: *metabolische Flexibilität*. Auf
diese Weise verwandeln Sie sich in eine Fettverbrennungsmaschine. Wissenschaftlicher betrachtet, geht es darum, die Fähigkeit zu haben, bei
Bedarf effektiv zwischen dem Verbrauch von Fett
und dem von Kohlenhydraten als Brennstoff zu
wechseln. Im Idealfall sollten wir in der Lage sein,
Fett als primäre Brennstoffquelle in Ruhe und bei
weniger intensiven Übungen zu verbrennen und
mehr Kohlenhydrate einzubringen, um Fett als
Brennstoffquelle für intensivere Übungen zu
nutzen. Meiner Meinung nach ist die metabolische
Flexibilität der Heilige Gral einer wirksamen
Ernährung. Der Mensch hat sich so entwickelt, dass
er metabolisch flexibel ist. Das bedeutet, dass Sie,
wenn Sie das Beste aus Ihrem Gehirn und Ihrem
Körper herausholen wollen, in der Lage sein sollten,
sowohl Kohlenhydrate als auch Fett nach Bedarf als
Brennstoff zu verwenden. Menschen, die metabolisch flexibel sind, können Fett als primären (und
fast ausschließlichen) Brennstoff verwenden, wenn
sie ruhen, schlafen und sich relativ langsam
fortbewegen. Bei einem höheren Tempo - wie z. B.
beim schnellen Laufen - können sie von zusätzlichem, durch Kohlenhydrate zugeführtem Brenn-

stoff profitieren, und wenn sie fast Vollgas geben,
sind sie fast ausschließlich auf Kohlenhydrate als
Brennstoff angewiesen.

Um metabolisch flexibel zu werden, müssen sie
„fett-adaptiert" werden. Das bedeutet, dem Körper
(und dem Gehirn) den Stoffwechselstress zu geben,
den er braucht, um seine Fettverbrennungsfähigkeit
mehr als zu verdoppeln und um in der Lage zu sein,
aus Ketonen Brennstoff zu gewinnen. Um es ganz
offen zu sagen: Sie werden sich schnell oder
allmählich Kohlenhydrate entziehen müssen, bis
Ihr Körper seinen Stoffwechselapparat orchestrieren
kann. Die Fettadaption kann schnell, in einem
kurzen und zähen Prozess (bekannt als Ketoadap-
tation) mit starker Einschränkung der Kohlenhydrate erreicht werden. Bei einer mehr oder
weniger starken Einschränkung der Kohlenhydrat-
produktion kann es auch länger dauern. In beiden
Fällen ist ein Wechsel zu einer LCHF-Denk- und
Essweise erforderlich.

Die brutalste Art der Fettadaptation ist, einfach
nur zu fasten. Nichts zu essen ist der schnellste
(aber schmerzhafteste) Weg, sich an die Fettverbrennung und die Herstellung von Ketonen zu
gewöhnen. Tatsächlich ist es genau das, was
passiert, wenn man anfängt zu fasten, wenn man
vorher nicht gefastet hat. Vor allem darauf basiert
unsere Kritik an anderen Fastenprotokollen. Wir
glauben, dass es wirklich hilfreich ist, ein gewisses
Maß an Fettanpassung zu haben, bevor man mit
dem Fasten beginnt. Sie können dann viel leichter
fasten und werden die Vorteile sofort nutzen
können.

G wie Gehirn

Die meisten Körperteile und Organe sind unentbehrlich, auch wenn es einige gibt, ohne die man leben kann, wie eine Hand oder einen großen Zeh. Andere benötigen Sie zum Leben, sind aber potenziell durch eine Transplantation oder Regeneration ersetzbar, wie Ihr Herz, Ihre Leber oder Ihre Nieren. Heutzutage können wir fast alles im Menschen ersetzen. Sie sind vielleicht nicht mehr so gut wie früher (oder Sie sind vielleicht besser!), aber Sie werden immer noch Sie selbst sein. Die Teile, die wir nicht ersetzen können – und selbst wenn wir es könnten, wären Sie nicht mehr Sie selbst –, sind das Nervensystem: das Gehirn und das Rückenmark.

Es sind Ihre etwa 85 Milliarden Neuronen, die ständig neu verdrahtet werden, absterben oder von Grund auf neu wachsen, die Sie definieren. Die ständige Neuverkabelung (Neuroplastizität) ist von zentraler Bedeutung dafür, wie Sie etwas lernen, sich an etwas erinnern und ein Gefühl des Wohlbefindens haben. Weil unser Gehirn im Vergleich zu unserer Körpergröße so immens groß ist, haben wir Menschen einige ganz besondere Stoffwechseleigenschaften, die etwa Tiere nicht haben, und all das unterstützt unser Gehirn. Unsere 1200 cm³ Gehirnhöhle ist massiv im Vergleich zu der unserer nächsten Vettern, der Schimpansen und Gorillas, die Gehirnhöhlen von 300-400 cm³ haben. Schimpansen und Gorillas verbrauchen bis zu 7 Prozent ihrer Energie für ihr Gehirn; wir verwenden 25 Prozent unserer Energie auf unseres. Unsere großen menschlichen Gehirne sind energieintensiver. Das alles bedeutet für den Menschen, dass wir unbedingt einen Stoffwechsel haben müssen, der überschüssige Energie leicht als Fett speichern kann. Wir müssen Zugang zu energiereicher Nahrung, einschließlich Fett, haben und in Zeiten, in denen wir keine Nahrung haben, müssen wir schnell dazu übergehen, Fettverbrenner zu sein. Das liegt daran, dass das Gehirn das einzige Organ ist, das niemals abschalten kann. Wir müssen die Energieversorgung aufrechterhalten, egal was passiert.

Fett und Fettverbrennung sind der Schlüssel, um ein effektiver Mensch zu sein. Und das erklärt einige grundlegende Unterschiede zwischen uns und Tieren. Wir sind Fettesser und Fettverbrenner, weil wir große Gehirne haben. Das ist es, was den Menschen definiert. Einige Tiere leben mit ähnlichen Ernährungsgewohnheiten wie wir Menschen (z. B. Hunde), verbrennen aber trotzdem Fett nicht annähernd so gut wie wir.

Da die meisten modernen Menschen reichlich Nahrung haben und man ihnen gesagt hat, dass sie 3 Mahlzeiten pro Tag plus Snacks essen sollen, stimulieren sie das Fettverbrennungssystem nie richtig. Wir sind daher auf Kohlenhydrate angewiesen. Das bedeutet alle paar Stunden Hunger, da wir „von der Glukoseklippe fallen". Es bedeutet, dass wir nie in die Recyclingphase der Autophagie eintreten und dass wir unseren Körper nicht dazu anregen, sich in dem fein abgestimmten Gleichgewicht zu befinden, zu dem uns die Natur entwickelt hat.

Aber warten Sie – da kommt noch mehr

Es gibt noch mehr Hirnphysiologie, über die wir meiner Meinung nach Bescheid wissen sollten – die regenerativen Prozesse, die ablaufen, wenn wir hungrig werden. Das hat auch einen evolutionären Vorteil, da der Hunger den Anpassungsprozess im Gehirn in Gang gesetzt hat, um die Jagd zu motivieren und zu ermöglichen. Es ist wichtig, dass wir die kognitiven Funktionen erhalten oder sogar verbessern, wenn wir hungrig sind.

Diese Tatsache ist wissenschaftlich belegt. Was wir heute wissen, ist, dass etwas, das als vom Gehirn stammender neurotropischer Faktor (brain-derived neurotropic factor BDNF) bezeichnet wird, für die Gehirnfunktion und insbesondere für die Entwicklung neuer neuronaler Verbindungen (Synapsen) und neuer Gehirnzellen (Neurogenese) von zentraler Bedeutung ist. Fasten stimuliert den BDNF. Fasten treibt die Biologie eines Gehirns an, das neue Dinge lernt.

Kann Fasten das alternde Gehirn schützen?

Wenn Sie älter werden, ist eines der wichtigsten Dinge, um Gesund bleiben Ihr Gehirn. Einigen von uns passiert das Gegenteil – wir enden mit hirnabbauenden Krankheiten. Die Alzheimer-Krankheit und Demenz sind die bekanntesten. Der Verlust der Seele, des Gehirns, des eigenen Ichs über vielleicht ein Jahrzehnt hinweg ist das Letzte, was wir uns wünschen. Also, kann Fasten helfen? Die Wissenschaft sagt Ja, aber es muss mehr angewandte Arbeit mit Menschen geleistet werden.

Intermittierendes Fasten, das an Tieren getestet wurde, verlangsamt das Fortschreiten von Alzheimer, Demenz und Huntington und verbessert die Erholung von traumatischen Hirnverletzungen. Diese Effekte sind wahrscheinlich auf eine erhöhte Neurotrophin-Signalübertragung, reduzierten oxidativen Stress, verbesserte Zellreparatur und -wiederverwertung, verbesserte Zellenergie und geringere Entzündungen zurückzuführen – all diese Dinge tragen dazu bei, die Gehirnzellen am Leben und gesund zu erhalten. All dies sind bekannte Effekte des intermittierenden Fastens.[3] Eine kürzlich erschienene Untersuchungen[4] fasst alle bekannten Beweise für die schützende Wirkung autophager Diäten (d. h. Fasten und Low Carb, d. h. Power-Fasten) zusammen. Die Autoren kommen zu dem Schluss, dass „wir neue Erkenntnisse und integrierte Evidenz für eine mögliche adjuvante therapeutische Strategie zur Intervention in den neuronalen Abbau bei neurodegenerativen Erkrankungen liefern". Mit anderen Worten: Fasten ist großartig für Ihr Gehirn – es schützt und regeneriert es. Ich bin davon überzeugt, dass sich das Fasten im nächsten Jahrzehnt zu einer Spitzentherapie für die Prävention und Behandlung neurologischer Probleme entwickeln wird.

G wie Gene

Ist das Fasten unser evolutionäres Erbe? Nun, unser evolutionäres Vermächtnis hat nichts mit 3 Mahlzeiten (plus Snacks) pro Tag zu tun!

> *Die Fähigkeit, sowohl körperlich als auch geistig über längere Zeiträume ohne Nahrung auf hohem Niveau zu funktionieren, mag in unserer Evolutionsgeschichte von grundlegender Bedeutung gewesen sein.*
>
> **– MATTSON ET AL. (2015)[13]**

Es ist klar, dass wir von unserer instabilen Vergangenheit in der freien Natur, in der wir mehr oder weniger in ständiger Bewegung waren, weit entfernt sind. Wo Lebensmittel nicht rund um die Uhr fertig verpackt erhältlich waren. Wo Lebensmittel nicht hochgradig verarbeitet wurden und Zucker fehlte. Man kann schwerlich behaupten, dass wir lieber in der Altsteinzeit gelebt hätten, als heute. Das liegt daran, dass die Evolution nicht nach Komfort oder Wohlbefinden selektiert – sondern nach reproduktiver Fitness in unserem heutigen Lebensraum. Bis vor nicht allzu langer Zeit lebten die Menschen noch am Rand ihrer Energiebilanz. Wir haben gerade so überlebt. Die Unsicherheit unserer Nahrungsmittelversorgung in Verbindung mit dem großen Energiebedarf unseres Gehirns führte dazu, dass wir uns schnell und auf natürliche Weise mehr Körperfett einlagern konnten als andere Primaten. Diese Fettspeicher bedeuteten Zugang zu konstanter Energie während Hungersnöten. Wir sind biologisch auf süße Nahrungsmittel und die Physiologie, die sie antreiben (Fettspeicherung), ausgerichtet. Wir sind also fest darauf eingestellt, in einer instabilen Umgebung im Freien zu leben, in der Nahrung nicht immer vorhanden war. Dies ist für den Menschen von zentraler Bedeutung, und unsere biologische Homöostase (Gleichgewicht) – und damit unsere Gesundheit – ist ein Teil davon.

Theorie der Diskrepanz

Das Missverhältnis zwischen unserem evolutionären Erbe und unserem gegenwärtigen physischen und Ernährungsumfeld ist offensichtlich. Das Ergebnis sind „Mismatch"-Krankheiten oder chronische Krankheiten wie Krebs, Gefäßerkrankungen, die von Herz-Kreislauf-Erkrankungen über Schlaganfall bis hin zu neurologischen Problemen sowie Diabetes und Fettleibigkeit reichen. Dennoch lässt sich schwerlich gegen die Tatsache argumentieren, dass wir Menschen als Spezies noch nie besser abgeschnitten haben. Wir sind ein Riesenerfolg mit einer Fortpflanzungsfähigkeit, die die meisten anderen Spezies auf dem Planeten in den Schatten gestellt hat. Aber könnten wir es noch besser machen? Wir würden ganz klar Ja sagen. Und dieses Ja bezieht sich auf die *Qualität* unseres Lebens, insbesondere in Bezug auf die Ernährung – sowohl *was* wir essen, als auch *wann* wir es essen.

Fazit: Das Leben in der modernen Welt steht in einem ernsten Missverhältnis zu unserem genetischen Erbe. Um das Beste aus unserem Gehirn und unserem Körper herauszuholen, werden wir uns bemühen müssen, einige der früheren Lebensweisen nachzuahmen. Natürlich wollen wir alle Vorteile des modernen Lebens, aber die Nachteile lassen wir lieber weg. Eine wichtige

Kehrseite sind chronische Krankheiten und eine schlechtere psychische Gesundheit. Ein Teil davon ist ernährungsbedingt. Power-Fasten ist, wenn Sie so wollen, ein „Hack", um die Schwankungen in der Nah-rungsmittelverfügbarkeit nachzuahmen, mit denen wir uns entwickelt haben.

H wie Hormesis

Die Hormesis ist die Physiologie, wie wir besser, stärker und schneller werden. Im biologischen Sprachgebrauch bedeutet dies, dass wir wider-standsfähiger gegen Stress werden. Die Idee ist, dass etwas (z. B. ein Mangel an Nahrung) unsere Physiologie belastet und wir darauf reagieren, indem wir anschließend fitter sind als zuvor. In größeren Dosen wäre dieses „Etwas" (Nahrungs-mangel) gefährlich und wahrscheinlich schädlich. Es geht um die richtige Dosis des Stressors, um die Genesung mit den besten Ergebnissen zu erreichen. Die Sportwissenschaft und die Fitnesstheorie verwenden die Hormesis, um allgemeine Anpas-sungen und eine Power-Kompensation über eine Reihe von Stimuli zu erreichen. Wie viel Belas-tungsstress Sie verkraften können und trotzdem einen „hermetischen" Effekt statt eines schädlichen Effekts erzielen, hängt davon ab, wie fit Sie in diesem bestimmten Moment sind, von Ihren Genen und davon, wie gut Ihre Erholung ist. Ein 30-Kilometer-Lauf wird die körperliche Verfassung eines fitten 20-Jährigen verbessern, aber für einen unfitten 50-Jährigen könnte es echte Probleme geben. Die Hormesis ist entscheidend, um gesund zu bleiben. Alle Tiere und Menschen, müssen herme-tischen Reizen ausgesetzt werden, um die biologische Funktion zu erhalten. Ohne Stress passt sich das System ebenso schnell rückwärts an. Unser Körper passt sich immer an, um so effizient wie möglich zu sein. Wenn also Muskeln nicht benötigt werden, verlieren wir sie – wenn Sie 6 Wochen lang im Bett liegen, verlieren Sie eine Menge Muskeln.

Ich habe die Hormesis als den „großen Bruder" der Resilienz bezeichnet. Einen belastbaren Körper zu haben, klingt gut, aber es bedeutet eigentlich nur, wieder dorthin zurückzukehren, wo man war, bevor man angefangen hat. Auf diese Weise verbessern sich biologische Systeme nicht. Die Resilienz ist einfach nicht ausreichend, um in der realen Welt zu leben und zu funktionieren. Man benötigt Hormesis. Es ist das, was Professor Nassim Taleb in seinem gleich-namigen Buch als „anti-fragil" bezeichnet.[4] Fasten belastet den Körper. Deshalb kann richtiges Fasten durch Hormesis dazu führen, dass es Ihnen nach dem Fasten besser geht als zuvor.

Power-Fasten gibt Ihnen die beste Chance, die „adaptive Stressantwort" (d. h. die Hormesis) zu erhalten. Sie sorgen für etwas zellulären Stress – Sie essen nicht und schränken dann die Kohlenhydrate ein –, und die Zellen passen sich zu Ihrem Vorteil an. Unsere Zellen reagieren auf den Stress des Fastens, indem sie sich regenerieren, aufräumen und das Haus putzen. Durch das Fasten nehmen wir genau die Prozesse in Angriff, die für eine optimale Gesundheit erforderlich sind, und stimmen sie genau darauf ab. Es ist etwas anstrengend, aber es genügt, dass Sie am anderen Ende Ihres wöchentlichen Power-Fastens gesünder als vorher sind.

I wie Immunsystem

Ein wenig Hunger kann für den durchschnittlichen Kranken wirklich mehr bewirken als die besten Medikamente und die besten Ärzte. Ich meine keine eingeschränkte Diät; ich meine völlige Nahrungskarenz für einen oder zwei Tage. Ich spreche aus Erfahrung; der Hunger ist mein Arzt für Erkältung und Fieber seit fünfzehn Jahren und hat in allen Fällen eine Heilung erreicht.

– AUS: MARK TWAIN – EINE WÜRDIGUNG SEINER BAHNBRECHENDEN SCHRIFTEN ÜBER FASTEN UND GESUNDHEIT, VON GEORGE WHARTON JAMES (KÖRPERKULTUR, 1919)

Twains Gefühl wird nun von der modernen Wissenschaft als richtig belegt. Menschen, die eine kohlenhydratarme Diät oder eine Fastenkur machen, berichten in der Regel von weniger Erkältungen und weniger Grippe. Infektionen, die sie bekommen, sind kürzer und weniger sympto-matisch. Wie ist das möglich? Erstens: Wenn der Körper viel Fett verbrennt, produzieren wir Ketone.

Eines dieser Ketone, Beta-Hydroxybutyrat (BHB), hat antioxidative und entzündungshemmende Eigenschaften. Kürzlich wurde bewiesen, dass BHB Ihrem Körper signalisieren kann, seine eigenen Antioxidantien herzustellen. BHB hemmt Enzyme, die als Histondeacetylasen (HDACs) bezeichnet werden. Die Hemmung der HDACs steigert die Produktion der körpereigenen Antioxidantien-abwehr.[15] Das bedeutet, dass wir, wenn wir fasten oder in Ketose sind, unsere eigenen Antioxidantien direkt in unserem Körper produzieren können. Dies ergibt evolutionär gesehen Sinn, da keine Anti-oxidantien in unseren Körper gelangen, wenn wir nicht essen.

Durch die Stimulierung der Autophagie und Apoptose trägt das Fasten auch dazu bei, dass Ihr Körper widerstandsfähiger gegen Krankheiten wird. Ihr Körper vernichtet Stückchen und Stücke von Krankheitserregern in den Zellen, ohne dass Sie Ihr Immunsystem einsetzen müssen. Mit dem Fasten stellen wir also eine effizientere Art und Weise der Problembewältigung wieder her. Das Immunsystem wird nicht zu längeren und entzündlicheren Immunreaktionen verleitet als nötig. Das Immunsystem ist weniger anfällig für unerwünschte Wir-kungen auf unser eigenes Gewebe – das ist ein sogenanntes Autoimmunproblem, bei dem Ihr Immunsystem Ihre eigenen Zellen angreift, wenn es das nicht sollte. Es hat sich gezeigt, dass Fasten dazu beiträgt, diese schlechten Immunzellen abzutöten und sie durch bessere zu ersetzen.

Fazit: Immunität ist ein kataboler (Abbau-) Prozess. Solange wir also richtig ernährt werden, wenn wir ins Fasten gehen, wird es in einem katabolen (Fasten oder fastennachahmenden) Zustand reibungsloser ablaufen als ohne.

J wie Junk- oder Schrottzellen

Wir entsorgen ständig den Schrott in unserem Körper. Alle 7 Jahre werden nahzu alle Zellen vollständig ersetzt. Wenn das also der Fall ist, wie kommt es dann, dass man alt wird? Wie können Zellen ersetzt werden? Und was passiert, wenn man fastet – hilft oder behindert es den Prozess?

Für gesunde Zellen ist die Apoptose ein notwendiger Teil des Recyclings und der Erneu-erung. Jeden Tag sterben zwischen 40 und 70 Mil-liarden Zellen im Prozess der Apoptose (das Wort stammt aus dem Altgriechischen und bedeutet „das Abfallen der Blätter von einem Baum"). Apoptose begrenzt auch die Anhäufung schädlicher Zellen, wie selbstreagierende Lymphozyten (selbstangrei-fende Immunzellen), virusinfizierte Zellen und Tumorzellen. Sie erneuert Zellen, weil sich unsere Zellen nur eine bestimmte Anzahl von Malen teilen können, bevor sie fertig sind.

Einer der Gründe, warum wir uns schließlich abnutzen, ist, dass einige wichtige Körperteile (z. B. die Großhirnrinde, die Linsen in den Augen) nie ersetzt werden. Andere benötigen Jahre (Ihre Knochen), manche nur Tage (Magenzellen, einige Blutzellen). Es ist erwähnenswert, dass unsere Zellen mit zunehmendem Alter mehr freie Radikale freisetzen. Wenn diese Zellen, die wir ersetzen sollten, in unserem Körper bleiben, werden sie die Zellen, die wir nicht ersetzen können, stärker belasten.[16] Bei Tieren hat sich gezeigt, dass das Fasten die Apoptose ungesunder Zellen steigert. Es gibt keinen Grund zu der Annahme, dass dies beim Menschen nicht auch der Fall ist. Professor Valter Longo ist einer der weltweit führenden Fasten-forscher. Er ist Zellbiologe an der University of Southern California Davis, School of Gerontology und ist führend in der Tier- und Humanforschung, die zeigt, wie sich Fasten und fastenimitierende (ketogene) Diäten auf unsere Gesundheit und Langlebigkeit auswirken. Seine wichtigste Arbeit berichtet über Ergebnisse mehrerer Tier- und Humanstudien und wurde 2015 in der angesehenen Zeitschrift *Cell Metabolism* mit dem eindrucksvollen Titel „Eine periodische Ernährung, die das Fasten nachahmt, fördert die Regeneration mehrerer Systeme, die Verbesserung der kognitiven Leistungsfähigkeit und die Gesundheitsspanne" veröffentlicht.[17] Sie zeigt, dass Diäten, die unseren Protokollen sehr ähnlich sind (er verwendete periodisch einige Mahlzeiten überspringende und ketogene kohlenhydratarme Kost), die Regeneration von Organen und des Immunsystems unterstützten.

Das Forscherteam stellte eine Abnahme der Organ- und Immunsystemzellen während der Fastendiät fest, aber bei der erneuten Fütterung kamen sie besser zurück. Das Protokoll muss die Apoptose unterstützt haben, indem es als ein Stressor wirkte, der stark genug war, um eine verbesserte Regeneration zu fördern.

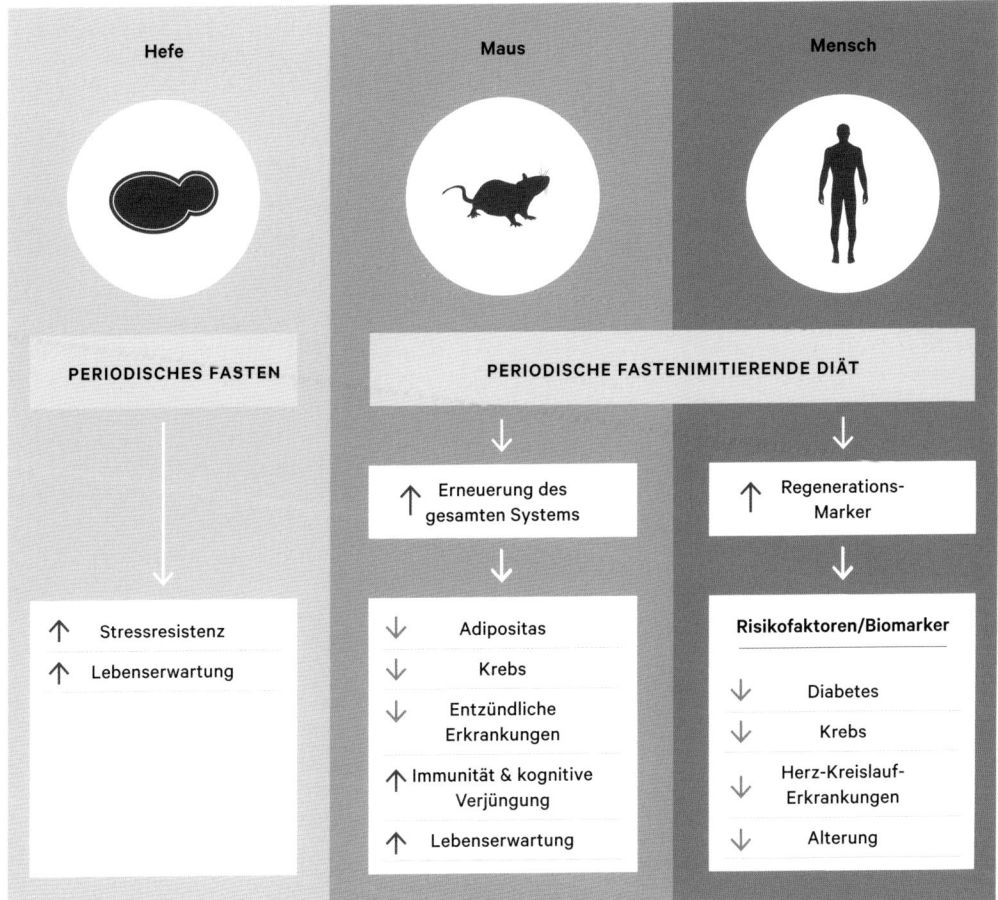

Hefe | Maus | Mensch

PERIODISCHES FASTEN | **PERIODISCHE FASTENIMITIERENDE DIÄT**

↑ Erneuerung des gesamten Systems | ↑ Regenerations-Marker

↑ Stressresistenz
↑ Lebenserwartung

↓ Adipositas
↓ Krebs
↓ Entzündliche Erkrankungen
↑ Immunität & kognitive Verjüngung
↑ Lebenserwartung

Risikofaktoren/Biomarker
↓ Diabetes
↓ Krebs
↓ Herz-Kreislauf-Erkrankungen
↓ Alterung

Abbildung 3.1: Die Ergebnisse der von Longos Team durchgeführten Fastenmischdiäten für Tiere und Menschen sind beeindruckend, wie dieses Diagramm aus ihrer Arbeit zeigt.

K wie Ketone

Die Ketose ahmt den Fastenzustand nach. Im Jahr 1921 entdeckte Russell Wilder die Vorteile der ketogenen Ernährung bei Epilepsie. Er ließ seine Patienten fasten, was erfolgreich war, solange das Fasten anhielt, aber nach der Lektüre eines Fachaufsatzes über die kohlenhydratarme Ernährung bei Diabetes erkannte er, dass eine fast kohlenhydratfreie Diät ihm die erhofften Effekte bringen würde. Und natürlich wäre es langfristig viel nachhaltiger, als einfach nichts zu essen.

Wenn Sie sich kohlenhydratarm ernähren oder fasten (oder beides wie beim Power-Fasten), verwenden Sie am Ende Ketone als Brennstoff. Ketone entstehen aus Fett. Es stellt sich heraus, dass Ketone

viel mehr als nur Brennstoff sind – sie senden auch Signale im Körper aus. Ketone sind in der Tat ein Trigger-Signal für die Autophagie. Die Ketone weisen Ihre Zellen an, alte Proteine zu „plündern", damit Sie Glukose „plündern" können (um den Blutzuckerspiegel hoch zu halten), ohne Ihre Muskeln oder andere Organe zu kannibalisieren.[18] Das Keton Beta-Hydroxybutyrat (BHB) ist das Hauptsignalmolekül. Eine seiner Funktionen besteht darin, die Inflammasome herunterzuregulieren, d. h. es schaltet einen der wichtigen Proteinsätze aus, die für Entzündungen verantwortlich sind.[19] Die Erhöhung der Ketone durch Fasten oder ketogenes Essen ist auch gut für das

Gehirn - das wissen wir bereits aus der Epilepsie-Forschung. Aber neuere Forschungen zeigen allmählich einen breiteren Nutzen, der von der Verringerung einfacher Gehirnnebel über die Verbesserung von Stimmungsstörungen bis zur Reduzierung von Schmerzen reicht. Aus evolutionärer Sicht und vor allem vor der Entdeckung des Feuers waren wir durch die Nahrung, die wir zu uns nahmen, viel stärker einer Infektion ausgesetzt. Es ergibt also Sinn, dass die Entzündung (Heilungssignale) in unserem Körper durch Fütterungssignale (Insulin, Glukose und einige Fette) gesteuert wird, die die Entzündung nach oben treiben, und durch Fastensignale (Ketonkörper), die die Entzündung nach unten treiben. Heute besteht das Problem darin, dass unser moderner Lebensraum mit hochgradig verarbeiteten Lebensmitteln uns mit Anreizen zu übermäßigem Konsum und Inaktivität umgibt und daher Entzündungen in einem ungesunden Ungleichgewicht verlaufen, ohne dass die Gegenwirkung des Fastens oder der Ketose eintritt. Ketone sind nicht nur sauber verbrennende Energiequellen, sondern sie sind auch wichtige und notwendige Signalgeber. Die meisten modernen Menschen befinden sich nie in ihrem natürlichen Zustand der Ketose. Beachten Sie, dass Neugeborene und Säuglinge bereits nach ein oder zwei Stunden ohne Nahrung in Ketose verfallen. Ketose ist ein völlig natürlicher und normaler Zustand, in dem wir uns alle hin und wieder befinden sollten.[20]

Bahnbrechende Forschung über Ketone

Erinnern Sie sich an die AGEs (Advanced Glycation End Products), die ich unter *D wie Detox* erwähnt habe? Diese werden durch Schädigung von Proteinen (d. h. Gewebe und Zellen) im gesamten Körper durch Glykation gebildet - was bedeutet, dass die Proteine durch chemische Prozesse geschädigt werden, die durch Zucker ausgelöst werden. AGEs verursachen Stoffwechselschäden und tragen zur Entwicklung chronischer Krankheiten wie Alzheimer und Krebs bei.

Eines der Nebenprodukte des Zuckerstoffwechsels (Glykolyse) ist Methylglyoxal. Dies ist ein toxischer und reaktiver Metabolit, der zusammen mit DNA-Schäden zur Glykierung unserer Gewebe beiträgt. Es wurde gerade entdeckt, dass Acetoacetat, ein Ketonkörper aus dem Fettstoffwechsel, Methylglyoxal neutralisiert. Die vollständige Biochemie besagt, dass „während der Ketose ein anderer Stoffwechselweg über eine direkte nicht-enzymatische Aldolreaktion zwischen Methylglyoxal und dem Ketonkörper Acetoacetat funktioniert, der zu 3-Hydroxyhexan-2,5-dion führt".[21]

Zu Deutsch und in der Praxis bedeutet dies, dass Fasten und kohlenhydratarme Diäten, die Ketone produzieren, einige der schädlichen Auswirkungen von Zucker auf den Körper neutralisieren. Wir müssen noch erforschen, ob dies den Schaden an bereits glykosyliertem Gewebe rückgängig macht oder einfach verhindert, dass er überhaupt erst entsteht.

L wie LCHF - Low Carb *Healthy* Fat

Jahrelang hat man uns gesagt, wir sollten das Fett absetzen, weil es das Fett sei - vor allem gesättigtes Fett -, das unsere Arterien verstopft und uns Herzinfarkte beschert. Uns wurde gesagt, wir sollten Fett vermeiden, weil es so energiedicht sei, dass es uns dick macht. Man sagte uns, es bestehe eine direkte Dreiecksbeziehung zwischen Nahrungsfett, Fett in unserem Blut sowie in den Arterien und dem Fettabbau. Die Realität sieht so aus, dass die Mechanismen, die Nahrungsfett, Blut- und Arterienfett und das „Fett"-werden beeinflussen, sehr unterschiedlich sind. Das Einzige, was sie gemeinsam haben, ist, dass „Fett" gleich geschrieben wird.

Nahrungsfett ist ein sicherer und wesentlicher Bestandteil einer gesunden Ernährung. Für sich genommen hat es wenig mit der Biologie des Fett-werdens zu tun und es treibt kaum Fett im Blut nach oben, noch ist es kausal an Herzkrankheiten beteiligt. Es ist die Insulinreaktion auf Zucker und Stärke, die mit zunehmender Insulinresistenz exzessiv wird und die tatsächlich die Einlagerung von Fett und Cholesterin antreibt.

Es gibt einige wichtige wissenschaftliche Gründe, warum wir uns entschieden haben, Fasten mit LCHF-Essen zu kombinieren.

1. LCHF ist sicher und wirksam zur Gewichtsabnahme

Inzwischen gibt es Dutzende von klinischen Studien, die zeigen, wie LCHF-Essen wirksam und sicher beim Abnehmen hilft. Wir haben uns für diese Methode entschieden, weil Sie ein zufriedenes Gefühl haben, wenn Sie mehr Fett essen.[22, 23, 24] Fett macht satt. Kohlenhydrate ersetzendes Fett befasst sich mit dem Problem des hohen Insulinspiegels, der durch Kohlenhydrate verursacht wird. Kohlenhydrate ersetzendes Fett ist eine einfache und zufriedenstellende Lösung, die bereits Millionen von Menschen auf der ganzen Welt geholfen hat, ihre Gesundheit zu verbessern. Doch die Schulmedizin steht erst am Anfang der Einsicht, dass die Dämonisierung von Fett und die Schaffung der Lebensmittelpyramide ein Misserfolg war – vielleicht der größte Misserfolg der modernen Medizin.

2. Mehr Fett zu essen vermindert das kardiovaskuläre Risiko

Im Gegensatz zu der Vorstellung, dass gesättigte Fettsäuren Herzkrankheiten verursachen, sehen wir ein besseres – und nicht schlechteres – metabolisches Profil, wenn die Menschen fettreiche (einschließlich einiger gesättigter Fettsäuren), aber kohlenhydratarme Diäten zu sich nehmen. In ihrer 2016 im *British Journal of Nutrition* veröffentlichten Metaanalyse von Studien zur Ernährung mit niedrigem Kohlenhydratgehalt im Vergleich zu Studien zu fettarmer Ernährung stellten Mansoor und Kollegen[25] fest, dass sich jeder Stoffwechselparameter mit Ausnahme des LDL-Cholesterins (LDL-C) bei kohlenhydratarmen Diäten stärker verbesserte. Eine Verschlechterung des LDL-C ist aufgrund der positiven Veränderungen des HDL-Cholesterins (HDL-C), der Triglyceride und der größeren LDL-C-Unterpartikel wahrscheinlich bedeutungslos. Aber wir brauchen definitiv mehr Erkenntnisse über LDL im Allgemeinen, das ist sicher.

3. LCHF ahmt Fasten nach

Den großen Vorteil, die LCHF-Ernährung bietet, ist, dass es sich um eine fastenimitierende Diät handelt. Mit anderen Worten, wir sehen fast alle Vorteile des Fastens ohne den Stress des Fastens. Deshalb glauben wir, dass unsere Power-Fasten-Methode funktioniert. Die LCHF-Ernährung kann entweder durch Ketose oder Gewichtsabnahme genau die Physiologie (Katabolismus) stimulieren, welche die Zellreparatur einleitet.[26] Katabolismus ist ein notwendiger Zustand für die Autophagie. Es ist die Reparatur- und Aufräumphase. Sie ist notwendig, um ein Gleichgewicht gegen die entgegengesetzte „anabole" (Wachstums-)Phase herzustellen. Beim Menschen wird die Wachstumsphase hauptsächlich durch das Hormon Insulin angetrieben. Insulin wird von der Bauchspeicheldrüse ausgeschüttet, wenn Sie Kohlenhydrate zu sich nehmen – Zucker in der Form, wie wir ihn uns meistens vorstellen (raffinierter Zucker), sowie alle anderen Stärken, einschließlich Lebensmittel auf Getreidebasis (Brot, Reis, Nudeln, Cracker usw.). Alle diese erhöhen Ihren Blutzucker, sodass das Insulin steigen muss, um den Zucker aus dem Blut in die Muskeln und in die Leber zu bringen. Das Insulin lagert den Zucker nicht nur ein, sondern stoppt auch, dass Ihre Fettzellen Fett freisetzen, während Sie den Zucker verarbeiten, und es stoppt, dass Ihre Leber Glukose freisetzt (wie es der Fall ist, wenn Sie nicht essen).[27] Wenn Sie insulinresistent sind, wird dieser Anstieg des Insulins übermäßig stark sein, und Sie werden Probleme mit Ihrer Gesundheit bekommen. Insulin signalisiert einen Wachstumszustand. Insulin schaltet den Reparaturzustand des programmierten Zelltods und der Autophagie aus. Insulin schaltet die Fettverbrennung aus und fördert die Energiespeicherung. Das ist der Grund, warum LCHF-Essen bei so vielen Menschen so gut funktioniert. Sobald sie die Kohlenhydrate – und damit ihre Insulinausschüttung – reduzieren, sind sie in der Lage, wieder Fett als primäre Brennstoffquelle zu verbrennen.

Fazit: LCHF entwickelt sich zu einem wirkungsvollen Instrument, das Ihnen hilft, gesund zu bleiben. Fett wird die Physiologie des Fettwerdens nicht beeinflussen - das tun Kohlenhydrate. LCHF ist eine fastenimitierende Diät, die Ihnen die Vorteile ohne Stress bietet.

M wie metabolischer Vorteil

Gary Taubes ist ein großer, wie ein Linebacker aussehender Typ. Tatsächlich war er ein Highschool- und College-Footballspieler (American Football), mit einer unverwechselbaren Filmstarstimme. Er ist auch einer der weltweit führenden Wissenschaftsjournalisten mit einem Hintergrund in Physik. Ebenso hat er die Ernährungswissenschaft für immer verändert. Ich habe Gary durch seine Bücher *Gute Kalorien, schlechte Kalorien*[28] und *Warum wir fett werden und was man dagegen tun kann*[29] und dann persönlich bei ihm zu Hause in Oakland, Kalifornien, kennengelernt. Diese Bücher sind nicht umsonst Bestseller. Mit *Good Calories, Bad Calories* hat Gary eine wissenschaftliche Abhandlung verfasst, die mit mehreren Doktorarbeiten vergleichbar ist. Er befasste sich mit einer riesigen Menge von Originalarbeiten im Bereich Ernährung im öffentlichen Gesundheitswesen. Er evaluierte ihre Schlussfolgerungen auf der Grundlage der Daten neu und stellt das vor, was heute als „alternative Hypothese" bekannt ist. Eine seiner großen Ideen ist, dass eine kohlenhydratarme Ernährung besser funktioniert, weil bei einer Senkung des Insulinspiegels die Fettzellen zur Freisetzung und Verbrennung von Fett angeregt werden. Dieser Effekt, wahrscheinlich in Verbindung mit einer stärkeren Stimulation des Nervensystems, stimuliert einen zusätzlichen Energieaufwand. Mit genau dieser Idee hat Gary Taubes vielleicht mehr wissenschaftlichen Einfluss gehabt als jeder andere Journalist in der Geschichte des Wissenschaftsjournalismus.

Taubes' Arbeit inspirierte Dr. Peter Attia, einen ehemaligen Chirurgen mit Johns-Hopkins-Ausbildung, dazu, sich hauptberuflich der Ernährungsforschung zu widmen. Gemeinsam gründeten er und Taubes NuSI – *The Nutrition Science Initiative*. Es war diese Partnerschaft, die dazu führte, dass mehrere Millionen Dollar für die Durchführung einiger „endgültiger", gut kontrollierter wissenschaftlicher Experimente zur Verfügung standen, um genau festzustellen, wie verschiedene Diäten den Stoffwechsel beeinflussen. Dieses ist heute als „Energiebilanz-Konsortium" bekannt, wobei das Hauptziel der beiden Studien darin besteht, die Wirkung der Zusammensetzung von Makronährstoffen auf den Energieverbrauch und die Fettbilanz zu verstehen: Ist es wahr, dass eine Kalorie eine Kalorie ist? Diese Frage ist für die heutige Ernährungswissenschaft von grundlegender Bedeutung. Wenn Kalorien aus Fett, Kohlenhydraten und Eiweiß unterschiedliche Auswirkungen auf den Stoffwechsel haben, dann ist die Zusammensetzung der Nahrung eine große Sache. Sicherlich unterstützt die Biologie die Idee, dass Fett nicht dick macht und dass Kohlenhydrate das Insulin anregen und Insulin Fett in den Zellen hält und den Energieverbrauch herunterreguliert.

Eine der zugrunde liegenden Hypothesen der Power-Fasten-Methode ist, dass die Senkung von Insulin und Glukose durch die starke Kombination von Fasten und kohlenhydratarmem Essen einen metabolischen Vorteil bietet. Was sagt also die

Evidenz aus? Kann man wirklich mehr Energie verbrennen, wenn man die gleiche Anzahl von Kalorien zu sich nimmt? Ebbeling und Kollegen (2012)[30] führten eine hochgradig kontrollierte metabolische Stationsstudie durch (in der die Teilnehmer für die Dauer der Studie unter kontrollierten Bedingungen leben). Abbildung 3.2 zeigt deutlich, dass sich die Stoffwechselregulation und die „Energieabgabe" signifikant verändern, wenn man genau die gleiche Anzahl Kalorien, aber aus unterschiedlichen Quellen zu sich nimmt. In dieser Studie halfen Ebbeling und Kollegen fettleibigen Probanden, Gewicht zu verlieren, und verabreichten ihnen dann 3 Diäten für jeweils einen Monat – jede Diät enthielt die gleiche Anzahl Kalorien. Jeder machte jede Diät, jeweils 1 Monat lang, wobei die Teilnehmer jedes Mal nach dem Zufallsprinzip den einzelnen Diäten zugeteilt wurden. Die Diäten waren eine fettarme Diät, eine Diät mit niedrigem glykämischen Index (mediterran) und eine LCHF-Diät. Die Ergebnisse des Forschungsteams stützen die Hypothese, dass die Zusammensetzung der Nahrung und nicht die Kalorien den Stoffwechsel antreiben.

Die Personen, die sich mit LCHF ernährten, aßen genau so viele Kalorien wie die Personen, die sich fettarm ernährten, verbrauchten jedoch erstaunliche 300 kcal pro Tag mehr (dies wurde durch ein als direkte Kalorimetrie bekanntes Verfahren gemessen). Das entspricht etwa 12 kg Fett über ein Jahr. Die LCHF-Diät führte dazu, dass Menschen mehr Energie verbrannten, selbst wenn sie den ganzen Tag nur in einer Stoffwechselkammer saßen und nirgendwo hinkonnten. Man könnte dies als erhöhten Stoffwechsel bezeichnen.

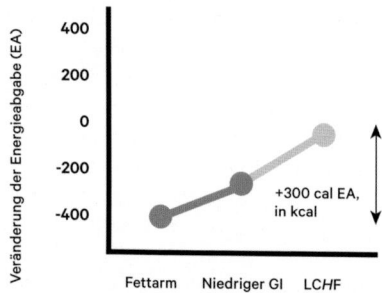

Abbildung 3.2: Dieselben Personen, die verschiedene Diäten mit derselben Energiemenge zu sich nahmen, variierten dramatisch im Energieverbrauch. Durch LCHF verbrannten sie über den Tag mehr Kalorien.

Dies ist eine entscheidende Studie, aber bisher hat noch niemand sonderlich viel Notiz davon genommen. Ein Grund dafür ist, dass die Forscher das Thema Fett im Vergleich zu Kohlenhydraten leicht verwechselt haben, indem sie den Proteinanteil der kohlenhydratarmen Ernährung von 20 auf 30 Prozent der Kalorien erhöht haben. Das hätte die Ergebnisse nicht allzu sehr beeinflussen dürfen, aber es brachte die Dinge etwas durcheinander.

Kommen wir zu NuSI, mit der Arbeit, die ich vorhin erwähnt habe. Hier ging es darum, eine noch stärker kontrollierte Studie durchzuführen, bei der alles genau richtig gemacht wurde. Hall und Kollegen (2016) [31] setzten die Probanden für 4 Wochen auf eine 50-Prozent-Kohlenhydrate-Diät, bevor sie auf eine ketogene Ernährung umgestellt wurden. Wie Ebbelings Team kontrollierten sie sorgfältig, was die Probanden aßen und messten den Energieaufwand genau. Sie benutzten auch radioaktiv markiertes Wasser, um den Energieaufwand zu ermitteln.

Die Ergebnisse zeigten, dass die Umstellung auf die ketogene Ernährung mit einer erheblichen Abnahme der täglichen Insulinausschüttung zusammenfiel und die Fettverbrennung zunahm. Nach Anpassung an das Körpergewicht und die Zusammensetzung der Diät ergab sich ein geringer Anstieg des Energieverbrauchs um etwa 100 kcal pro Tag. Das ist viel weniger als die von Ebbelings Team gemessenen 300 kcal pro Tag, aber dieses Ergebnis wurde durch den unbeabsichtigten Gewichtsverlust während der Studie beeinflusst (es sollte eine Gewichtserhaltung sein). Wissen wir jetzt definitiv, dass eine kohlenhydratarme Ernährung metabolische Vorteile bietet? Die Beweise weisen in diese Richtung, aber wie üblich haben wir zwar einige Antworten, aber es bleiben noch mehr Fragen offen.

Fazit: Was wir wissen, ist, dass das Absetzen von Kohlenhydraten und Insulin, wie Sie es beim Power-Fasten tun werden, Ihrem Stoffwechsel nicht schadet. Es kann ihn sogar erhöhen. Es sind keine negativen Nebenwirkungen bekannt. Es gibt positive Nebenwirkungen wie den Wegfall von Heißhungerattacken und eine bessere Appetitkontrolle.

Wir wissen auch, dass eine langfristige kalorische Einschränkung Ihren Stoffwechsel um etwa 80 kcal pro Tag beeinträchtigt. Wir wissen aber auch, dass es negative Nebenwirkungen wie Kältegefühl und Libidoverlust gibt.

Welche der beiden Möglichkeiten, ein gesundes Gewicht zu halten, würden Sie also wählen?

N wie noch nicht erforscht

Antworten sind gut für die Noten in der Schule, aber Fragen sind gut für die Antworten im Leben.

– WARREN BERGER, WISSENSCHAFTSJOURNALIST

Es ist das Hauptproblem der Ernährungswissenschaft, und warum wir da sind, wo wir jetzt sind: Wir hinterfragen nicht genug. Wir beginnen zu sprechen als Kleinkinder, die nach allem fragen. Ein durchschnittlicher 2- bis 5-Jähriger stellt etwa 300 Fragen pro Tag. Und irgendwann hören wir dann auf zu fragen. Ältere Schüler heben die Hand, weil sie eine Antwort geben und nicht, weil sie eine Frage stellen wollen. So funktioniert die moderne Bildung. Ihnen werden Dinge beigebracht und sie werden danach beurteilt, wie viel sie verstehen und beantworten können. Das hat ein Problem geschaffen. Wir verlassen uns jetzt auf Experten, die uns sagen, was wir tun sollen, und wir glauben, was sie sagen. Es wäre schön, wenn unsere Experten zugeben würden, was sie getan haben und was sie nicht wussten, und ihre Meinung ändern würden, wenn sich herausstellt, dass sie Unrecht hatten. Aber das tun sie nicht. Das ist der Hauptgrund dafür, dass wir im Moment in einem solchen Schlamassel in Bezug auf die Ernährung der öffentlichen Gesundheit stecken. Wir hören immer noch auf die „Experten", die mit fettarmer Ernährung alles falsch verstanden haben. Und viele von ihnen ändern ihre Meinung nicht.

Es hat sich immer wieder gezeigt, dass alles infrage zu stellen ein Ausgangspunkt für Innovationen ist. Ich bin der Meinung, dass die Mehrzahl der großen Innovationen der nächsten 50 Jahre nicht von Experten kommen wird, denn ein Experte ist jemand, der aufgehört hat zu denken, weil er glaubt, die Antwort zu kennen. Weil wir uns heute die Weisheit der Masse über das Internet zunutze machen können und weil diese Masse wie zu keiner anderen Zeit in der Menschheitsgeschichte Zugang zur gesamten Wissenschaft und zum Austausch von Daten hat, sind wir bereit, uns in eine ganz neue Ebene der Innovation zu katapultieren. ABER – und das ist ein großes Aber – wir müssen aufhören, unsere Kinder zu bitten, uns die Antworten auf unsere Fragen zu geben, und anfangen, sie ihre eigenen Fragen stellen zu lassen. Diese Fragen werden mit „Was wäre wenn" beginnen. Sie werden von Neugierde und Nicht-Akzeptanz getrieben sein. Sie werden von dem Glauben an unsere Unwissenheit, der Generation, die ihnen vorausgegangen ist, getrieben sein. Das müssen wir uns zu eigen machen.

Die Sache mit dem Power-Fasten ist, dass sich die Wissenschaft weiterentwickelt und dass es schnell

geht. Die Wahrheit ist, dass niemand genau weiß, wie eine einzelne Person reagieren wird. Selbst mit mehr Wissenschaft werden wir das nicht wissen. Sie werden Dinge ausprobieren müssen, die das Potenzial haben, Sie gesünder und glücklicher zu machen, wählen Sie die, die Ihnen am besten gefallen und die die Mühe wert sind, und verwerfen Sie die, die es nicht sind. Dieser Ansatz wird ein Leben des ständigen Hinterfragens des aktuellen Wissens, der konventionellen Weisheit und des Status quo bedeuten. Sie werden nicht immer recht haben, aber Sie werden vorankommen. Stellen Sie alles infrage.

O wie Okay, das Alter?

Das ist die Idee: So gesund wie möglich alt zu werden, und wenn deine Zeit abgelaufen ist, ist es schnell vorbei. Das ist die beste Art zu leben, nicht wahr? Engagiert und aktiv im Leben bis zum Ende. Also, gibt es so etwas wie eine Anti-Aging-Diät? Ich glaube schon.

Die jüngste Forschung darüber, wie und warum wir altern, identifiziert einen biologischen Weg namens mTOR (mammalian target of rapamycin). Dieser Weg spielt eine Schlüsselrolle bei der Steuerung des Energieproduktionsprozesses in der Zelle. In ihrem 2013 in *Nature* veröffentlichten Papier zeigten Johnson und Kollegen[32], dass eine Verringerung der Aktivierung des mTOR-Signalwegs das Altern verlangsamt. Ein zweiter Weg – der den gegenteiligen Effekt hat – betrifft die AMPK (AMP-aktivierte Proteinkinase). AMPK hält Zellen durch ein Selbsterhaltungsprogramm gesund und hilft ihnen, zu sterben, wenn sie sterben sollten (programmierter Zelltod). mTOR ist anabol (Wachstum) und AMPK ist katabolisch (Abbau).

Für die Gesundheit brauchen wir sowohl Wachstum als auch Abbau. Das Problem ist jedoch, dass wir in der Wachstumsphase altern, und dann

erlaubt uns die moderne kohlenhydratreiche Ernährung nie, wieder in den katabolen Zustand zurückzukehren. LC*H*F und Fasten ermöglichen es Ihnen, diesen katabolen Zustand wieder anzuzapfen. Ihr Körper verfügt dann über die richtigen Signale, um die Zellen zu erhalten und zu reparieren und die Zellen abzutöten, die ihr Verfallsdatum überschritten haben.

- Durch die kohlenhydratreiche Ernährung und häufiges Essen werden konstante Wachstumssignale ausgelöst, die zu Zellschäden führen, ohne dass eine Bestandsaufnahme und Reparatur der Schäden vorgenommen wird. Das ist Alterung.
- Die Anti-Aging-Diät ermöglicht es dem Körper, Insulin und Glukose abzubauen. Kürzlich wurde zumindest bei Mäusen gezeigt, dass eine Senkung des Insulins die Insulinsensitivität verbessert und die Lebensdauer verlängert.[33]

Die besten Beweise sprechen dafür, dass eine Diät, die AMPK aktiviert, eine Kombination aus niedrigeren Kohlenhydraten und periodischem Fasten ist.

P wie positive Psychologie

Ein Pessimist sieht die Schwierigkeit in jeder Gelegenheit;
ein Optimist sieht die Gelegenheit in jeder Schwierigkeit.

– WINSTON CHURCHILL

Im vergangenen Jahrzehnt hat sich eine ganz neue Disziplin der Psychologie herausgebildet. Man nennt sie *positive Psychologie*. Wenn man das zum ersten Mal hört, klingt es wie etwas, das ein Haufen summender Happy-Clapper gutheißen würde. Aber in Wirklichkeit ist es eine anerkannte Verhaltenswissenschaft, welche Qualität und Quantität Ihres Lebens direkt steigern kann.

Mein Lieblingswerkzeug, und dasjenige, das für mich am wenigsten selbstverständlich ist, ist der Optimismus. Die überraschende Wissenschaft des Optimismus zeigt, dass es alles verändert, wenn man sich mehr Mühe gibt, genauer darüber nachzudenken, was vor sich geht. Sie kann Sie von einem ungenauen Pessimisten zu einem realistischen Optimisten machen.

Manche Menschen finden es leicht, den Silberstreif in allem zu sehen. Im Unglück können Optimisten kleine, praktische Schritte auf ein Ziel hin unternehmen. Die Analyse befreit sie von Perfektionismus und der daraus resultierenden Lähmung. Die kleinen Schritte, die Optimisten unternehmen können, können ihnen helfen, das, was sie nicht ändern können, zu bewältigen oder sogar zu ignorieren und sich auf das zu konzentrieren, was sie ändern können.

Wenn wir über Optimismus sprechen, dann glaube ich, dass wir über genaues Denken sprechen. Niemand will einen optimistischen Piloten, wenn die Daten das Gegenteil beweisen. *Leute, hier ist Ihr Kapitän. Wir sind etwas knapp an Treibstoff, aber ich bin optimistisch, dass wir es schaffen ...* Nein, hier wollen wir eine realistische Einschätzung der Situation.

Jeder liebt einen realistischen Optimisten. Sie erzielen die besten Ergebnisse und sind die glücklichsten und gesündesten unter uns. Realistische Optimisten verstehen und fallen nicht in gewöhnliche Denkfallen, die Menschen in Pessimismus oder unkontrolliertem Optimismus treiben können.

Hier ist eine Liste der wichtigsten Denkfallen, die es zu vermeiden gilt:

1. **Alles-oder-nichts-Denken.** Sie überbeanspruchen Wörter wie „immer" und „nie". Dies ist bei Fastenneulingen sehr üblich. Reden Sie sich nicht heraus – es ist nicht so schwer. Sie essen einfach für kurze Zeit nichts.

2. **Überverallgemeinerung.** Man erweitert eine begrenzte Erfahrung und wendet sie auf alles an. „Keine Diät, die ich jemals ausprobiert habe, hat funktioniert." *Die Realität:* Sie haben die Energieein-/Energie-aus-Methode Ihr ganzes Leben lang ausprobiert, und diese Methode hat bei Ihnen nicht funktioniert. Zeit, etwas anderes auszuprobieren und herauszufinden, was bei Ihnen funktioniert?

3. **Voreilige Schlussfolgerungen.** Sie ziehen schnell eine voreilige Schlussfolgerung, nachdem Sie nur begrenzte (oder gar keine) Beweise gesammelt haben. „Wenn ich nicht esse, kann ich nicht funktionieren." *Die Realität:* Versuchen Sie es ein paar Wochen lang und sehen Sie, was passiert.

4. **Vergrößerung.** Man vergrößert Negatives, um es viel größer zu machen, als es ist (auch bekannt als „aus einem Maulwurfshügel einen Berg machen" oder „sich wie eine Dramaqueen verhalten"). „Ich muss nächste Woche zu einer Geburtstagsfeier gehen, also gibt es keine Möglichkeit, dass ich in dieser Woche faste". *Die Realität:* In dieser Woche findet keine Geburtstagsfeier statt, also tauschen Sie die Fastentage und genießen Sie das Essen auf der Party.

5. **Anwendung strenger Regeln.** Sie bestehen darauf, dass diese oder jene Regel immer gilt und nicht veränderbar ist – niemals. „Es gibt keine Möglichkeit, dass ich das tun kann, weil mein Mann mich nicht unterstützen will." *Die Realität:* Vielleicht wird er es nicht tun, aber warum fangen Sie nicht mit jemandem an, der Sie unterstützt, und arbeiten darauf hin, Ihrem Mann zu zeigen, dass es Ihnen wichtig ist und Sie dies tun?

6. **Etikettierung.** Sie geben sich selbst ein Etikett, das Sie nur darauf beschränkt, nicht mehr. „Ich habe es nie geschafft, in Form zu bleiben." *Die Realität:* „Ich hatte nie die richtigen Werkzeuge zur Verfügung und kannte nie die Physiologie, die all dies richtig funktionieren lässt. Ich hatte eine falsche Vorstellung von Kalorien. Und jetzt, da ich neue Erkenntnisse habe, werde ich das mit einem offenen Geist angehen."

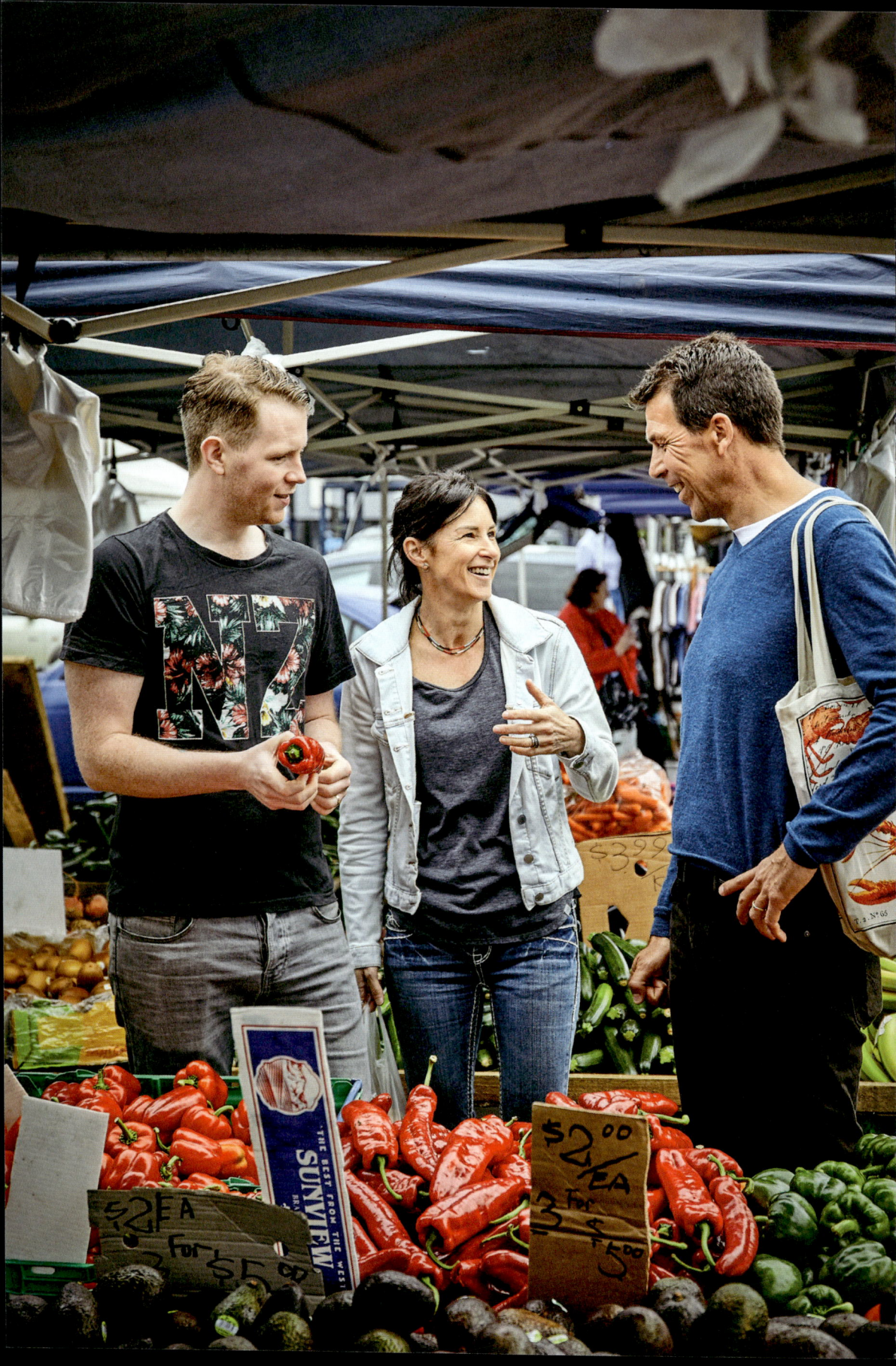

Q wie Quatsch (hier geht es eigentlich um das Kauen)

Okay, Moment. Q ist ein schwieriger Buchstabe, um etwas Nützliches über das Fasten zu finden, aber Kauen ist ein heißes Ernährungsthema. Stellen Sie sich folgende Fragen:

1. Macht Sie das Kauen mehr oder weniger hungrig?
2. Beeinflusst das Kauen von Kaugummi Ihren Stoffwechsel?
3. Können Sie beim Fasten Kaugummi verwenden?

Kauen und Hunger

Beim Kauen fühlt man sich weniger hungrig und mehr gesättigt. Am einfachsten lässt sich dies untersuchen, indem man den Menschen flüssige Mahlzeiten gibt und dann sieht, wie viel sie für den Rest des Tages essen. Geben Sie ihnen dann die gleichen Kalorien mit den gleichen Nährstoffen, aber in fester Form. Es hat sich gezeigt, dass Menschen, die ihre Kalorien trinken, anstatt sie zu kauen und zu essen, etwa 15 Prozent mehr essen.[34]

Fazit: Essen Sie echte Nahrung, die Sie kauen können, um sich voller zu fühlen.

Kaugummi und Hunger

Wären Sie weniger hungrig und würden sich satt fühlen, wenn Sie Kaugummi kauen würden, entweder wenn Sie nichts essen oder wenn Sie gleichzeitig Kalorien zu sich nehmen? Nun, es kommt darauf an. In einer Studie, in der sowohl dünne als auch fettleibige Menschen Kaugummi kauten und Traubensaft tranken, fanden die Forscher heraus, dass die Sättigung mit dem Kauen bei dünnen Menschen zunahm und bei fettleibigen abnahm. Mit anderen Worten: Durch das Kauen fühlte sich der Dünne satter und der Adipöse weniger satt. [35]

Kaugummi kauen und fasten

Sowohl bei den dünnen als auch bei den fettleibigen Personen in der oben genannten Studie trug das Kauen dazu bei, die Glukose- und Insulinreaktion auf den Traubensaft zu verringern.[35] In einer anderen Studie kauten gesunde Personen nach einem 12-stündigen Fasten 30 Minuten lang zuckerfreien Kaugummi. Der Kaugummi stimulierte weder Insulin noch Glukose im Blut. Die Kauenden fühlten sich satter, obwohl sie nichts aßen. [36]

Fazit: Hier muss noch mehr geforscht werden. Kauen scheint beim Stoffwechsel zu helfen, egal, wer man ist (niedrigere Glukose und Insulin nach dem Essen und Kauen), aber nur dünne Menschen fühlen sich satter. Das Kauen von zuckerfreiem Kaugummi, obwohl es bei Weitem keine vollwertige, echte Nahrung ist, kann während des Fastens helfen, wenn Sie Schwierigkeiten haben, durchzuhalten. Es ist kaum das Paradigma einer gesunden Ernährung, aber wenn es Ihnen hilft, durchzukommen, dann ist das eine gute Sache.

R wie Insulin-Resistenz

Inzwischen wissen Sie, dass wir uns über das Hormon Insulin viele Gedanken machen. Zu viel Insulin für eine zu lange Zeit ist ein Problem. Es schaltet die Fettverbrennung aus, macht lethargisch und kann Kohlenhydrate als Fett speichern. Manche Leute nennen es den „Fettschalter".

Irgendwie sind manche Menschen scheinbar in der Lage zu essen, was sie wollen, und dennoch geht es ihnen gut. Andere haben einen lebenslangen Kampf mit Nahrung, Willenskraft und Gewicht. Es ist leicht, der Psychologie die Schuld zu geben und so zu tun, als seien einige von uns besser in Form, weil wir bessere Menschen mit mehr Selbstbeherrschung sind. Ich denke, wir können das meiste, was wir sehen, damit erklären, dass einige von uns insulinresistenter sind als andere. Das bedeutet, dass dieselbe Mahlzeit eine völlig unterschiedliche Wirkung auf Blutzucker, Insulin und den gesamten Stoffwechsel hat.

Im Folgenden zeige ich Ihnen, was ich dazu in den letzten Jahren gelernt habe. Ich präsentiere diese Listen bei jedem Ernährungsvortrag, den ich halte, ob bei öffentlichen Veranstaltungen oder vor Universitätsstudenten. Diese Liste ist entscheidend für das Verständnis, wie man gesund bleibt. Und mit dem Fortschritt der Wissenschaft wird die Liste immer länger.

Faktoren der Insulinresistenz

Das macht Sie entweder noch insulinresistenter oder verbindet Sie mit Insulinresistenz:

- **Eine Frau zu sein:** Während der Pubertät

(Fettspeicherung), während der Schwangerschaft (Nährstofftransport zum Baby) und in den Wechseljahren (Fettspeicherung, weil wir Großmütter für die Gesellschaft brauchten, und je leichter sie im späteren Leben zusätzliche Energie speichern konnten, desto wahrscheinlicher überlebten sie) ist Insulinresistenz normal und nützlich.[37]

- **Ein älterer Mensch zu sein:** Eine Mahlzeit hat auf eine Person mit 50 Jahren eine ganz andere Wirkung als auf eine mit 15 Jahren.[38]
- **Gene:** Manche Menschen sind veranlagt, leichter zuzunehmen als andere. Dies liegt höchstwahrscheinlich daran, dass ihre Vorfahren an Orten lebten, an denen Nahrung immer wieder für eine Weile unzugänglich war (z. B. harte Winter, saisonale Wirbelstürme, regelmäßige Dürreperioden).[39]
- **Stress:** Siehe *S wie Stress* unten.[40]
- **Rauchen und andere schädliche Dinge** aus der Umwelt, einschließlich einiger Drogen und Schadstoffe.[41]
- **Sonnenbrand:** Entzündliche Schäden durch zu viel ultraviolette Strahlung.[41]
- **Zu wenig Salz:** Sehr salzarme Ernährung (und umgekehrt sehr große Salzmengen bei salzempfindlichen Menschen).[42]
- **Zucker und Alkohol:** Beide werden über die Leber verarbeitet und fördern die Einlagerung von Leberfett (Fettleberkrankheit).[43]
- **Bauchfett:** Fett im Bereich des Magens und der Organe sondert entzündliche Zytokine ab, die 5-mal so hoch sind wie überall sonst.[44]
- **Insulinresistenz selbst:** Je mehr Insulin Sie absondern, desto mehr gewöhnt sich Ihr Körper daran, es zu ignorieren, sodass Sie immer mehr benötigen. Ein Teufelskreis.

- **Bestimmte Mineralien:***
  - Eisen(Fe)-Überschuss (beachten Sie aber, dass chronischer Eisenmangel auch mit Herz-Kreislauf-Erkrankungen zusammenhängt)[45]
  - Magnesium (Mg): Hyperinsulinämie erhöht die Ausscheidung von Magnesium und verursacht einen relativen Magnesiummangel; zusätzliches Magnesium erhöht die Insulinsensitivität[45]
  - Selen (Se): Sowohl ein niedriger Selenstatus als auch eine übermäßige Zufuhr von zusätzlichem Selen werden mit Typ-2-Diabetes in Verbindung gebracht.[46]

Faktoren der Insulinempfindlichkeit

Das macht Sie entweder insulinempfindlicher oder bringt Sie mit der Insulinsensitivität in Verbindung:

- **Die Tageszeit:** Morgens sind wir insulinempfindlicher. Theoretisch werden Sie also früher am Tag Kohlenhydrate besser verarbeiten und mit ihnen umgehen können.[47]
- **Fasten:** Nicht zu essen erhöht die Insulinempfindlichkeit.[48]
- **Bewegung** und nicht zu viel sitzen.[49, 50]
- **Sonnenlicht:** Liefert Vitamin D und Stickstoffmonoxid.[51]
- **Bestimmte Vitamine und Mineralien:***
  - **Chrom** (Cr): ein wichtiger Mineralstoff-Co-Faktor für den Insulinrezeptor. Raffinierte Nahrungsmittel sind chromarm, und eine Nahrungsergänzung verbessert nachweislich die Insulinsensitivität[52]
  - **B-Vitamine:** Diese sind besonders am Metabolismus von Glukose beteiligt, was zu einem zusätzlichen Bedarf an Thiamin (B1) führt. Eine Supplementation mit Biotin (B7) kann die Insulinempfindlichkeit erhöhen.[53]

S wie Stress

Stress ist gut. Stress ist nicht nur gut, sondern er ist für ein glückliches, gesundes Leben unerlässlich. Zu viel Stress ist nicht cool. Das eigentliche Problem ist der Stress, an den man sich nicht anpassen kann. Wir haben adaptiven Stress bereits unter *H wie Hormesis*, behandelt.

Worüber ich hier sprechen möchte, sind meine bevorzugten Techniken zur Bewältigung und Erholung von psychischem Stress – die grundlegende Physiologie und Techniken rund um Atmung und

Entspannung: besonders tiefe, langsame Nasenatmung. Es ist weder seltsam noch eine religiöse Sache. Es geht nur darum, sich die Physiologie zunutze zu machen, die viele Hochleistungssportler tagtäglich anwenden.

Ich glaube, dass Stress der am meisten übersehene Faktor ist, der unsere Versuche, ein gesundes Gewicht zu halten und unsere Ernährung in irgendeiner Weise zu kontrollieren, zum Scheitern bringt. Ich bin sehr am Fasten interessiert und habe

* Diese unvollständige Liste ist nicht als Leitfaden für die Nahrungsergänzung gedacht, sondern verweist auf die Bedeutung nährstoffreicher Lebensmittel.

mit allen erdenklichen Varianten selbst experimentiert. Dabei habe ich im Namen der Wissenschaft gelitten, gewonnen und verloren und dabei mehr über mich und das Essen gelernt. Was ich auch über mich selbst weiß, ist, dass - unabhängig davon, womit ich experimentiere - unkontrollierter oder unvorhersehbarer oder andauernder Stress mich immer aus der Bahn wirft. Es führt zu dem, was die meisten Menschen emotionales Essen nennen. Hier sind meine liebsten Tricks, wie man damit umgeht.

Langsam und tief durch die Nase atmen

Bei dieser Technik atmen Sie einfach lang durch, dabei bewegen sich die Rippen nach unten und nicht nach oben, und der Bauch dehnt sich aus. Die Atmung ist mit der Physiologie der Beruhigung und Zentrierung und mit der Wissenschaft der Meditationspraxis verbunden. Sie ist Teil der Yoga-Atmung und was Sportler und Kampfsportler tun, bevor sie in den Wettkampf gehen. Sie wird Ihnen helfen, sich zu entspannen und das Sympathikus-Nervensystem („Kampf oder Flucht") und die damit verbundenen stressauslösenden Hormone auszuschalten. Es braucht etwas Übung, dabei nicht abzudriften. Vermeiden Sie Ablenkungen.

Zwei Dinge geschehen, wenn Sie einige Minuten lang so atmen:

1. Sie schalten das Sympathikus-Nervensystem aus. Das heißt, eine tiefe, langsame Bauchatmung schaltet die Stressreaktion aus. Es ist unmöglich, die Physiologie der Stressreaktion aufrechtzuerhalten, wenn Sie dies tun.

2. Sie rufen den Bohr-Effekt hervor. Der pH-Wert (Säuregrad) des Blutes wird gesenkt, was bedeutet, dass Sauerstoff von den sauerstofftragenden roten Blutkörperchen dissoziiert und somit effektiv mehr Sauerstoff zu den Körperzellen gelangt.

Andere Techniken

- Finden Sie eine Routine und halten Sie sich daran, um Ihren Stress effektiver zu bewältigen. Das ist eine gute Idee, aber manchmal, wenn das Leben in die Quere kommt (wie es oft der Fall ist), kann die Nasenatmung sehr viel dazu beitragen, Sie zu „erden".
- Vermeiden Sie Alkohol als Ihre Standardstrategie zur Stressbewältigung.
- Gehen Sie nach draußen und bewegen Sie sich in einem leichten Tempo, um den Nutzen für Ihre psychische Gesundheit zu maximieren. Sie können auch tief und langsam atmen und Ihren Geist befreien, während Sie leichte Übungen machen.
- Nehmen Sie sich etwas Zeit für sich selbst - zum Beispiel zum Entspannen in einem heißen Bad.
- Gönnen Sie sich einen guten Schlaf (siehe *Z wie Zzz - Schlafen* am Ende dieses Kapitels).

T wie Tageszeit

Wir wissen, dass es eine gute Zeit zum Essen ist, wenn man richtig hungrig wird. Ja, Sie können eine Weile durchhalten - und das wird ein Teil dessen sein, was Sie tun, wenn Sie fasten -, aber selbst extreme Willensanstrengungen bekommen irgendwann Risse, und alles bricht in sich zusammen. Es ist schwer, wenn es überall Essen gibt. Aus diesem Grund bezeichnet die Gesundheitsmedizin die moderne Lebensmittelumgebung als „pathologisch".

Es gibt mindestens drei gegensätzliche Denkschulen darüber, wie man den dämonischen Hunger am besten überwinden kann.

1. Essen Sie so, wie es uns die „Weisheit" der konventionellen Ernährung in den letzten 30 Jahren gesagt hat - d. h. 3 Mahlzeiten pro Tag oder vielleicht noch mehr und kleinere Mahlzeiten plus Snacks. Das wird „Ihren Stoffwechsel aufrechterhalten" (was immer das bedeutet). Sie werden sich nicht hungrig fühlen und deshalb nicht in die Falle des Zuvielessens tappen. Diese Methode bedeutet effektiv, dass Ihr Blutzucker und Ihr Insulin ständig erhöht werden und so ziemlich den gegenteiligen Effekt der „Steigerung Ihrer Stoffwechselrate" haben, insbesondere wenn Sie Schwierigkeiten haben, in Form zu bleiben. Beachten Sie, dass einige isokalorische (gleiche Anzahl von Kalorien) kontrollierte Studien zwar zeigen, dass kleine, häufige Mahlzeiten das Insulin senken können - aber in der realen Welt werden Sie das nie erreichen, weil der Mensch nicht auf diese Weise essen kann. In diesen Studien wurden die Menschen mit festen

Mahlzeiten und Snacks versorgt. Wenn Sie versuchen, dies selbst zu bewerkstelligen, wird der Hunger Sie dazu treiben, anders zu essen.

Die beiden anderen Methoden umfassen das Fasten, sind aber zeitlich entgegengesetzt. Sie stimmen beide mit den neuesten Forschungsergebnissen überein, die zeigen, dass der Hunger abends seinen Höhepunkt erreicht und seinen Tiefpunkt 12 Stunden früher (morgens) erreicht. In ihrem 2013 in *Adipositas* veröffentlichten Papier zeigten Scheer und Kollegen[54], dass gesunde Männer und Frauen, die fast 2 Wochen in einer kontrollierten Laborstudie waren, abends am hungrigsten (Höhepunkt um 19.50 Uhr) und morgens am wenigsten hungrig (Tiefpunkt um 7.50 Uhr) waren. Dies galt für süße Lebensmittel, salzige Lebensmittel, Obst, Fleisch und Geflügel sowie für Lebensmittel insgesamt. Am wichtigsten war, dass die Menge der zuvor verzehrten Nahrungsmittel oder andere Faktoren wie Schlaf keine Auswirkungen hatten. Mit anderen Worten, die innere biologische Uhr trieb den Hunger selbstständig an.

2. Essen Sie, wenn Sie am wenigsten hungrig (und insulinempfindlicher) sind, d. h. morgens. Dann essen Sie weniger, und die Kohlenhydrate, die Sie essen, wirken sich nicht so negativ auf Sie aus wie später. Allerdings werden Sie abends wahrschein-

lich mehr essen und die Kohlenhydrate werden sich stärker auf Sie auswirken. Außerdem werden Sie keine Gelegenheit haben, „Dinge abzubrennen", weil Sie schlafen werden. Das Problem, das ich damit habe, ist, dass Sie abends sehr hungrig sein werden, und es wird immense Willensstärke erforderlich sein, Ihre fest verankerte rhythmische Biologie zu überwinden und nicht zu viel zu essen. Bei unserem modernen familiären Essverhalten bin ich dazu nicht in der Lage.

3. Lassen Sie Frühstück und Mittagessen aus, weil Sie sowieso nicht so hungrig sind, und essen Sie abends, wenn Sie tatsächlich hungrig sind. Das ist unsere bevorzugte Methode. Das ist Power-Fasten. Es arbeitet mit und nicht gegen die Dinge. Sicher, Sie werden abends weniger insulinempfindlich sein, und das könnte ein Problem sein. Die einfache Abhilfe besteht jedoch darin, die Kohlenhydrate beim Abendessen auf ein Minimum zu reduzieren. Das ist genau das, was wir bei unseren Power-Mahlzeiten tun, und genau das ist der Grund dafür. Sie werden zufrieden sein und - weil es wenig Kohlenhydrate hat - weiterhin eine Fettverbrennungsmaschine sein.

Tatsächlich erhalten Sie fast alle Vorteile des Fastens, obwohl Sie eine anständige Mahlzeit zu sich genommen haben. Es ist gut, ab und zu hungrig zu

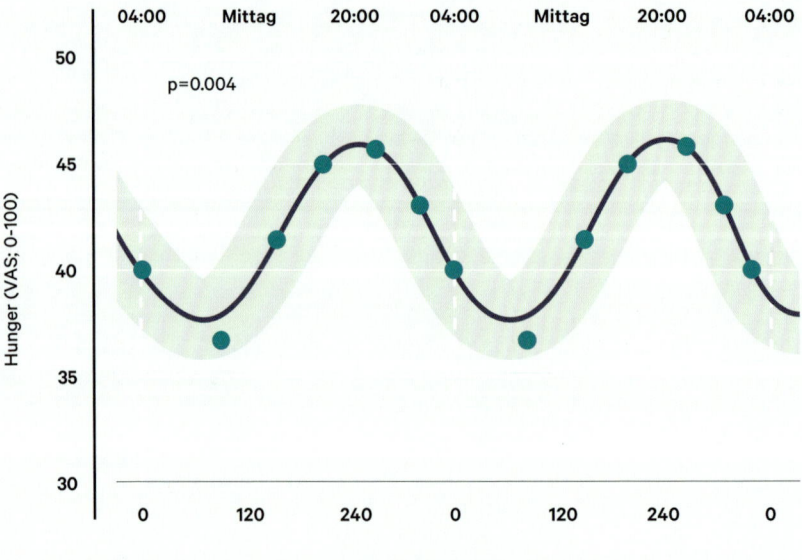

Abb. 3.3: Wie sich der Hunger unabhängig von der Nahrungsaufnahme im Laufe des Tages verändert (aus Scheer et al. 2013).[54]

sein, denn Fasten fördert eine erstaunliche Physiologie. Aber zu viel Hunger und Essen zur falschen Zeit werden für den modernen Menschen kein gutes Ende nehmen. Man wird einfach nicht genug Willenskraft haben, wenn das Essen überall vorhanden ist. Wenn Sie in einer Höhle leben würden und nur dann etwas zu essen bekämen, wenn Sie es fangen und für Teile des Jahres (Winter) gar nichts zum Essen da wäre, hätten Sie keine Wahl. Es würde keinen Spaß machen, und das wäre es dann. Aber so läuft das bei uns nicht. Lassen Sie uns also mit dem arbeiten, was wir haben.

U wie alles *unter* Kontrolle

Es hat echte Vorteile, wenn man einige Regeln und eine harte Struktur um sein Essen aufbaut und befolgt. Sie haben sich unter Kontrolle. Power-Fasten und Power-Essen helfen genau dabei, denn Fasten erfordert Selbstdisziplin. Hilft Ihnen also die Selbstdisziplin des Fastens, sich während der restlichen Woche, in der Sie nicht fasten, besser zu verhalten? Folgendes könnte passieren:

- **Im besten Fall: unter voller Kontrolle.** Sie haben sich wirklich angestrengt, Sie fühlen sich gut, und weil es ein bisschen wehtut, ist die kognitive Dissonanz (Anstrengung erzeugt mehr Anstrengung; warum sollten Sie es sonst versuchen?) auf Ihrer Seite, und Sie beschließen, dass Sie genauso gut weiterhin Ihr Bestes tun können, um sich gesund zu ernähren und Ihren Lebensstil in den Griff zu bekommen. Am Ende ernähren Sie sich kohlenhydratreduziert, hören werktags abends mit dem Alkohol auf und reduzieren ihn auch am Wochenende etwas.
- **Im schlimmsten Fall: völlig außer Kontrolle.** Sie entwickeln einen „Gesundheits-Halo-Effekt". Das bedeutet, dass Sie glauben, den Rest der Woche tun zu können, was sie wollen, weil sie am Montag und Dienstag schon so erfolgreich waren.

Was sagen die Fakten?

Aus den Untersuchungen ergeben sich zwei Dinge. Erstens gibt es keine Beweise dafür, dass Sie Ihr Fasten durch lächerlich übermäßiges Essen am nächsten Tag ruinieren werden. Menschen essen oft mehr, um das Fasten auszugleichen[55] – aber nicht so viel, wie sie zuvor gefastet haben. Johnstone und seine Kollegen stellten fest[56], dass „ein 36-Stunden-Fasten, das eine negative Energiebilanz von etwa 12 MJ erzeugte, keinen starken, unkonditionierten Anreiz zur Kompensation am folgenden Tag auslöste". In der Praxis bedeutete dies, dass die normale Einnahme über 2 Tage 2 x 2436 kcal = 4872 kcal betrug und an den Fasten- und Nachfastentagen betrug sie 0 + 2914 kcal = 2914 kcal. Die Studienteilnehmer aßen nach einem 36-stündigen Fasten noch einmal 20 Prozent mehr. Kaum *außer Kontrolle*, würden Sie sagen? Der Nettoeffekt des Fastens plus des Festmahls war sehr gut.

Zweitens gibt es einige Belege dafür, dass die Anstrengungen, die man für seine Gesundheit unternimmt, sich positiv auf andere Dinge übertragen. Wir wissen zum Beispiel, dass Menschen besser essen, wenn sie sich bewusst bewegen. Obwohl uns also keine experimentellen Humandaten für die Fasten- und Essensqualität an Nicht-Fastentagen vorliegen, gibt es wahrscheinlich einen gewissen „Gewissenseffekt". Es hat sich gezeigt, dass einer der besten Indikatoren für die zukünftige Gesundheit, einfach die Gewissenhaftigkeit in Bezug auf die eigene Gesundheit ist.[57, 58] Was Sie denken und was Sie in Bezug auf die Gesundheit ausprobieren, ist vielleicht eines der wichtigsten Dinge, die Sie tun können. Also, versuchen Sie es weiter! Allein der Versuch hält Sie *unter Kontrolle*.

V wie vegetarisch, genauer gesagt: Gemüse

Hier sind ein paar Gründe, warum wir der Meinung sind, dass unsere Power-Mahlzeiten einen hohen Gemüseanteil haben sollten, ebenso wie Ihre wöchentliche Ernährung. Wir wetten, dass Sie diese beiden Gründe nicht erraten werden.

1. Giftiges Gemüse?

Erinnern Sie sich an die Hormonproduktion? Viele Dinge sind in kleinen Dosen gut für uns, weil sie gerade stressig genug sind. Wenn wir mehr davon hätten, wäre das schädlich. Ein Beispiel ist das Training, das zum Übertraining wird. Was ist mit Gemüse? Hätten Sie es gewusst? Es enthält giftige Pflanzenstoffe. Mattson[59] schlug vor, dass der Grund dafür, dass Gemüse, Obst, Tee und Kaffee die Gehirngesundheit verbessern können, darin liegt, dass sie „schädliche" Chemikalien enthalten, die von den Pflanzen produziert werden, um sich vor dem Verzehr durch Insekten und andere Organismen zu schützen. Er behauptet, dass diese Phytochemikalien die hermetische Reaktion in den Gehirnzellen auslösen, was die Gehirnfunktion verbessern und die Widerstandsfähigkeit der Neuronen gegen Verletzungen und altersbedingte neurodegenerative Erkrankungen erhöhen kann.

2. Gemüse wird zu Fett?

Hätten Sie es gewusst? Darmmikroben verwandeln Ballaststoffe in Fett. Resistente Stärken (Ballaststoffe) aus Gemüse werden im Darm zu kurzkettigen Fettsäuren (SCFAs) fermentiert. Das ist kompliziert. Aber wenn Sie wirklich interessiert sind, verweise ich Sie auf weitaus sachkundigere und gründlichere Analysen, als ich sie geben kann: auf Topping und Clifton's wirklich nettes Übersichtspapier in der Zeitschrift *Physiology Reviews*[60]. Sie sollten aber besser etwas Biochemie beherrschen, wenn Sie dieses Papier verstehen wollen. Ehrlich gesagt hatte ich am Ende Mühe damit.

Ursprünglich bin ich auf diese kuriose Tatsache gekommen, weil ich ein Problem damit hatte, zu verstehen, warum Säugetiere so unterschiedliche Ernährungsweisen haben können und am Ende doch ziemlich ähnliche Organe und homöostatische biologische Systeme haben. Sogar innerhalb der Gattung Mensch - zumindest in der nicht-industriellen Lebensmittelumgebung - können wir uns mit einer breiten Palette von Makronährstoffen (Fette, Proteine, Kohlenhydrate) ernähren.

An einem Ende des Tierreichs haben wir Pflanzenfresser wie Kühe und Gorillas, am anderen Ende fleischfressende Katzen verschiedener Art, wie Tiger und Löwen. Das eine Ende steht für eine fettarme, kohlenhydratreiche, mäßig proteinhaltige Nahrung, das andere Ende für eine proteinreiche Nahrung mit hohem Fettgehalt.

Beim Menschen ist es genauso. An einem Ende haben wir Inuit, die eine fettreiche, praktisch kohlenhydratfreie, proteinreiche Nahrung zu sich nehmen. Auf der anderen Seite haben wir Kitavans in Papua-Neuguinea, die sich kohlenhydratreich ernähren. Doch beide Gruppen - und alle dazwischenliegenden in ihrer natürlichen Nahrungsumgebung - sind metabolisch gesund und frei von chronischen Krankheiten. Das Gleiche gilt für Tiere. Sie alle haben keine Probleme, ein gesundes Gewicht zu halten, selbst wenn sie reichlich Nahrung mit unterschiedlichen Makronährstoffverhältnissen zu sich nehmen.

Also, was geht?

Und warum spreche ich inmitten all dieser Beweise über eine kohlenhydratarme Ernährung?

Meine kurze Antwort lautet, dass eine Vollwerternährung mit beliebiger Makronährstoffzusammensetzung in Ordnung ist, solange Sie metabolisch gesund sind. Aber sobald Sie dysreguliert (d. h. insulinresistent) werden - wahrscheinlich aufgrund von Zucker und anderen Faktoren des Lebensstils, wie z. B. übermäßigem Stress -, dann ist eine Kohlenhydratrestriktion der Ausweg aus dieser Situation. Dies trifft wahrscheinlich auf die Hälfte der westlichen Bevölkerung zu, vielleicht sogar auf noch mehr.

Die längere Antwort ist, dass es im tierischen und menschlichen Verdauungssystem noch etwas anderes zu berücksichtigen gibt, das uns hilft, die Variation von Kohlenhydraten/Fett/Protein zwischen Tier und Mensch in Einklang zu bringen. Die sich abzeichnende Erkenntnis ist, dass Pflanzenfasern im Darm von Pflanzen- und Allesfressern, einschließlich des Menschen, fermentiert werden. Dies liefert Energie in Form von SCFAs, insbesondere Butyrat. Das ist wirklich cool, denn es bedeutet, dass das Spektrum der Makronährstoffe, die es durch den Darm in den Blutkreislauf schaffen, sehr ähnlich ist. Und der Fettgehalt ist viel höher, als wir bisher dachten. Studien mit Westlichen

Flachlandgorillas ergaben, dass der größte Teil ihrer Energie (57 Prozent) von den SCFAs stammt, die im Darm aus pflanzlichen Fasern fermentiert werden (denken Sie daran, SCFAs sind gesättigte Fette!). Wenn wir diese Fermentierung von Ballaststoffen im (gesunden) Darm berücksichtigen, dann werden wir sehen, dass die meisten Tiere, die wir in Betracht ziehen, einschließlich des Menschen, eine Nahrung mit hohem Fettgehalt, mäßigem Eiweiß und weniger Kohlenhydraten zu sich nehmen – mehr oder weniger.

Das sagen Forscher tatsächlich: „Das Makronährstoffprofil dieser Nahrung würde wie folgt aussehen: 2,5 % Energie in Form von Fett, 24,3 % Protein, 15,8 % verfügbare Kohlenhydrate, mit potenziell 57,3 % der metabolisierbaren Energie aus kurzkettigen Fettsäuren (SCFAs), die aus der Colon-Fermentation von Ballaststoffen stammen. Gorillas würden also durch die Fermentation von Ballaststoffen beträchtliche Energie gewinnen.“[61] (Wie kann man eine solche Studie überhaupt an Gorillas durchführen?) Auf Abwege geraten die Dinge, wenn eines dieser Tiere, einschließlich des Menschen, verarbeitete Kohlenhydrate isst. Diese sind natürlich nicht ballaststoffreich und gelangen so direkt in den Blutkreislauf. Dadurch ist der Insulinspiegel konstant hoch, um die Kohlenhydrate aus dem Blut zu entfernen, und von da an geht es bergab. Andere Forscher wussten vielleicht schon lange davon, aber ich hatte mich an die alte „Ballaststoffhypothese" der Faserverdauung gehalten – die Idee, dass die Ballaststoffe nicht verdaulich sind und helfen, den Dickdarm zu reinigen und zu stimulieren.

Also, was ist dann mit den Menschen?

Ich denke, wir können ein paar Dinge klarstellen:

1. Die Fermentierung von Ballaststoffen findet, wie bei Pflanzenfressern, im menschlichen Dickdarm statt.

2. Ein Großteil davon verwandelt sich in verwertbare SCFAs. Einige ernähren die eigentlichen Bakterien, andere die Darmwand, und wieder andere gelangen in den Blutkreislauf und werden von dort verarbeitet.

3. Die Kalorienzahl von Produkten, die Ballaststoffe enthalten, ist fehlerhaft, und das ist ein weiterer Grund, warum „eine Kalorie keine Kalorie ist". Sellerie ist ein gutes Beispiel dafür: Es wird behauptet, dass Sellerie weniger Energie enthält, als er für seine Verdauung benötigt. Es stimmt zwar, dass die sofort verfügbaren Kohlenhydrate von Sellerie niedrig sind, aber sobald der Ballaststoff zu Fett fermentiert ist, setzt er beträchtliche Mengen an Kalorien als SCFAs frei.

4. Kohlenhydratreiche Diäten mit hohem Ballaststoffgehalt können sich in fettreichere Diäten verwandeln, und das ist wahrscheinlich das, was in der Vergangenheit bei Menschen der Fall war.

5. Ein gesunder Darm hängt wahrscheinlich von der Etablierung ausreichender Mengen von Bakterien ab, die Ballaststoffe verdauen können. Dies wird von der Vorgeschichte der Ernährung mit dieser Art von Nahrung abhängen. Verarbeitete Kohlenhydrate untergraben wahrscheinlich die Entwicklung der Darmbakterien, die für die Verdauung der Ballaststoffe benötigt werden.

6. Verarbeitete Kohlenhydrate umgehen den gesamten Mechanismus und schleusen insulinproduzierende Kohlenhydrate weiter stromaufwärts vom Magen und Dünndarm in das System ein.

W wie Warburg-Effekt

Henrietta Lacks starb 1951 im Alter von 31 Jahren an Krebs. Sie war Tabakfarmerin in Baltimore, Maryland. Als arme schwarze Frau wurde sie schließlich für etwas berühmt, von dem sie nie etwas wusste.

Nach ihrem Tod und ohne Erlaubnis ließ George Gey, ein Krebsforscher am Johns-Hopkins-Hospital, von seinem Assistenten Zellen aus ihrem Körper entnehmen. Ihm war nach einer früheren Biopsie aufgefallen, dass Henrietta Lacks' Krebszellen sich schnell vermehrten und in Kultur am Leben blieben.

Sie waren ideale Forschungszellen. Sie wurden als HeLa-Zellen bekannt und auf der ganzen Welt als „Zelllinien" verwendet. Jonas Sulk verwendete HeLa-Zellen bei der Entwicklung des Polio-Impfstoffs. Sie werden immer noch verwendet. Henrietta existiert in gewisser Weise immer noch. Das Buch und auch der Film über ihre Geschichte und die offensichtlichen familiären Auswirkungen heißen *Das unsterbliche Leben von Henrietta Lacks*. Diese Krebszellen würden nicht sterben – sie hatten die Apoptose abgeschaltet. Es hat sich herausgestellt, dass dies eine Eigenschaft der meisten Krebszellen ist. Sie haben Signale für unkontrolliertes Wachstum und sind im Wesentlichen „unsterblich", weil sie sich den normalen Zelltod-Signalen entziehen. Man nennt das den Warburg-Effekt, nach dem deutschen Nobelpreisträger und Zellbiologie-Superstar Otto Warburg. Warburg entdeckte diesen Effekt bereits 1926 und seine Entdeckung hätte die Krebsforschung schon damals vorantreiben sollen, was aber nicht geschah. Warburg beklagte 1972 kurz vor seinem Tod, dass seine wichtigste Entdeckung fast unbemerkt blieb.

Technisch gesehen bedeutet der Warburg-Effekt, dass durch die Veränderung eines einzelnen Enzyms in den Mitochondrien einer Zelle (von Hexokinase I zu Hexokinase II) die Wachstumssignalisierung beeinträchtigt wird. Das bedeutet, dass die Zelle nur Glukose zur Energiegewinnung nutzen kann, und zwar nur über einen ineffizienten Weg (oft als Milchsäureweg bezeichnet), der im Vergleich zu den anderen Energiewegen, die in normalen, gesunden Zellen zur Verfügung stehen, hohe Mengen an Glukose benötigt, um geringe Energiemengen zu produzieren. Diese Zelle kann also keine effizienteren Glukosewege, Fettsäuren oder Ketone mehr nutzen. Weil sie jetzt so viel Glukose verbrennt, verursacht diese dysfunktionale Zelle durch die Produktion von Säure und reaktiven Sauerstoffspezies ein metabolisches Chaos um sie herum. Dies könnte die metabolische Ursache für Krebs sein. Es ist wirklich gut geschrieben in Travis Christoffersons Buch *Stolpern über die Wahrheit: Wie die Stoffwechsel-Theorie des Krebses eines der fest verwurzeltesten Paradigmen der Medizin umstürzt.*[62]

Diese frühen Zellen können durch kohlenhydratarme ketogene Diäten und periodisches Fasten metabolisch marginalisiert (abgetötet) werden. Es gibt eine begrenzte, aber sich entwickelnde Evidenz für den Einsatz ketogener Diäten bei der Behandlung von Krebs (ich empfehle Fine und Feinmans Übersichtsarbeit *Insulin, Kohlenhydratbeschränkung, metabolisches Syndrom und Krebs*[63] zur weiteren Lektüre). Obwohl wir noch nicht in der Lage sind, definitive Empfehlungen über ketogene Diäten bei der Krebsbehandlung abzugeben, sieht die Zukunft interessant aus.

X wie eXtremes Fasten

Der Mann, der nicht gegessen hat

Ich frage meine Studenten oft, was ihrer Meinung nach in der medizinischen Literatur als längstes Fasten dokumentiert ist. Fast alle gehen davon aus, dass man ein paar Tage ohne Nahrung überleben kann. Sie selbst haben noch nie eine Mahlzeit ausgelassen, aber sie haben davon gehört. Einige Studierende überlegen, was sie für wirklich extrem halten, und sagen „3 Monate!". Ich zucke mit den Achseln und zeige nach oben. Einige Klugscheißer schreien „6 Monate!", und alle lachen. Ich zeige wieder nach oben und gestikuliere diesmal wild. Irgendwann fasst jemand Mut und sagt mit leiser Stimme: „1 Jahr?"

„Das ist gut genug", rufe ich aus. Ich fahre fort, die wissenschaftliche Arbeit von 1973 mit dem Titel *Merkmale eines erfolgreichen therapeutischen Fastens von 382 Tagen Dauer* vorzustellen.[64] Darin stellen Stewart und Fleming, zwei Ärzte aus Dundee, Schottland, die Ergebnisse der außergewöhnlichen Leistung des 27-jährigen Patienten A.B. vor. A.B. wog 207 kg und brachte am Ende 82 kg auf die Waage. Während seines Fastens verlor er unglaubliche 125 kg. Fünf Jahre nach dem Ende des Fastens lag sein Gewicht konstant bei etwa 89 kg.

A.B. hatte während und nach dem Fasten keine Krankheitssymptome. Sein Blutzucker war durchgehend stabil, obwohl er überhaupt keinen Zucker aß. A.B. nahm während der 382 Tage Wasser zu sich und nahm Vitaminpräparate, während der ersten 10 Monate Hefe, Kaliumpräparate (Tag 93 bis 162) und Natriumpräparate (Tag 345 bis 355) zu sich. Während der gesamten Zeit wurden Urin- und Blutproben entnommen. Der Gewichtsverlust von A.B. betrug im erstaunlichen Durchschnitt 330 g pro Tag, was hauptsächlich auf den Abbau von Fettgewebe zurückzuführen ist.

Wie ist dies überhaupt möglich?

Sicherlich brauchen Sie etwas Glukose, um Ihren Blutzuckerspiegel stabil zu halten? Warum war A.B. am Ende nicht schwach und stand am Rande des

Todes? Hier ist die Physiologie, wie ich sie sehe. Was hier geschieht, sagt uns viel über den Menschen und das Fasten.

1. KOHLENHYDRATE SIND KEIN (WISSEN-SCHAFTLICH) ESSENZIELLER NÄHRSTOFF

Man hat uns gesagt, dass wir Kohlenhydrate als Energiequelle benötigen. Die meisten modernen neurowissenschaftlichen Lehrbücher sagen uns, dass das Gehirn sie als Brennstoff braucht. Und Sie sehen die Argumentation: Wir müssen einen konstanten Glukosegehalt von etwa 1 Teelöffel in unseren 7-8 Litern Blut aufrechterhalten. Das ist lebensnotwendig. Ohne Glukose im Blut würden wir sterben. Dennoch müssen Sie keine Kohlenhydrate (Glukose) essen, um Glukose im Blut zu haben.

Säugetiere halten einen Reservevorrat an Glukose in der Leber und einen Teil davon in den Muskeln. Aber das geht schnell zur Neige. Beim Menschen ist die Glukose in der Leber ohne Nahrung in 12-24 Stunden vollständig aufgebraucht; schneller, wenn Sie Sport treiben. Dadurch wird ein Wechsel von einem glukoseabhängigen Stoffwechsel zu einem fettabhängigen Stoffwechsel angeregt.

Was wir heute wissen, ist, dass wir es immer noch schaffen können, dem Körper täglich etwa 80 g Glukose zuzuführen, ohne auch nur ein einziges Gramm Kohlenhydrate zu essen. Die Glukose ist hauptsächlich für das Gehirn bestimmt. Diese Glukose kann abgebaut werden - die Autophagie hilft, einen Teil davon abzubauen, und der Rest stammt aus der Glukoneogenese. Hier wird Glukose aus Ketonen und Glyzerin (beides aus Fett) sowie aus Aminosäuren hergestellt. Im Gegensatz zu Kohlenhydraten ist Nahrungsfett lebensnotwendig.

Aus diesem Grund werden Omega-3- und Omega-6-Fettsäuren als „essenzielle Fettsäuren" bezeichnet. Ihr Körper kann sie nicht selbst herstellen - Sie müssen sie essen. Im Fall von A. B. hatte sie früher gegessen und für eine spätere Verwendung gespeichert.

2. SIE BENÖTIGEN VIELE „GESPEICHERTE MAHL-ZEITEN", UM 382 FASTENTAGE ZU ERREICHEN

Wenn Sie sich Ende der 1950er-Jahre in einer schottischen Notaufnahme vorstellten, mit einigen Berechnungen auf der Rückseite eines Umschlags darüber, wie viele Kalorien Sie Ihrer Meinung nach gespeichert hätten und wie lange Sie ohne Nahrung auskommen könnten, würden Sie vom medizinischen Personal völlige Ungläubigkeit ernten. Vielleicht ist es das, was Stewart und Fleming anfangs dachten. Aber hier ist, was sie am Ende sagten: „Da er sich so gut anpasste und bestrebt war, sein ‚ideales' Gewicht zu erreichen, wurde sein Fasten bis zu dem fortgesetzt, was gegenwärtig das längste verzeichnete Fasten ist (*Guinness Buch der Rekorde*, 1971)".

Damit dies möglich ist, wie schon früh erkannt wurde, bräuchte man gespeicherte Energie. Mit anderen Worten: A.B. war - und musste - wirklich fettleibig sein, um die vollen 382 Tage durchhalten zu können.

3. IRGENDWANN WERDEN DIE DINGE ENDEN

Offensichtlich kann das Fasten nicht ewig dauern. Selbst ich bin erstaunt, dass jemand so lange fasten konnte. Versucht das nicht zu Hause, Leute, auch wenn ihr 207 kg wiegt!

Z wie Zzz - schlafen ... (Fasten der Natur)

Es ist eine verbreitete Erfahrung, dass ein nachts schwieriges Problem am Morgen gelöst wird, nachdem der Schlafausschuss daran gearbeitet hat.

– JOHN STEINBECK, WONNIGER DONNERSTAG

Ist das nicht das Wichtigste daran, wie Ihr „bester Tag" aussehen würde? Wenn Sie gut schlafen und erfrischt und startbereit aufwachen, dann - und nur dann - sind Sie für einen großartigen Tag und schließlich für ein großartiges Leben gerüstet.

Ich glaube, der Hauptgrund, warum Schlaf so wichtig ist, liegt darin, dass unser Gehirn die Dinge sortiert, während wir schlafen. Es verdrahtet neu, es

bildet Erinnerungen (Tiefschlaf) und es löst Probleme und bringt Dinge in Ordnung (Traumschlaf). Der Körper mag ruhig sein, aber das Gehirn ist es nicht.

Weil wir nicht mehr wie früher in der Natur leben und stattdessen tagsüber und nach Einbruch der Dunkelheit künstliches Licht haben, gerät unser Gehirn etwas durcheinander. Das Level unserer

Hormone, die unseren Schlaf steuern, sind hoch, wenn sie es nicht sein sollten, und nicht hoch genug, wenn sie es sein sollten. Es ist eine einfache biologische Tatsache, dass ein Mangel an Schlaf die Gehirnfunktion beeinträchtigt. Nicht genug Schlaf beeinträchtigt das Lernen, die Leistung bei kognitiven Tests und verlängert die Reaktionszeit. Einige haben die akuten Auswirkungen von Schlafmangel mit einem beeinträchtigten kognitiven Zustand verglichen, der dem des Trinkens ähnelt. Ein wichtiger Mechanismus des Schlafs scheint der Abtransport von toxischen Abfallprodukten durch den Liquor zu sein.[70] Eines dieser Toxine ist das Beta-Amyloid, das am besten für seine Rolle bei der Alzheimer-Krankheit bekannt ist.[71]

Ein plausibler Effekt des Fastens besteht darin, dass es dazu beiträgt, den natürlichen Schlaf-/Wachzyklus (zirkadianer Rhythmus) des Körpers zu regulieren. Patterson und Kollegen[72] vermuten, dass einige Fastenregime und zeitbegrenzte Fütterung einen Tagesrhythmus bei der Nahrungsaufnahme erzwingen, was zu verbesserten Schwingungen in der Genexpression der zirkadianen Uhr führt, die molekulare Mechanismen des Energiestoffwechsels und der Regulierung des Körpergewichts umprogrammieren.

Ich habe bereits früher über den Zeitpunkt der Nahrungsaufnahme gesprochen (siehe *T wie Tageszeit*). Die Idee ist, dass Sie am Abend am hungrigsten sein werden, daher ist es verhaltensmäßig sinnvoll, dann zu essen. Andernfalls wird es einfach zu schwierig sein, etwas anderes zu tun. Das Problem ist jedoch, dass Ihr zirkadianer Rhythmus umso eher gestört wird und Sie nachts schlecht schlafen, je später Sie das Abendessen einnehmen. Hinzu kommt, dass wir abends am wenigsten insulinempfindlich sind.

Die beste Gesamtlösung besteht also darin, das Abendessen eher früher als später einzunehmen und den Kohlenhydratgehalt niedrig und den Gehalt an gesunden Fetten (d. h. Power-Mahlzeiten) hoch zu halten. Das bedeutet, dass Sie essen, wenn Sie hungrig sind (wichtig), aber Ihren Schlaf nicht stören (sehr wichtig) und Insulin und Glukose nicht nach oben treiben, damit Sie den Nüchternzustand beibehalten können (superwichtig).

Über die Ernährung hinaus geht es wieder um die Grundlagen für einen guten Schlaf. Von der Befolgung dieser Grundregeln wird die ganze Familie profitieren:

1. Führen Sie eine Routine vor dem Schlafengehen durch. Wir alle sind Gewohnheitstiere. Lassen Sie Ihr Gehirn und Ihren Körper wissen, dass es Zeit zum Schlafen ist. Dies ist besonders wichtig für jüngere Kinder.

2. Keine digitalen Geräte oder Fernseher im Schlafzimmer. Das Licht mit blauer Wellenlänge stoppt die Wirkung des Schlafhormons Melatonin.

3. Setzen Sie sich tagsüber etwas hellem Licht aus (idealerweise von der Sonne). Das hilft Ihnen, dass Ihr Melatonin wirklich sinkt und später wieder ansteigt, wenn Sie es brauchen.

4. Verwenden Sie eine Verdunkelung und Lärmdämmung. Es ist gut, wenn es nachts dunkel ist. Lärm zu reduzieren ist so ziemlich das Wichtigste. Es ist schwer zu schlafen, wenn Sie immer wieder geweckt werden.

5. Verstecken Sie die Uhr. Uhren können Sie verfolgen und den Lauf der Zeit verlangsamen, wenn Sie sie beobachten.

6. Vermeiden Sie Kaffee und Alkohol. Alkohol kann Sie einschlafen lassen, aber er ruiniert den Schlaf der ganzen Nacht.

7. Machen Sie Ihren Kopf frei. Schreiben Sie eine Aufgabenliste für den nächsten Tag, wenn Sie sich zu viele Gedanken beim Einschlafen machen.

8. Wärmen Sie sich vor dem Schlafengehen auf, aber sorgen Sie für ein kühles Schlafzimmer.

9. Stehen Sie jeden Morgen zur gleichen Zeit auf. Hoffentlich brauchen Sie nach einer Weile keinen Wecker und wachen mit Energie auf und sind bereit, sofort loszulegen.

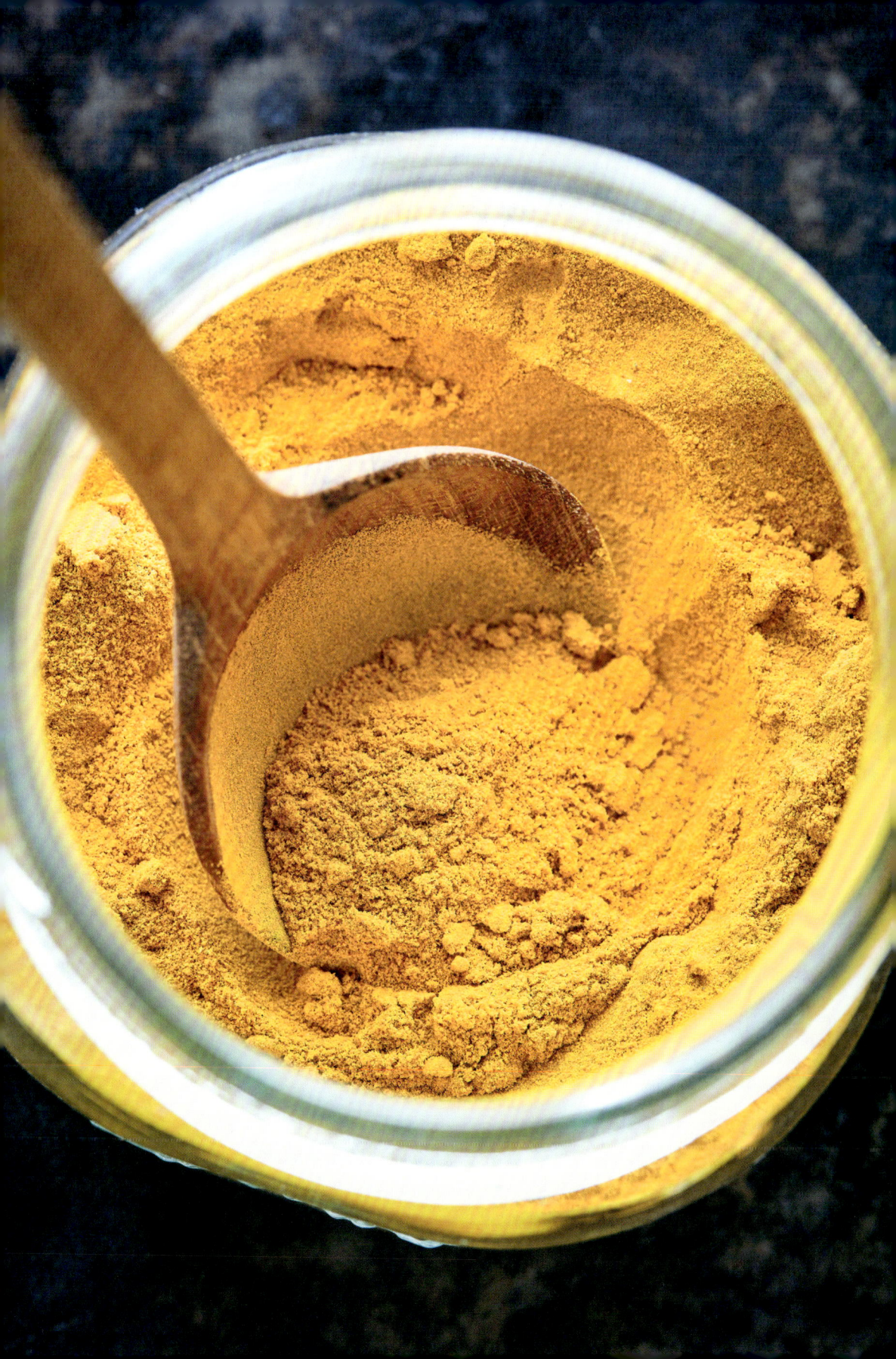

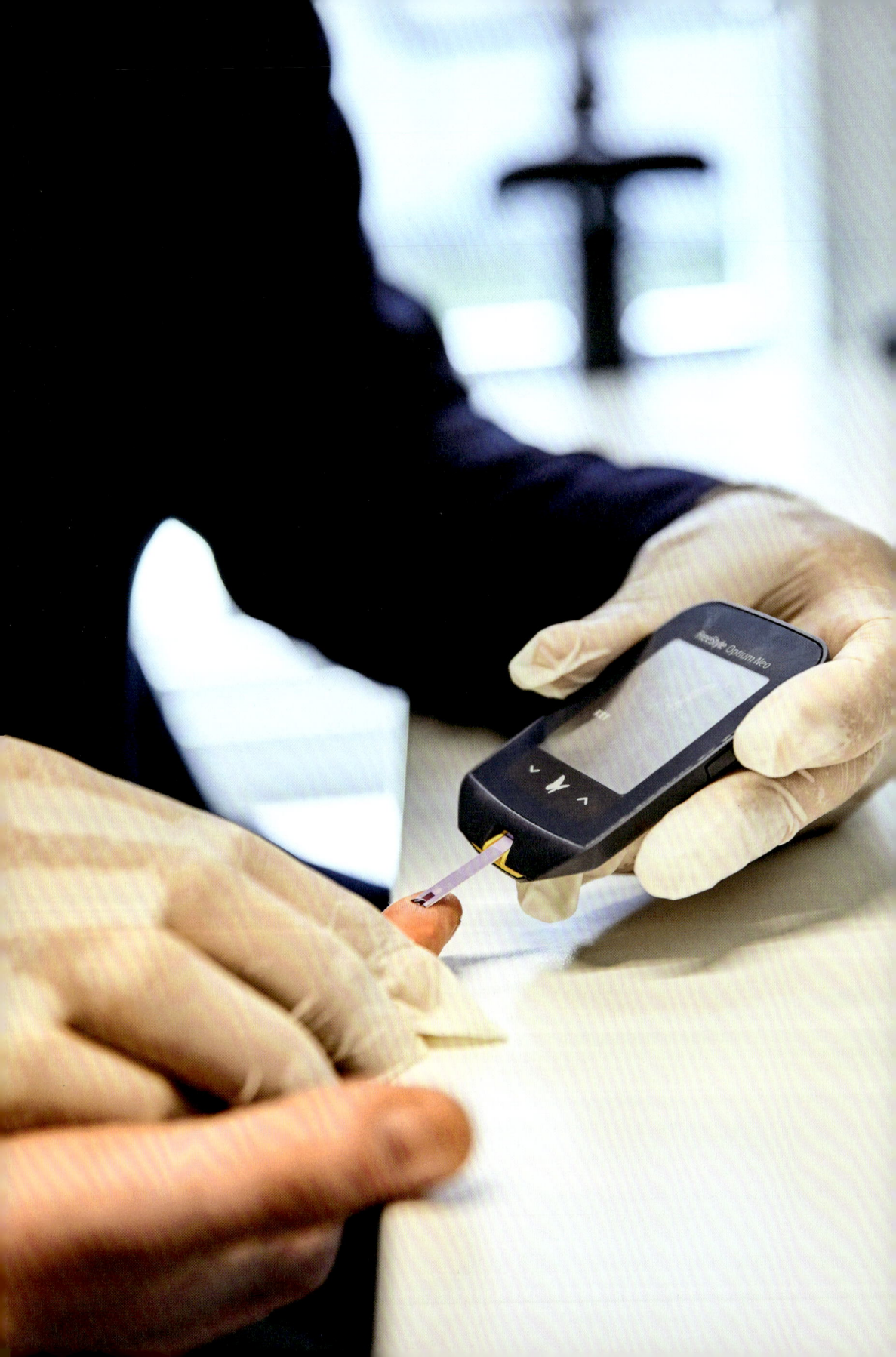

Teil 5
Zusammenarbeit mit Ihrem Arzt

Und hier sind nochmals Grant und Caryn.

Wir wollen Ihnen zu einem kohärenten, hilfreichen und informierten Gespräch mit Ihrem Arzt über Ihre Gesundheit und Ihre zukünftige Gesundheit verhelfen. Ein Teil davon ist das Fasten. Es gibt drei Hauptentscheidungspunkte – die alle einen Input sowohl von Ihnen als auch von Ihrem Arzt erfordern, damit Sie weiterhin fundierte Entscheidungen treffen können. Diese gelten für jede Behandlung, Modifikation oder Prozedur, über die Sie mit Ihrem Arzt entscheiden.

- Erstens: Gibt es offensichtliche, persönliche Gründe, die Sie davon abhalten sollten, überhaupt ans Fasten zu denken? In der Medizin werden diese als Kontraindikationen bezeichnet.
- Zweitens: Wenn es nichts Offensichtliches gibt, das Sie davon abhält, ans Fasten zu denken, dann müssen Sie sich fragen, wie hoch die Chancen für einen Nutzen und wie hoch die Chancen für einen Schaden sind. Später werden wir uns mit den entscheidenden Begriffen „Anzahl der zur Behandlung benötigten Medikamente" und „Anzahl der zur Schädigung benötigten Medikamente" befassen.
- Drittens: Wenn Sie sich entscheiden, weiterzumachen, dann werden Sie wissen wollen, wie Sie persönlich reagieren – denn Sie sind nicht das durchschnittliche Ergebnis einer Studie. Entweder machen Sie es besser oder Sie machen es nicht. Wir werden Ihnen zeigen, wie Sie mit Ihrem Arzt daran arbeiten können.

Alles immer noch zu verbessern ist Ihre individuelle Antwort auf fortgeschrittene Veränderungen des Lebensstils. Wir nennen dies das „n=1-Experiment". Es ist der Zeitpunkt, in dem Sie wirklich die Kontrolle übernehmen und beginnen, die Feinheiten von Ernährung, Bewegung, Schlaf und Stressbewältigung zu lernen und zu erkennen, was speziell für Sie funktioniert. Es ist klar, dass das, worüber wir hier sprechen, nicht als Ersatz für ärztlichen Rat gedacht ist, und es sollte Sie auch nicht dazu ermutigen, Ihrem Arzt gegenüber ein Besserwisser zu sein. Es soll Sie und Ihren Arzt zu einer echten Partnerschaft anspornen, in der Sie in der Lage sind, fundierte Entscheidungen darüber zu treffen, was zu tun ist. Das Konzept, dass Ihr Arzt Ihnen Dinge „verschreibt", ist ein veraltetes Konzept, das den Sinn des Ganzen verfehlt. Letzten Endes hängt alles im Leben von Ihnen ab. Es ist jedoch naiv und potenziell sehr gefährlich, ohne fachkundigen und rechtzeitigen Rat auf eigene Faust zu entscheiden. Ein moderner Arzt versteht das und ist bereit, mit Ihnen zusammenzuarbeiten.

Wer sollte nicht fasten oder sich Low Carb ernähren?

Da unsere Vorfahren häufig ohne Nahrung auskommen mussten, hat die natürliche Auslese dafür gesorgt, dass fast alle Menschen sicher fasten können, vorausgesetzt, sie sind nicht bereits unterernährt, aber es gibt Ausnahmen davon. In der Medizin sprechen wir davon, dass solche Menschen „kontraindiziert" sind. Dies gilt insbesondere für Störungen des Fettstoffwechsels und für Störungen der Hämsynthese (Porphyrien), auf die wir weiter unten eingehen werden.

Vorsicht ist auch geboten bei: Insulin, Sulfonylharnstoffen, SGLT2-Hemmern, Betablockern, ACE-Hemmern und ARBs, Kalziumkanalblockern, Antiarrhythmika, Diuretika, lang wirkenden Nitraten und allen Medikamenten, von denen bekannt ist, dass sie Elektrolytstörungen verursachen. Es kann durchaus sein, dass diese Medikamente schon recht früh im Fasten- oder LCHF-Prozess angepasst oder abgesetzt werden müssen – in Roy Taylors Newcastle-Diätstudie zum Beispiel, die ein modifiziertes Fasten beinhaltet, stellten einige Probanden mit Typ-2-Diabetes die Insulineinnahme am zweiten Tag ein.[1] Wenn Sie eine instabile Angina pectoris oder eine schwere posturale Hypotonie (niedriger Blutdruck) im Zusammenhang mit der Parkinson-Krankheit haben, wird vom Fasten abgeraten.

Entscheidend ist, dass es einige seltene genetische Bedingungen gibt, die Menschen daran hindern, Fette in irgendeiner Weise zu oxidieren; dazu gehören Defekte des Mitochondrienkomplexes III, Carnitinmangel und Carnitintransporterdefekte. Carnitinmangelsyndrome können in der Regel durch Supplementation behandelt werden. Die meisten dieser Erkrankungen machen Fasten oder ketogene Diäten gefährlich. Wenn Sie an einer dieser Erkrankungen leiden, werden Sie das höchstwahrscheinlich wissen; in den meisten Fällen werden schwerwiegende Probleme dieser Art bereits in der Kindheit diagnostiziert. Es besteht also kein Grund, sich auf die Suche zu begeben.

Es gibt jedoch einige Erkrankungen, die in seltenen Fällen ohne Symptome auftreten können, bis jemand als Erwachsener ohne Nahrung oder ohne Kohlenhydrate auskommt. Dies sind die akuten Porphyrie-Syndrome – die akute Porphyria variegata und die akute intermittierende Porphyrie –, die durch Defekte bei der Synthese von Häm (der eisenhaltigen Verbindung im Blut) verursacht

Kontraindikationen für ketogenes Essen oder Fasten

Die folgenden Erkrankungen sind selten, sollten Sie aber daran hindern, zu fasten und/oder LCHF zu essen:[4]
- Carnitin-Mangel (primär)
- Carnitin-Palmitoyl-Transferase (CPT)-I- oder -II-Mangel
- Carnitin-Translokase-Mangel

Defekte der Beta-Oxidation (Fettverbrennung):
- Mittelketten-Acyl-Dehydrogenase-Mangel (MCAD)
- Mangel an langkettiger Acyl-Dehydrogenase (LCAD)
- Kurzketten-Acyl-Dehydrogenase-Mangel (SCAD)
- Mangel an langkettigem 3-Hydroxyacyl-CoA
- Mittelkettiger 3-Hydroxyacyl-CoA-Mangel
- Pyruvat-Carboxylase-Mangel

Porphyrie – die akuten Porphyrie-Syndrome, jedoch nicht die erythropoetische Protoporphyrie, die gut auf eine Low-Carb-Diät anspricht.

werden. Aus unzureichend bekannten Gründen verhindert Glukose in einigen der milderen Fälle Symptome, und Fasten oder eine sehr kohlenhydratarme Diät kann schwerwiegende Attacken auslösen, die Bauchschmerzen, Neuropathie und psychiatrische Symptome umfassen können.[2] Die durch Diabetes verursachten Stoffwechselveränderungen scheinen vor Attacken der akuten Porphyrie zu schützen.[3] Eine Ernährung mit ausreichenden Häm-Eisen-Lebensmitteln (Fleisch, Fisch, Geflügel) zusammen mit ausreichend Stärke mit niedrigem glykämischem Index und begrenzter Nicht-Häm-Eisenzufuhr ist die logische Strategie zur Prävention von Attacken. Mehrere Fälle von akuter Porphyrie wurden auf dem Höhepunkt der Popularität der Atkins-Diät in den 1990er-Jahren gemeldet; doch seltsamerweise hat die viel größere Popularität der ketogenen Diät, der LCHF-Diät und des Fastens seit 2012 bisher keine neuen Fallstudien zur akuten Porphyrie mit dieser Ursache hervorgebracht.

Medikation und Behandlung: Sich bewusst entscheiden

Sollte ich ein Medikament nehmen, wenn mein Arzt dies sagt? Sollte ich mich am Rücken operieren lassen? Sollte ich versuchen, mich auf die eine oder andere Art zu ernähren? Wie treffe ich diese Entscheidungen? Es ist nicht unsere Aufgabe, Ihnen ein Medikament zu verschreiben oder eine Entscheidung für Sie zu treffen. Es ist auch nicht die Aufgabe Ihres Arztes. Diese Entscheidung sollte immer von Ihnen getroffen werden, nachdem Sie alle relevanten Informationen eingeholt und die möglichen Vorteile und möglichen Nachteile abgewogen haben. Es besteht fast immer eine Chance auf beides. Wir werden uns hier mit Medikamenten befassen, weil dies ein gutes Beispiel ist. Dieselben Ideen gelten für Operationen, Diäten oder jede andere Behandlung.

Hier sind die sechs Dinge, die Sie wissen müssen, bevor Sie sich für die Einnahme eines Medikaments entscheiden.

1. Wie und warum Arzneimittelstudien durchgeführt werden

Der Standard für das Verständnis der Wirksamkeit eines Medikaments ist die randomisierte kontrollierte Studie (RCT). In einer RCT werden die Probanden nach dem Zufallsprinzip einer Behandlungsgruppe (die das Medikament erhalten) oder einer Placebo-Kontrollgruppe (die eine Zuckerpille erhalten, die nicht das Medikament ist) zugeordnet. Beide Gruppen nehmen ihr „Medikament" über einen definierten Zeitraum ein und die Forscher untersuchen dann, wie sich die Dinge zwischen den Gruppen unterscheiden. Wenn in einer Gruppe im Vergleich zur anderen viel weniger „Ereignisse" (wie Herzinfarkte) auftreten, könnten sie die Behandlung je nachdem, was passiert ist, entweder als vorteilhaft oder als schädlich beurteilen. Wenn beispielsweise in der Behandlungsgruppe weniger Herzinfarkte auftreten als in der Kontrollgruppe, bedeutet dies, dass das Medikament die Wahrscheinlichkeit eines Herzinfarkts irgendwie verringert. Wenn mehr Menschen in der Behandlungsgruppe z. B. an Krebs erkranken, ist die Behandlung schädlich. Es ist wichtig zu erkennen, dass man Nutzen und Schaden gleichzeitig haben kann – z. B. weniger Herzinfarkte, aber mehr Krebs durch die gleiche Pille.

Wenn das Medikament vorteilhaft ist, dann müssen der Forscher, der Kliniker und Sie, der Verbraucher, eine Entscheidung darüber treffen, ob es sich lohnt, das Medikament einzunehmen, und zwar auf der Grundlage des Nutzens und des möglichen Schadens. Zum Beispiel, wie viele Menschen werden von der Einnahme des Medikaments profitieren? Wie viele Menschen leiden unter unerwünschten Ereignissen (Schäden)? Wie groß ist das Ausmaß des Schadens? (Nebenwirkungen sind hier eingeschlossen.)

2. Was passiert in einer typischen Arzneimittelstudie?

Nehmen wir das Beispiel einer Statin-Studie (cholesterinsenkendes Medikament). Sie beginnen mit

2000 Personen mit erhöhtem LDL-Cholesterin (LDL-C, bekannt als „schlechtes Cholesterin") in der Studie. Sie randomisieren die Hälfte (1000) für die Statin-Behandlung und die andere Hälfte für die Placebo-Kontrolle. Nach 5 Jahren wird festgestellt, dass 10 Personen in der behandelten (Statin-) Gruppe einen Herzinfarkt hatten, während 20 Personen in der Kontrollgruppe einen Herzinfarkt erlitten. Das klingt doch gut, oder? Ja, natürlich – die Hälfte der Personen in der Statin-(Behandlungs-) Gruppe hatte einen Herzinfarkt. Dies drückt sich in der Regel durch die Veränderung des relativen Herzinfarktrisikos aus – in diesem Beispiel könnten wir sagen, dass die Einnahme des Statins die Wahrscheinlichkeit eines Herzinfarkts um 50 Prozent reduziert. Und so wird es im Allgemeinen in der wissenschaftlichen Literatur berichtet und Ihnen von Ihrem Arzt erklärt.

Das ist aber nur eine Möglichkeit, über die positiven Auswirkungen nachzudenken. Es gibt noch mehrere andere.

3. Wie wäre es, das Ergebnis als absolutes Risiko auszudrücken?

Wenn man Menschen mit den gleichen Zahlen auf eine völlig andere Art und Weise präsentiert, die als absolutes Risiko bezeichnet wird, könnte man anders denken. Wenn Sie in der Kontrollgruppe sind, haben Sie eine 98-prozentige Chance, in den nächsten 5 Jahren keinen Herzinfarkt zu erleiden (980 von 1000 Teilnehmern hatten keinen Herzinfarkt); und wenn Sie das Statin nehmen, haben Sie eine 99-prozentige Chance, in den nächsten 5 Jahren keinen Herzinfarkt zu erleiden. Mit anderen Worten, das Medikament verringert die Wahrscheinlichkeit eines Herzinfarkts um 1 Prozent. Das klingt ganz anders, nicht wahr? Würde dies Ihre Entscheidung beeinflussen, ob Sie das Medikament einnehmen oder nicht? Denken Sie daran, dass es sich um die gleichen Statistiken (Zahlen) handelt, nur auf eine andere Art und Weise dargestellt.

Der eigentliche Kerngedanke ist die „Zahl, die zur Behandlung benötigt wird". Eine andere Möglichkeit, die Daten auszudrücken, besteht darin, darüber nachzudenken, wie viele Personen das Medikament nehmen müssten, damit 1 Person davon profitieren könnte. In diesem Fall nahmen 1000 Personen das Medikament ein, um 10 Herzinfarkte weniger zu

erleiden. Die zur Behandlung benötigte Anzahl (NNT) beträgt 1000/10 = 100. Also müssen 100 Personen das Medikament einnehmen, damit 1 Person davon profitiert. Macht dies für Ihre Entscheidungsfindung einen Unterschied?

4. Wie sieht es mit unerwünschten Nebenwirkungen aus?

Unabhängig davon, wie Sie die Zahlen präsentieren, gibt es also immer noch 10 Herzinfarkte weniger in der Behandlungsgruppe. Das sind 10 Menschen, die keinen Herzinfarkt hatten. Herzinfarkte kosten Geld, machen keinen Spaß und bedeuten, dass Sie wahrscheinlich früher mit mehr Leiden sterben werden, als wenn Sie keinen Herzinfarkt hätten. Wenn es also keinen Schaden durch Nebenwirkungen gäbe, dann wäre die Entscheidung, dieses Statin zu nehmen, wahrscheinlich ein Kinderspiel. Wir könnten es allen möglichen Menschen geben. Wir könnten in Erwägung ziehen, es zur Wasserversorgung hinzuzufügen (einige haben dies tatsächlich vorgeschlagen!).

Einige der häufigsten Schadensquellen, die in Statin-Studien untersucht werden, sind Krebs, Muskelerkrankungen, Gehirnnebel und Diabetes. Nehmen wir noch einmal unsere hypothetische Studie (die tatsächlichen Studien sehen wir uns später an), sagen wir über einen Zeitraum von 5 Jahren:

- 10 Personen in der Statin-Gruppe und 1 Person in der Kontrollgruppe erkrankten an Krebs
- 20 Personen in der Statin-Gruppe und 10 in der Kontrollgruppe erkrankten an Diabetes
- 100 Personen in der Statin-Gruppe und 30 in der Kontrollgruppe hatten Myopathie

Daher sind die Nebenwirkungen von Muskelschmerzen, Krebs und Diabetes in der Statin-Gruppe im Allgemeinen höher als in der Kontrollgruppe. Dies ist ein übereinstimmender Befund in realen Statin-Studien. Würden diese Zahlen Ihre Meinung über Nutzen oder Schaden von Statin ändern?

Noch einmal, Sie könnten all dies als relatives Risiko ausdrücken: 1000 Prozent Zunahme bei Krebs, 100 Prozent Zunahme bei Diabetes, 333 Prozent Zunahme bei Myopathie. Oder Sie könnten vernünftiger sein und einen Anstieg des Krebsrisikos um 0,9 Prozent, des Diabetes-Risikos um 1 Prozent und des Myopathie-Risikos um 7 Prozent angeben.

5 Jahre lang verabreichte Statin-Medikamente zur primären Prävention von Herzkrankheiten (ohne bekannte Herzerkrankung)

Vorteile: ausgedrückt als NNT*	Vorteile: ausgedrückt in Prozent
–	98 % sahen keinen Nutzen
Keinem wurde geholfen (Leben gerettet)	0 % wurde geholfen, indem sie vor dem Tod gerettet wurden
1 von 104 wurde geholfen (Verhinderung eines Herzinfarkts)	0,96 % wurde durch die Verhinderung eines Herzinfarktes geholfen
1 von 154 wurde geholfen (Schlaganfallprävention)	0,65 % wurden durch die Verhinderung eines Schlaganfalls unterstützt

Schäden: ausgedrückt als NNT	Schäden: ausgedrückt in Prozent
1 von 50 wurde geschädigt (entwickelte Diabetes)	2 % wurden durch die Entwicklung von Diabetes geschädigt
1 von 10 wurde geschädigt (Muskelschäden)	10 % wurden durch Muskelschäden geschädigt

* Die zur Behandlung benötigte Anzahl
Adaptiert von www.thennt.com/nnt/statins-for-heart-disease-prevention-without-prior-heart-disease-2/

5 Jahre lang verabreichte Statin-Medikamente zur Prävention sekundärer Herzerkrankungen (mit bekannter Herzerkrankung)

Vorteile: ausgedrückt als NNT	Vorteile: ausgedrückt in Prozent
–	96 % sahen keinen Nutzen
1 von 83 wurde geholfen (Leben gerettet)	1,2 % wurde geholfen, indem sie vor dem Tod gerettet wurden
1 von 39 wurde geholfen (Verhinderung eines nicht-tödlichen Herzinfarkts)	2,6 % wurden durch die Verhinderung eines erneuten Herzinfarkts unterstützt
1 von 125 wurde geholfen (Schlaganfallprävention)	0,8 % wurden durch die Verhinderung eines Schlaganfalls unterstützt

Schäden: ausgedrückt als NNT	Schäden: ausgedrückt in Prozent
1 von 50 wurden geschädigt (entwickelte Diabetes)	2 % wurden geschädigt (entwickelten Diabetes)
1 von 10 wurden geschädigt (Muskelschäden)	10 % wurden geschädigt (Muskelschäden)

Adaptiert von www.thennt.com/nnt/statins-for-heart-disease-prevention-with-known-heart-disease/

Oder Sie könnten dies als „Zahl, die zum Schaden benötigt wird" ausdrücken. Wie viele Menschen müssen das Statin einnehmen, um geschädigt zu werden (ein unerwünschtes Ereignis, d. h. eine Nebenwirkung zu erleiden)? Die Zahl, die benötigt wird, um Schaden anzurichten, beträgt 100 bei Krebs, 100 bei Diabetes und 14,3 bei Myopathie. Einer von 100 Menschen, die das Statin einnehmen, erkrankt an Krebs, 1 von 100 an Diabetes und 1 von 14 leidet an durch das Medikament verursachten Muskelschmerzen.

5. Alles zusammengefasst

Auf der Website thennt.com finden Sie zusammenfassende Daten zu Statinen und anderen Arzneimitteln, die Sie in Betracht ziehen sollten. Sie verwendet aktuelle Studiendaten und Meta-Analysen, um dies alles herauszufinden. Dies ist ein hervorragender Ausgangspunkt, wenn Sie eine Zusammenfassung des aktuellen Geschehens wünschen. In den Tabellen unten habe ich ihre Zahlen für Statin-Nutzen vs. -Schaden sowohl als „benötigte Zahlen" als auch in Prozent angegeben. Die erste Tabelle bezieht sich auf Menschen, die noch keinen Herzinfarkt hatten (Primärprävention), und die zweite auf Menschen, die bereits einen Herzinfarkt hatten (Sekundärprävention).

6. Aber warten Sie, es gibt noch mehr

Was, wenn eine spätere Analyse der Studiendaten tatsächlich zeigt, dass der ursprüngliche Grund für die Verschreibung des Statins (erhöhter LDL-C) nicht der beste war? Eine Subgruppenanalyse einiger großer Statin-Studien zeigt, dass diejenigen mit dem niedrigsten HDL-Cholesterin-Basiswert (HDL-C, bekannt als „gutes Cholesterin") die einzigen Gruppen waren, die signifikant von einer Behandlung profitierten, die den LDL-C-Wert senkte.[5, 6] Diejenigen mit einem hohen HDL-C-Wert hatten keinen Zusatznutzen (teilten aber vermutlich die Risiken – dazu liegen uns keine Daten vor).

Sie sollten sich also überlegen, wie ganzheitlich die Empfehlung ist. Basiert sie auf nur ein oder zwei Faktoren, wie hoher LDL-C plus Ihr Alter und Geschlecht (Dinge, die Sie sowieso nicht ändern können), oder handelt es sich um eine maßgeschneiderte Empfehlung, die viel mehr Informationen über Ihre persönliche körperliche Verfassung und Ihre Familiengeschichte berücksichtigt?

Es ist Ihre Entscheidung

Ich bin nicht derjenige, der Ihnen sagen möchte, ob Sie ein Medikatment nehmen oder sich behandeln lassen sollten oder nicht. Inwiefern ich Ihnen jedoch helfen kann, ist, die Vorteile und Risiken zu entschlüsseln und Ihrem Arzt die richtigen Fragen zu stellen. Ihr Arzt sollte in der Lage sein, drei Schlüsselfragen zu beantworten, und dann sollten Sie in der Lage sein, eine Entscheidung zu treffen, welche auch immer es ist. Die Fragen lauten:

1. Wie wirksam ist dieses Medikament/dieser Eingriff/diese Behandlung? Kennen Sie die für die Behandlung erforderlichen Zahlen?
2. Welche Nebenwirkungen sind bei dieser Behandlung möglich? Wie stehen meine Chancen, dass diese auftreten?
3. Wie oft haben Sie diese Behandlung/den chirurgischen Eingriff bereits durchgeführt? Haben Sie Ihre eigenen Aufzeichnungen über Erfolg oder Misserfolg? (Chirurgen sollten diese haben.)

Wissen, was vor sich geht: Führen Sie Ihre eigenen Aufzeichnungen

Ihr Arzt hat möglicherweise keine Erfahrung mit dem Fasten. Führen Sie also Ihre eigenen Aufzeichnungen – Sie können Ihrem Arzt zeigen, wie es läuft. Hoffentlich ist Ihnen im letzten Abschnitt klar geworden, wie wichtig es ist, Informationen darüber zu sammeln, wie zu entscheiden ist, wann die Vorteile eines Medikaments ein Risiko wert sind. Wenn Sie einmal die Entscheidung getroffen haben, mit dem Fasten fortzufahren, werden die Wahrscheinlichkeiten für Sie nicht den geringsten Unterschied ausmachen. Sie sind jetzt ein Individuum. Sie werden entweder profitieren oder nicht, und Sie werden entweder Schaden nehmen oder nicht. Ich wiederhole dies. Als Sie Ihre ursprüngliche Entscheidung trafen, kannten Sie nur diese Wahrscheinlichkeiten. Jetzt, da Sie die Entscheidung *getroffen haben*, kommt es nur noch darauf an, was mit *Ihnen* geschieht.

Kennen Sie Ihre Werte – unsere Top-Tools zur Messung des Erfolgs Ihrer Entscheidungen

1. **Tagebuch:** Sie können das n=1-Experiment nicht durchführen, wenn Sie Ihre Daten nicht aufzeichnen.
2. **Diät-Apps:** Viele Diät-Apps und eine Reihe von Küchenwaagen sind nicht verhandelbare Hilfsmittel für diejenigen, die etwas über Lebensmittel lernen und/oder damit experimentieren wollen. Dies ist die beste Hausaufgabe, die Sie machen können, wenn Sie lernen wollen, welche Mengen an Kohlenhydraten, Eiweiß und Fett in verschiedenen Lebensmitteln enthalten sind und wie sich diese Verhältnisse auf Sie auswirken.
3. **Bluttests von Ihrem Arzt:** Die meisten Ärzte arbeiten mit einer Art Datenbank und App, was bedeutet, dass Sie Ihre Bluttestergebnisse direkt von Ihrem Telefon oder Computer aus abrufen können, sobald sie eintreffen.
4. **Andere Maßnahmen:** Blutdruck, Gewicht und Taillenumfang sind nützliche und leicht zu überwachende Maße. Wenn Sie Blutdruckmedikamente einnehmen, empfehlen wir Ihnen, ein eigenes Messgerät zu besitzen und Ihren Blutdruck regelmäßig zu messen.
5. **Keton-Messungen:**
   - **Urinketone** – Sie können Teststreifen zur Messung von Urin-Aceton kaufen. Diese Messung ist nicht sehr zuverlässig und misst kein Beta-Hydroxybutyrat (BHB).
   - **Blutketone** – mit diesem Test kann BHB gemessen werden. Sie können ein Ketonmessgerät und Teststreifen in den meisten Apotheken erhalten. Ein Messwert zwischen 0,5 und 1,0 mmol/l verrät Ihnen, dass Sie sich in einer leichten Ketose befinden, und ein Messwert zwischen 1 und 4 mmol/l verrät Ihnen, dass Sie tiefer in der Ketose stecken.
   - **Atemketone** – hier wird das Aceton in der Atemluft gemessen. Diese Technologie ist erst seit Kurzem verfügbar und scheint ziemlich zuverlässig zu sein, obwohl wir noch mehr Forschung benötigen, um wirklich überzeugt zu sein.

Wenn Sie wichtige Veränderungen in Ihrem Leben vornehmen, ist irgendeine Form der genauen und relevanten Datenerfassung für einen bestimmten Zeitraum normal – nur so können Sie wissen, ob Sie Zeit und Energie (und oft auch Geld) in etwas Nützliches investieren oder nicht.

n=1 Ausschärfen der Diät
und Änderung des Lebensstils

Im Durchschnitt geht es den Menschen mit Fasten und LCHF gut. Sie verlieren Gewicht und fühlen sich gut. Aber der *Durchschnitt* bedeutet für Sie recht wenig. Manche Menschen nehmen bei derselben Behandlung an Gewicht zu und fühlen sich schlechter. Andere sind vielleicht so oder so nicht betroffen. Sie sind *Sie*, nicht der Durchschnitt eines Experiments. Das ist das Grundkonzept, das dahintersteht, seine eigene Wissenschaft zu betreiben und ein n=1-Selbstversuch zu sein.

Ich disqualifiziere hier nicht die moderne Wissenschaft. Diese ist die Grundlage für so ziemlich alles, was die Leibeigenschaft und die religiös dominierte Gesellschaft verdrängte und den goldenen Schein der Menschheit begründete, den wir „Aufklärung" nennen. Wir haben die medizinische Versorgung, das Internet und das Informationszeitalter und so viel mehr gewonnen. Aber die Art und Weise, wie wir Wissenschaft betreiben, hat ihre Grenzen. Hier möchte ich Ihnen zeigen, wie Sie das Beste aus der Wissenschaft nutzen und dann einen Schritt weiter in die Welt der n=1-Experimente gehen, um zu sehen, was für Sie funktioniert. Wir müssen über den Effekt des „Durchschnittlichen" hinausgehen, oder dass „die meisten" Menschen davon profitieren, und versuchen herauszufinden, was und warum Sie davon profitieren könnten. Dann können Sie fun-

dierte Entscheidungen treffen. Manche Leute nennen dies „Bio-Hacking", manche das n=1-Experiment oder das „quantifizierte Selbst".

n=1-Experiment

Der Selbstversuch hat sowohl in der modernen als auch in der antiken Medizin eine lange Geschichte. Es ist eine natürliche Sache, wenn Sie neugierig auf die Welt sind und sich selbst verbessern wollen. Wahrscheinlich werden Sie einige Schritte vorwärts machen und vielleicht auch einige zurück, aber insgesamt geht es darum, dass Sie (irgendwann!) nach vorne kommen. Die Ernährung ist eines der Dinge, die wirklich Einfluss auf Ihre Leistungsfähigkeit haben können. Aber es ist kompliziert, und es gibt viele Details, die stimmen müssen, und Sie müssen verstehen, was die Formel für Sie ist. Sich auf das Gedächtnis oder das „Gefühl" zu verlassen ist unzuverlässig und nie genug. Auch das müssen Sie berücksichtigen, aber es gibt keinen Ersatz für wirklich harte Daten. Wir müssen messen, was wir tun. Nur dann können wir verstehen, was davon betroffen ist und wie stark *(siehe wissen, was vor sich geht: oben eigene Aufzeichnungen führen und unten Blutwerte verstehen)*.

Blutwerte verstehen

Etwas Fasten und etwas LCHF-Essen hat sehr positive Auswirkungen auf die Dinge in Ihrem Blut, um die Sie und Ihr Arzt sich Sorgen machen. Ihre Ärztin/Ihr Arzt und vielleicht auch Sie selbst sorgen sich um gute Blutwerte, weil diese helfen, Ihr zukünftiges Risiko, dass etwas *schiefgehen wird*, vorherzusagen, und manchmal zeigen sie auch, dass etwas schief *gegangen ist*.

Die Blutwerte, an die man hier denken muss, sind die „Lipid-Profile". Es hat sich gezeigt, dass Fasten Ihr Lipid-Profil verbessert. Im Besonderen:

· Fasten kann die Fastentriglyceride (Fette im Blut) senken. Ein Triglycerid (TG)-Wert von 0,9 mmol/l

(79 mg/dl) oder weniger bedeutet praktisch keine kleinen, dichten, schädlichen (ApoB – Apolipoprotein B) LDL-C-Partikel.[7] Gute Nachrichten!

· Eine kohlenhydratarme, gesunde, proteinreiche Ernährung mit mäßigem Fettgehalt, die überwiegend aus Vollwertnahrung besteht, wird den Gesamtcholesterinspiegel (TC) erhöhen, da der HDL-C-Wert und möglicherweise der LDL-C-Wert ansteigt wird (bei einigen Menschen sinkt der LDL-C-Wert, bei anderen passiert nichts, und bei einigen steigt er an; wir wissen nicht wirklich, warum). HDL-C wird als das „gute Cholesterin" bezeichnet, weil es das Risiko für Herzerkrankungen senken kann. LDL-C wird oft als „schlechtes Cholesterin" bezeichnet, was ein bisschen unfair ist, denn ein hoher LDL-C-Wert ist nur dann ein Problem, wenn Sie eine zucker- oder kohlenhydratreiche Diät einhalten – wenn Sie das tun, dann ist dies der Zeitpunkt, an dem Sie hohe Werte der schädlichen (ApoB) LDL-C-Partikel haben. Es sind die ApoB-Partikel, die Probleme verursachen, und sie werden durch LCHF-Ernährung reduziert. Es ist also unwahrscheinlich, dass ein hoher Gesamtcholesterinspiegel bei LCHF ein Problem darstellt, es sei denn, Sie sehen sehr hohe Werte wie TC über 10 mmol/l (387 mg/dl), was wahrscheinlich auf ein familiäres (genetisch bedingtes) Problem mit hohem Cholesterinspiegel hinweist. Suchen Sie in diesem Fall ärztlichen Rat. Auch bei dünnen, gesunden Menschen steigt der Cholesterinspiegel während eines langen Fastens an – dies ist nur eine Reaktion auf die Fettoxidation und unbedenklich.

- Eine Umstellung auf Fettverbrennung, mit oder ohne Fasten, kann das LDL-C erhöhen, senken oder nicht beeinflussen. Was mit Ihnen geschieht, hängt von individuellen Faktoren wie Ihrem Body-Mass-Index (BMI), der fettfreien Masse und dem Aktivitätsniveau ab – und das ist im Allgemeinen in Ordnung. Wenn Sie zur Fettverbrennung übergehen, ist es wahrscheinlicher, dass der LDL-C-Wert bei Personen mit höherem Risiko für Herzerkrankungen sinkt und bei Personen mit sehr geringem Risiko steigt.[8]

Niemand hat behauptet, dass Fasten die Ursache für die Bildung von Cholesterinablagerungen in den Blutgefäßen ist! Power-Fasten wird zur Folge haben:

- Erhöhung des HDL-C, aufgrund niedrigerer Triglyceride – das ist sehr gut. HDL-C bei einer gesunden Person bleibt im Allgemeinen während des Power-Fastens stabil und steigt nicht mit LDL-C an, wie es bei LCHF allein der Fall ist.
- Verringern Sie das TC/HDL-C-Verhältnis. Dieses Verhältnis gibt die Gesamtzahl der LDL-C-Partikel an. Eine höhere Anzahl dieser Partikel, insbesondere der kleinen, dichten ApoB-Partikel, führt mit größerer Wahrscheinlichkeit zu oxidiertem LDL-C, was zu Fettablagerungen in den Arterien führt (was schlecht ist). Ein Rückgang von TC/HDL-C ist also gut.

Wenn Sie Ihre Bluttestergebnisse erhalten, sollten Sie Folgendes sehen:

1	Hohes HDL-C	über 1 mmol/l (39 mg/dl)
2	Niedriges Fasten TG	unter 1,5 mmol/l (132 mg/dl) und vorzugsweise unter 1,0 mmol/l (88 mg/dl) im Zusammenhang mit einer Low-Carb-Diät
3	Niedriges TG/HDL-C-Verhältnis	Bei einer LCHF-Diät:[10] • unter 0,9 (wenn in mmol/l-Einheiten gearbeitet wird), oder • unter 2 und vorzugsweise unter 1 (wenn in mg/dl-Einheiten gearbeitet wird)
4	Niedriges TC/HDL-C-Verhältnis	je niedriger, desto besser, vorzugsweise unter 4
5	Niedriges HbA1c*	je niedriger, desto besser, vorzugsweise unter 4 unter 41 mmol/mol (5,9 Prozent)
6	Niedriger Nüchtern-Blutzucker	vorzugsweise 5 mmol/l (90 mg/dl) oder weniger
7	LDL-P (LDL Partikelanzahl)**	unter 1000 mmol/l
8	Niedriges hs-CRP***	1 mg/l oder weniger; je niedriger, desto besser.[11]

* Misst den durchschnittlichen Blutzucker über einige Wochen.

** Wenn verfügbar.

*** Ein Marker für Entzündungen.

- Verringern Sie die TGs und VLDLs (very-low-density lipoproteins) aufgrund der höheren Fettoxidation (Fettverbrennung). VLDL werden normalerweise nicht in einem Basislipidprofil gemessen, aber TG ist ein vernünftiger Proxy. TG-Werte unter 1,0 mmol/l (39 mg/dl) weisen auf eine geringe Anzahl kleiner, dichter LDL-C-Partikel hin – auch dies ist gut.
- Verringern Sie das TG/HDL-C-Verhältnis – auch das ist gut. Fasten-TG/HDL-C ist ein guter Proxy für Insulinsensitivität, LDL-C-Partikelgröße und Hyperinsulinämie (zu viel Insulin).[9]

Hinweis: Wenn Sie vor der Blutuntersuchung über Nacht nüchtern bleiben müssen, vermeiden Sie es, unmittelbar nach einem längeren Fasten (d. h. länger als 12 Stunden) eine Blutuntersuchung durchführen zu lassen. Langes Fasten kann zu akuten Veränderungen Ihrer Zahlen führen, die nicht das Gesamtbild Ihrer Gesundheit darstellen. Andere Tests, die wertvoll sein können, sind die Leberfunktionstests: ALT, AST und GGT. Diese können Ihnen sagen, ob Ihre Leber fetthaltig ist, oder, falls Sie Alkohol trinken, ob Sie zu viel trinken. ALT und AST können jedoch manchmal durch Muskelschäden bei starker körperlicher Anstrengung leicht erhöht sein.[12] Bilirubin, ein Marker für die Gallenblasenfunktion und die Homöostase der Galle, ist ebenfalls in einem Leberfunktionstest enthalten; ein erhöhtes Bilirubin, wenn andere Ergebnisse normal sind, kann jedoch auf einige häufig genetische Varianten zurückzuführen sein, die kollektiv als Gilbert-Syndrom bekannt sind, von dem 3-7 Prozent der Weltbevölkerung betroffen sind. Milde Bilirubin-erhöhungen aufgrund dieser Ursache sind vorteilhaft, verbunden mit Magerkeit und einem geringen kardiovaskulären Risiko, aber sehr hohe Werte sind problematischer.[13]

Spezifische medizinische Umstände und Power-Fasten

Hier werden wir untersuchen, welchen therapeutischen Wert eine Kombination von LCHF-Essen und Fasten bei den heute am häufigsten auftretenden medizinischen Problemen haben könnte. Mit Ausnahme einiger weniger Studien werden wir LCHF und Fasten getrennt betrachten.

Eine erhebliche Einschränkung der Kohlenhydrate und Fasten (Power-Fasten) treibt Ihren Körper in einen Zustand der Ernährungsketose. Wenn Sie unserem Plan folgen, können Sie diesen natürlichen Prozess in gewissem Umfang durchlaufen. Es handelt sich nicht um eine ketogene Diät, aber es sendet während eines Teils jeder Woche (Montag und Dienstag) ähnliche Signale an den Körper. Zu diesem Zeitpunkt werden Ihr Gehirn und der größte Teil Ihres Körpers mit Ketonen und nicht mit Glukose betrieben. Ketone erzeugen weniger oxidativen Stress und damit weniger Stoffwechselschäden.

Ketogene Diäten und Power-Fasten bieten daher ein aufregendes neues Feld der spezifischen Ernährungstherapie für einige Krebsarten, Diabetes, neurologische Probleme wie Parkinson, Alzheimer und Krankheiten des kognitiven Verfalls, Akne und Autoimmunerkrankungen. Wir sind weit davon entfernt, alle Antworten zu kennen, und wir müssen vorsichtig sein, Power-Fasten nicht als Allheilmittel zu verschreiben, aber die Beweise, die sich aus der anfänglichen Forschung und Praxis ergeben, weisen auf das aufregende Potenzial des Power-Fastens hin.

Nicht jeder muss genau die Power-Fasten-Formel anwenden, die wir entwickelt haben. Aber fast jeder könnte es wahrscheinlich, zumindest für eine Weile, tun, da die Menschen dafür geschaffen sind, eine solche Situation mit Leichtigkeit zu meistern. Tatsächlich stimuliert die Methode starke Signalisierungsprozesse für die Regeneration sowie die Prävention und Behandlung von Krankheiten. Wir sind überzeugt, dass die Kombination von Low Carb, nährstoffreichen Power-Mahlzeiten und periodischem Fasten zumindest komplementär, wenn nicht sogar synergistisch ist. Die angeführten Mechanismen sind in den meisten Aspekten sehr ähnlich. Man sollte also erwarten, dass sie sich unterstützen. Wenn man Bewegung hinzufügt, würde man nochmals mehr Synergie erwarten, da Bewegung denselben zellulären und metabolischen Prozess über verschiedene Wege imitiert.

Jede wirksame Veränderung des Lebensstils, die andere, medizinische Therapien ergänzen soll, sollte in diesem Zusammenhang betrachtet werden. Sie müssen herausfinden, wie die Kombination von Fasten, LCHF-Essen und Bewegung auf Sie wirkt.

Es gibt einige wichtige Studien, die sehr gut zu machen wären, aber ich bezweifle, dass sie jemals durchgeführt werden. Dies sind die klinischen Studien. Große Gruppen von Menschen würden nach dem Zufallsprinzip verschiedenen Ernährungs- und Nüchternschemata unterzogen und dann sowohl auf Einhaltung als auch, was noch wichtiger ist, auf „harte Ergebnisse" hin untersucht werden. Harte Ergebnisse bedeuten in der Regel Dinge wie den Tod oder zumindest schwerwiegende medizinische Ereignisse wie einen Schlaganfall oder einen Herzinfarkt. Solche Studien würden Dutzende, wenn nicht Hunderte von Millionen Dollar kosten. Wer würde eine solche Studie finanzieren? Die pharmazeutische Industrie sicherlich nicht, Brokkoli- und Avocadoindustrie wahrscheinlich auch nicht. Es gibt nur wenig Interesse daran, nichts zu verkaufen (Fasten!).

Wir werden wohl auch weiterhin auf Gesundheitsrisiken setzten müssen – Dinge wie Ihr Gewicht, Ihre Blutwerte, Ihren Blutdruck usw. Es ist nicht perfekt, aber es wird der beste Beweis sein, den wir im Moment bekommen können. Was wir beurteilen können, ist die Kollision der bekannten Biologie, die wir als individuelle Ergebnisse messen können. Sie wird nicht mit Sicherheit vorhersagen, ob Sie gesund bleiben oder krank werden, aber das ist die Welt, in der wir heute leben. Vielleicht wird es schon bald einen Paradigmenwechsel geben, und durch Massenfinanzierung und andere Innovationen wird sich die wissenschaftliche Welt von dem auf Medikamenten basierenden Krankheitsforschungssystem entfernen, das sich in den meisten Ländern als „Gesundheitsforschungssystem" ausgibt. In der Zwischenzeit ist es entscheidend, dass Sie mit Ihrem Arzt und anderen Gesundheitsexperten zusammenarbeiten. Diese Art zu essen und zu leben, die wir Ihnen in diesem Buch vorschlagen, soll Ihre konventionellen Therapien ergänzen, nicht ersetzen. Ja, es kann dazu führen, dass Sie bestimmte Medikamente reduzieren oder ganz absetzen. Aber das müssen Sie unter Aufsicht tun. Wenn Sie an einer ernsteren Erkrankung wie Krebs oder Diabetes leiden, steckt der Teufel in jedem kleinsten Detail.

Wir erinnern Sie nochmals daran, dass die Ratschläge in diesem Buch keinesfalls die Ihres Arztes ersetzen sollen.

Bevor wir beginnen ...

Lassen Sie uns nur die Auswirkungen von Blutzucker und Insulin auf den Körper betrachten. Die neuen wissenschaftlichen Erkenntnisse zu Ernährung, Stoffwechsel und Krankheit sagen uns, dass es Gemeinsamkeiten zwischen Diabetes, Herzerkrankungen, Krebs und neurologischen Problemen (Gehirnproblemen) gibt, und es dreht sich alles um Blutzucker und Insulin.

Sie benötigen etwa einen Teelöffel Zucker für Ihre gesamte Blutversorgung. Darüber hinaus müssen Sie kein einziges Gramm Zucker oder Stärke zu sich nehmen, um diesen Wert aufrechtzuerhalten, weil Sie diese kleine Menge durch andere Prozesse erhalten können (siehe X wie eXtremes Fasten in Teil 4 dieses Buches). Wenn Sie Kohlenhydrate essen, erhöht sich Ihr Blutzuckerspiegel ganz schnell. Ein Stück Brot (auch Vollkornbrot) enthält etwa 20 g oder 3 Teelöffel Glukose. Eine Tasse gekochte Nudeln oder Reis enthält 60 g (12 Teelöffel).

Die Wissenschaft zeigt uns, dass ein hoher Blutzucker selbst schnell Entzündungen hervorruft. Zuckerhaltiges Blut schädigt alles, was es berührt – und natürlich kommt es mit allem im Körper in Berührung. Die durch die Schädigung ausgelösten Heilungsprozesse verursachen das, was wir heute als „chronische Entzündung" kennen. Diese Entzündung und deren Heilung selbst führen im ganzen Körper zur Verhärtung der Arterien und zu verstopften Arterien (Atherosklerose). Chronisch hoher Blutzucker ist das, was wir Diabetes nennen. Verstopfte Koronararterien bezeichnen wir als Herzkrankheit. Beschädigte und verstopfte Arterien, die das Gehirn mit Blut versorgen, nennt man vaskuläre Demenz, und ein hoher Blutzucker kann Krebszellen in Gang setzen und den Prozess forcieren, der die Krebszellen gedeihen lässt.

Denken Sie daran, dass nicht nur Tafelzucker den Blutzucker in die Höhe treibt – das gilt für alle kohlenhydratreichen Nahrungsmittel, auch Brot, Nudeln und Reis, die nicht so aussehen, wie das, was wir uns unter „Zucker" vorstellen.

Wenn der Blutzucker steigt, wird natürlich auch das Insulin erhöht, um dem entgegenzuwirken. Das ist es, was Insulin tut – es bekämpft den Blutzucker. Aber ein konstant hoher Blutzucker führt zu einem konstant hohen Insulinspiegel, und ein hoher Insulinspiegel ist wiederum damit verbunden, dass er eine Entzündung hervorruft, die über die durch den hohen Blutzuckerspiegel hervorgerufene hinausgeht – und die Dinge dadurch verschlimmert. Hinzu kommt, dass manche Menschen selbst dann einen hohen Insulinspiegel haben, wenn sie nur geringe Mengen an Kohlenhydraten zu sich nehmen. Das liegt daran, dass sie insulinresistent sind – siehe *R wie Insulin-Resistenz* in Teil 4 dieses Buches.

Erschwerend kommt hinzu, dass allein ein hoher Insulinspiegel im gesamten Körper Gefäßprobleme verursacht, das Gehirn und andere Nervensysteme verstümmelt und das Krebswachstum fördert, weil er selbst ein Wachstumshormon ist. Zu lange zu hohes Insulin führt zu vielen ununterbrochenen Wachstumssignalen und einer massiven Menge an komplizierender Physiologie, die sich auf den Körper auswirken. Ein offensichtliches Beispiel ist, dass Insulin die Zunahme von Fett im Bauchbereich fördert. Wenn Sie jemanden mit einem Hängebauch sehen, hat er wahrscheinlich zu lange zu viel Insulin.

Wir wollen einen niedrigen Blutzuckerspiegel, und zwar die meiste Zeit. Wir wollen, dass der Insulinspiegel ab und zu ansteigt – das gehört zu einem gesunden Wachstum –, aber nicht ständig.

Diabetes

Diabetes ist ein Problem, bei dem der Zucker nicht vom Blut in die Zellen gelangen kann, entweder weil Sie nicht genügend Insulin produzieren (Typ 1) oder weil Sie insulinresistent sind (Typ 2). Viele der Medikamente, die zur Behandlung von Diabetes zur Verfügung stehen, sind nicht sonderlich wirksam. So wird jemand mit Diabetes oft mit einem konstant hohen Blutzuckerspiegel enden, was zu anhaltenden Schäden im ganzen Körper führt.

Die Einschränkung von Kohlenhydraten bei einer Krankheit, bei der die Menschen Schwierigkeiten haben, mit Kohlenhydraten umzugehen, ist einfach sinnvoll – wenn Sie aufgrund der Glukose (Kohlenhydrate), die Sie essen, den Glukosegehalt in Ihrem Blut nicht kontrollieren können, dann sollten Sie weniger Kohlenhydrate essen. Das ist nicht nur theoretisch sinnvoll, sondern funktioniert auch in der Praxis sowohl bei Typ-1- als auch bei Typ-2-Diabetes hervorragend. Jüngste Studien haben gezeigt, dass Menschen mit Diabetes, die Kohlenhydrate reduzieren, dies können:

- eine gute Blutzuckereinstellung erreichen
- Verringerung der Insulindosen und anderer Medikamente
- Hypoglykämie-Ereignisse um ein Vielfaches reduzieren – 82 Prozent für einen 1-prozentigen Rückgang des HbA1c.[14] Für die durchschnittliche Person mit Diabetes bedeutet dies von mehrmals pro Woche bis zu 1–2 pro Monat. Und selbst wenn sie einen niedrigen Blutzuckerspiegel haben, ist das nicht so gefährlich, weil sie Ketone als alternative Energiequelle haben – sie werden also nicht ohnmächtig.

Der letzte Punkt ist eine große Sache. Wenn Sie ein fortgeschrittener Fettverbrenner sind und Ketone zur Energiegewinnung einsetzen, dann sind Sie besser vor Unterzuckerung geschützt.

Für weitere wissenschaftliche Lektüre zu Diabetes und *LCHF* steht die beste Zusammenfassung der Forschungsarbeit kostenlos online unter www.sciencedirect.com zur Verfügung. Sie ist von Richard Feinman und Kollegen verfasst und trägt den Titel „*Dietary carbohydrate restriction as the first approach in diabetes management: critical review and evidence base*".[15] Die Zusammenfassung des Artikels listet die wichtigsten Vorteile solcher Ansätze zur Unterstützung von Menschen mit Diabetes auf:

- *Wir präsentieren wichtige Belege für kohlenhydratarme Diäten als ersten Ansatz für Diabetes.*
- *Solche Diäten senken zuverlässig den hohen Blutzucker, das hervorstechendste Merkmal von Diabetes.*
- *Die Vorteile erfordern keine Gewichtsabnahme, obwohl nichts besser für die Gewichtsreduktion ist.*
- *Kohlenhydratarme Diäten reduzieren oder eliminieren den Bedarf an Medikamenten.*
- *Es gibt keine Nebenwirkungen, die mit denen einer intensiven pharmakologischen Behandlung vergleichbar sind.*

FASTEN UND DIABETES

Fasten an sich könnte bei Diabetikern zu Ergebnissen führen, aber ohne den Schutz von Ketonen besteht die Gefahr einer Unterzuckerung (Hypoglykämie). Sie verpassen auch eine Managementstrategie, die kein Problem darstellt.Wenn Sie eine optimale Blutzuckereinstellung wünschen, raten wir Ihnen, dies in zwei Schritten anzugehen. Erstens, Kohlenhydrate einschränken – d. h. LCHF essen. Das ist eine gute Grundlage. Wenn Sie sich dann mit dem LCHF-Lebensstil vertraut gemacht haben, kann das Fasten für Sie einen zusätzlichen Nutzen bringen. Aber das muss sorgfältiger gehandhabt werden, und es ist am besten, wenn Sie dies mithilfe Ihres Arztes und/oder des zuständigen Diabetesarztes tun.

Für Menschen mit Diabetes, deren Beta-Zellen der Bauchspeicheldrüse zu versagen beginnen, gibt es erste (begrenzte) Hinweise aus Tierversuchen, dass Fasten helfen könnte, eine gewisse Funktion zu regenerieren. Anhand einer Studie mit fettleibigen Mäusen stellten die Forscher fest, dass „die Bauchspeicheldrüse während der vier Tage mit eingeschränkter Nahrungsaufnahme tatsächlich schrumpfte und während der sieben Tage mit uneingeschränkter Nahrungsaufnahme wieder wuchs. Nach mehreren solchen Schrumpfungs-, Recycling- und Nachwachszyklen war die Bauchspeicheldrüse fast so gut wie neu."[16] Natürlich wissen wir nicht, ob dies auch beim Menschen klappt, da diese Forschung nicht durchgeführt wurde.

Für einen maßgeschneiderten Ansatz empfehlen wir natürlich, sich von einer LCHF-freundlichen, registrierten Ernährungsberater*in helfen zu lassen.

Herz- (und Gefäß-)Erkrankungen

Warum ist all das Gerede über Herz- und Gefäßerkrankungen so verwirrend? Erstens, weil Ärzte unnötig Fachjargon verwenden, um zu beschreiben, was als „Dinge, die mit den Leitungen schiefgehen" bezeichnet werden könnte. Ich habe es unten übersetzt. Zweitens ist die wichtigste vereinigende Ursache von Gefäßkrankheiten der hohe Blutzucker und wie dieser Prozess durch die Insulinresistenz angetrieben wird. Was die Insulinresistenz antreibt, ist eine komplizierte Belastung durch genetische, umweltbedingte und verhaltensbedingte Wechselwirkungen. Lesen Sie mehr zum Thema *R wie Insulin-Resistenz* in Teil 4.

Was wir jetzt wissen, ist, dass Fett und gesättigte Fettsäuren keine Krankheiten durch eine Erhöhung des Cholesterinspiegels verursachen. Sie können beteiligt sein, aber auf Butter zu verzichten wird das Problem nicht lösen. Es ist kompliziert, weil die alte Theorie (die „Lipidhypothese") tief in der modernen Medizin verankert ist. Sie ist kompliziert, weil sich die wissenschaftlichen Beweise zwar schnell än-

dern, der wissenschaftliche Konsens jedoch nicht. Sie ist kompliziert, weil das modernere Verständnis biologisch kompliziert ist.

GEFÄSSERKRANKUNGEN: EIN EINFACHER LEITFADEN

Atherosklerose ist die Ablagerung von Plaques in Blutgefäßen. Sie können Gefäße teilweise oder vollständig verschließen (blockieren). Eine teilweise Blockade bedeutet, dass das Herz mehr Druck erzeugen muss, um die gleiche Menge Blut hindurchzubekommen. Dieser Bluthochdruck wird als Hypertonie bezeichnet. Der systolische Blutdruck ist der maximale Druck, den Ihr Herz erzeugt, wenn es schlägt; der diastolische Blutdruck ist das, was übrig bleibt, wenn sich das Herz zwischen den Schlägen entspannt.

Koronare Arterienkrankheit (KAK), koronare Herzkrankheit (KHK) oder einfach nur eine Herzerkrankung zu haben bedeutet so ziemlich das Gleiche: dass die Blutgefäße, die den Herzmuskel mit Blut versorgen, mit Plaques befallen sind. Es sind nicht die großen Leitungen, die ins Herz hinein- und hinausführen, die ein Problem haben, es ist die kleinere koronare Blutversorgung.

- Wenn die Koronararterie teilweise blockiert ist, kommt manchmal, wenn man sich anstrengt, nicht genug Blut durch, um das Herz in Gang zu halten. Dies verursacht Brustschmerzen, die aber nicht tödlich sind. Die Schmerzen verschwinden, wenn die Belastung des Herzens nachlässt. Dies wird Angina pectoris genannt.
- Wenn eine Plaque aufreißt und eine Koronararterie blockiert, dann gibt es irgendwo auf dem Baum der Arterien, die das Herz mit Blut versorgen, ein Problem. Kein Blut = keine Nährstoffe = Ischämie. Eine Ischämie bedeutet, dass kein Sauerstoff zum Herzmuskel gelangt. Dies führt zu einem akuten Myokardinfarkt (MI). Die gebräuchliche Bezeichnung dafür ist Herzinfarkt.
- Liegt die Blockade in der Nähe des Beginns der Koronararterie, kommt es zum Herzstillstand. Dies ist meist tödlich. Wenn sie weiter unten liegt, kann ein Teil des Herzmuskels absterben, aber das Herz wird immer noch genug Funktion haben, um Sie am Leben zu erhalten. Dies wird als Herzinsuffizienz bezeichnet.

- Die Blockade kann physisch durch das Einführen eines Stents (offener Drahtkäfig) in die Arterie geöffnet werden. Befindet sich die Arterie in einem schlechteren Zustand, besteht die Möglichkeit, durch eine Operation, bei der die Blockade durch Anbringen eines Arterienstücks von einer anderen Stelle im Körper umgangen wird, etwas Blut zurückzugewinnen. Dies wird als „koronarer Bypass" bezeichnet.

Ein Schlaganfall ist so ziemlich das Gleiche, aber er ereignet sich in den Blutgefäßen, die das Gehirn und nicht das Herz versorgen. Manche Menschen bezeichnen einen Schlaganfall als „Herzinfarkt des Gehirns".

- Bei einem ischämischen Schlaganfall blockiert eine Plaque die Zufuhr des Bluts zu einem Teil des Gehirns. Diese kann sich ganz oder teilweise selbst auflösen oder einen sehr kleinen Teil des Gehirns betreffen. Dies ist ein Mini-Schlaganfall, der als vorübergehende ischämische Attacke (TIA) bezeichnet wird. Wenn ein größerer Teil des Gehirns betroffen ist und die Blockade nicht behoben werden kann (in der Regel mit gerinnselauflösenden Medikamenten, die sofort in einem Krankenhaus verabreicht werden), dann stirbt dieser Teil des Gehirns ab. Sie verlieren alle Funktionen dieses Teils. Er wird sich nie wieder erholen, aber Sie können andere Teile des Gehirns dazu bringen, einige dieser Funktionen aufgrund der Neuroplastizität des Gehirns zu erlernen. Neuroplastizität ist der Name für das Gehirn, das Verbindungen verändert und neue Gehirnzellen regeneriert, um mehr Informationen zu speichern und neue Dinge zu lernen (und einige Dinge zu vergessen). Sie ist unerlässlich, um ein gut funktionierender Mensch zu sein. Eine gute Neuroplastizität ist für die Genesung nach einer Hirnverletzung unerlässlich. Eine akute Hirnverletzung, die durch einen ischämischen Schlaganfall verursacht wurde, kann durch eine nährstoffreiche, ketogene Ernährung unterstützt werden.[17]
- Ein hämorrhagischer Schlaganfall ist ein geplatztes Blutgefäß im Gehirn. Er ist gefährlich und oft lebensbedrohlich. Man kommt ins Krankenhaus und hofft, dass jemand dies schnell genug durch eine Gehirnoperation beheben kann.

Eine periphere Gefäßerkrankung liegt vor, wenn sich Plaques um andere Körperteile herum befinden. Manchmal wird dadurch die Blutversorgung beeinträchtigt, vor allem dort, wo die Gefäße sehr fein sind, wie in den Augen, den Zehen und Organen wie der Niere.

PRÄVENTION

Ich denke, Sie werden mir zustimmen, dass es einfach am besten wäre, wenn Ihnen all das gar nicht erst passieren würde.

Die Lösung, um zu wissen, ob Sie auf dem richtigen Weg sind, besteht darin, die großen Risiken zu verstehen und sie zu interpretieren. Sie sind ein komplexes Individuum, nicht ein einziger Blutwert, also gibt es hier einiges zu bedenken. Zusammenfassend lässt sich sagen, dass sich die Power-Fasten-Formel auf Ihre Gesundheitsparameter positiv auswirkt:

- Erhöhung des HDL-C und Senkung der Triglyceride
- Zunahme großer, flaumiger, schwimmfähiger LDL-C-Partikel und Abnahme kleiner, dichter LDL-C-Partikel (dies wird durch eine Verringerung sowohl des TC/HDL-C-Verhältnisses als auch des TG/HDL-C-Verhältnisses geschätzt)
- abnehmende Fettmasse und zunehmende fettfreie Muskelmasse
- Senkung von HbA1c, Nüchtern-Blutzucker und Insulin
- Verbesserung des Blutdrucks
- Verbesserung von Entzündungsmarkern

Es gibt keinen Grund, von dieser Lebensweise Schäden durch erhöhte Risikofaktoren für Gefäßerkrankungen zu erwarten.

FASTEN UND BLUTDRUCK

Der Blutdruck ist ein wichtiges Maß dafür, wie gut Ihr gesamtes Gefäßsystem funktioniert. Niemand muss Blut spenden oder aufgeschnitten werden, um zwei wichtige Zahlen (systolischer und diastolischer Blutdruck) herauszufinden. Sind diese zu hoch, steht Ihr Herz unter Stress und Ihr Gefäßsystem ist in einem schlechten Zustand. So einfach ist das.

Ihr Arzt wird dies messen und möglicherweise entscheiden, dass Sie Medikamente benötigen, um Ihren Blutdruck zu senken. Vielleicht erhalten Sie auch Ratschläge zu Ernährung und Bewegung. LCHF-Essen und Bewegung verbessern beide den Blutdruck. Aber es ist unwahrscheinlich, dass Ihnen zum Fasten geraten wird. In einer Studie wurde jedoch bei der Behandlung von Bluthochdruck längeres Fasten angewendet, was zu massiver Blutdrucksenkung führte.

In dieser Studie aus dem Jahr 2001 haben Goldhamer und Kollegen[18] 171 Patienten mit hohem Blutdruck veranlasst, 10-11 Tage lang unter ärztlicher Aufsicht zu fasten. Was sie sahen, ist in Bezug auf die Blutdrucksenkung beispiellos. In ihrem Papier sagen sie: „Die durchschnittliche Senkung des Blutdrucks betrug 37/13 mmHg (d. h. ein Abfall von 37 mmHg systolisch und 13 mmHg diastolisch), wobei der stärkste Rückgang bei den Patienten mit der schwersten Hypertonie beobachtet wurde. Bei Patienten mit Hypertonie im Stadium 3 (Patienten mit einem systolischen Blutdruck von mehr als 180 mmHg, einem diastolischen Blutdruck von mehr als 110 mmHg oder beidem) wurde am Ende der Behandlung eine durchschnittliche Senkung von 60/17 mmHg beobachtet. Alle Probanden, die bei Behandlungsbeginn blutdrucksenkende Medikamente einnahmen (6,3 % der Gesamtprobe), stellten die Medikation erfolgreich ein."

Fazit zu Herzerkrankungen: Dies ist ein sich rasch verändernder Bereich. Power-Fasten tut alles Richtige, um gesunde Ergebnisse zu fördern und das Risiko zu senken. Ob es Gefäßkrankheiten beheben kann (die Plaques verschwinden lassen), ist noch nicht vollständig geklärt. Es gibt aufregende neue Erkenntnisse, die im renommierten *New England Journal of Medicine* veröffentlicht wurden und zeigen, dass es möglich ist, Atherosklerose physisch rückgängig zu machen.[19]

Krebs

Hoffentlich haben Sie Teil 4 ganz gelesen und wissen, dass Krebszellen ein besonderes Problem haben, den sogenannten Warburg-Effekt. Dort treten Probleme bei der Energieproduktion und dem programmierten Zelltod auf. Die Zelle beginnt unkontrolliert zu wachsen und nutzt Glukose nur ineffizient. Es hat sich gezeigt, dass einige bösartige Tumorzellen Glukose etwa 200-mal schneller verbrauchen als normale Zellen. Der normale Zelltod (Apoptose) funktioniert nicht mehr. Das bedeutet, dass geschädigte Zellen nicht absterben – sie verwenden Glukose weiterhin mit hoher Geschwindigkeit als Brennstoff und verursachen dabei metabolische und genetische Schäden. Das ist die metabolische Theorie des Krebses. Es gibt konkurrierende Theorien, aber es zeichnet sich ab, dass Krebs tatsächlich eine Stoffwechselkrankheit ist.

Wie können Ernährung und Fasten die Prävention und Behandlung von Krebs beeinflussen? Nun, das ist eine milliardenschwere Frage. Was wir wissen, ist, dass es inzwischen immer mehr Beweise dafür gibt, dass ketogene Ernährung und/oder Fasten sowohl bei der Vorbeugung als auch bei der Behandlung von Krebs wirksam sein können.

PRÄVENTION

Eine Schule wissenschaftlichen Denkens besagt, dass ein regelmäßiges langes Fasten zutiefst krebshemmend ist. Die Idee ist, dass sich bei einem 3- bis 5-tägigen Fasten das Immunsystem regeneriert, was gut für die Krebsvorbeugung ist. Krebszellen (oder Krebsvorläuferzellen) können auch aufgrund des reduzierten Blutzucker- und Insulinsignals metabolisch marginalisiert werden – denken Sie daran, dass Krebs- und Krebsvorläuferzellen keine Ketone als Brennstoff verwenden können. Zur Bestätigung dieser Hypothesen ist weitere Forschung erforderlich. Zum jetzigen Zeitpunkt gibt es jedoch keine Hinweise darauf, dass Fasten schädlich ist.

Fasten stimuliert auch Autophagie und Apoptose. Die Autophagie könnte helfen, dysfunktionale Teile der Zellen, insbesondere in den Mitochondrien, zu reinigen, bevor sie abtrünnig werden. Die Apoptose könnte den Tod von Zellen signalisieren, die auf dem Weg sind, krebsähnlich zu werden. Menschen, die fasten, zeigen Funktionen, die in die richtige Richtung weisen.[20]

Ob wir definitiv sagen können, dass Fasten verhindert, dass Menschen an Krebs erkranken, und wie stark, ist eine ganz andere Forschungsfrage. Diese Studien müssen noch durchgeführt werden. Wir müssen davon Ausreichende haben, damit die Gesellschaft diese Art des Fastens praktiziert, und wir müssen in der Lage sein, sie mit vergleichbaren Personen, die nicht fasten zu vergleichen, um zu sehen, ob sie seltener Krebs bekommen. Selbst das wird nicht endgültig sein, aber eine randomisierte Langzeitstudie wird mit ziemlicher Sicherheit niemals durchgeführt werden, weil die Kosten für eine langfristige Nachbeobachtung unerschwinglich sind und weil eine hohe Stichprobengröße erforderlich ist, da nur ein kleiner Prozentsatz tatsächlich an Krebs erkranken wird. Wir haben also eher Anhaltspunkte als Beweise dafür, dass das Power-Fasten die richtige Biologie für die Krebsprävention hervorruft.

KREBS BEHANDELN

Natürlich gibt es einen massiven Unterschied zwischen der Vorbeugung und der Behandlung von Krebs. Wenn Sie Krebs haben oder hatten, dann steht außer Frage, dass dies schwerwiegend ist. Ich muss gleich zu Beginn sagen, dass ich Professor für öffentliche Gesundheit bin und kein Krebsspezialist.

Es ist wichtig, dass Sie Ihren behandelnden Spezialisten konsultieren, bevor Sie etwas an Ihrer Behandlung oder Ihrem Lebensstil ändern.

Inzwischen gibt es immer mehr Beweise, vor allem aus Tierversuchen, für die hilfreiche Wirkung von Fasten oder ketogener Ernährung während einer Chemotherapie. Die Chemotherapie wirkt hauptsächlich dadurch, dass sie auf die sich teilenden Zellen abzielt und sie abtötet. Im Wesentlichen vergiften Sie Ihren Körper mit der Vorstellung, dass Sie überleben, die Krebszellen aber nicht. Beachten Sie, dass die Krebszellen im Nachteil sind, weil sie sich unkontrolliert teilen. Das ist es, was Krebszellen tun.

Fasten oder ketogenes Essen kann die Chemo verstärken, weil dies den Körper zwingt, katabolisch zu werden – d. h. keine normale Zellteilung. Die sich unkontrolliert teilenden Krebszellen sind also den toxischen Auswirkungen der Chemo ausgesetzt, während Ihre normalen menschlichen Zellen geschützt sind, weil sie in den Abschaltmodus übergegangen sind. Dies bietet Ihnen also möglicherweise einen weiteren Schutz und kann die Chemo weniger schwer machen. Lee und Kollegen, die Krebs bei Tieren untersucht haben, berichteten 2012, dass „Hungerkreisläufe das Fortschreiten verschiedener Tumore ebenso wirksam verzögerten wie Chemotherapeutika und die Wirksamkeit dieser Medikamente gegen Melanom-, Gliom- und Brustkrebszellen erhöhten".[21]

Es gibt eine alternative – auch von der Biologie untermauerte – Ansicht, dass die nüchtern induzierte Autophagie Krebszellen tatsächlich helfen könnte, unter nährstoffarmen Bedingungen zu überleben, genauso wie normale Zellen. Insgesamt spricht jedoch die Evidenz für positive und sichere Ergebnisse in den durchgeführten Tierstudien. In einer 2014 durchgeführten Überprüfung von 59 Tierstudien kamen Lv M und Kollegen[22] zu dem Schluss, dass es Belege für den Nutzen von Fasten- und ketogener Ernährung gibt. Sie kamen zu dem Schluss, dass viel mehr Beweise am Menschen erforderlich seien.

Fasten und ketogene Ernährung sind wahrscheinlich für die meisten Krebsarten positiv und könnten helfen. Die Forschung zeigt, dass niedrigere Blutzuckerwerte bei Krebspatienten im Spätstadium der Erkrankung mit besseren Ergebnissen korrelieren und dass eine Diät wirksam zur Senkung des Blutzuckerspiegels beitragen kann.[23] Sprechen Sie mit Ihrem Arzt und beobachten Sie diesen Bereich – das vollständige Bild entfaltet sich noch direkt vor uns. Es wird im nächsten Jahrzehnt explodieren.

Probleme mit dem Gehirn

Diesen Körperteil in Gang zu halten ist mehr oder weniger grundlegend, damit Sie weiterhin Sie selbst sein können.

In früheren Abschnitten haben wir darüber gesprochen, wie bei einem Schlaganfall mit der Blutversorgung des Gehirns etwas katastrophal schiefgehen kann. Wir haben gesehen, wie nützlich ein voll funktionierendes und krankheitsfreies Gefäßsystem ist. Wir sehen, dass ketogene Diäten bei der Wiederherstellung der Hirnfunktion nach einem Schlaganfall oder einer traumatischen Hirnverletzung von Nutzen sind. Die Keton-Signalisierung und Ketone, die für eine sauber verbrennende und entzündungshemmende Treibstoffversorgung verantworlich sind, scheinen hilfreich zu sein. Ein Grund dafür ist der einfache evolutionäre Druck. Es ist nicht sinnvoll, aufgrund fehlender Nahrung nicht aktiv, voller Engergie und kognitiv scharf zu sein. Das sagen in der Tat die Beweise. Eine verbesserte Kognition, eine bessere Motorik und Sensorik sowie ein verbessertes Lernen und Gedächtnis sind wahrscheinlich auf die Neuroplastizität (das Gehirn verändert sich und lernt daher leichter) und die erhöhte Produktion neuer

Nervenzellen aus neuralen Stammzellen zurückzuführen.[24]

Im Laufe dieses Buches haben wir gelernt, dass es starke synergistische Effekte von LCHF plus Fasten (d. h. Power-Fasten) gibt. Was sagen also die Beweise über Power-Fasten und andere Dinge, die im Gehirn schiefgehen können?

In Tierversuchen führt das Fasten zu weniger neuronaler Degeneration und zu weniger klinischen Symptomen bei Alzheimer, Parkinson und Huntington. Dies ist wahrscheinlich eine Folge der Akkumulation von reduziertem oxidativem Stress, reduzierter Entzündung und verbesserter Zellenergie und Neuroplastizität. Die Übertragung dieser Studien auf den Menschen ist jedoch nicht einfach. Was wir wissen, ist, dass im menschlichen Gehirn fast die gleiche Biochemie wie im Gehirn von Tiermodellen zu beobachten ist.

Die Insulinsignalisierung und die Beseitigung von Beta-Amyloid-Plaques treten als Mechanismen bei der Entstehung der Alzheimer-Krankheit zutage. Einige Forscher beschreiben die Alzheimer-Krankheit heute als „Typ-3-Diabetes". Ein hoher Blutzuckerspiegel und ein hoher Insulinspiegel sind an der Entstehung und dem weiteren Fortschreiten dieser Krankheit beteiligt.[25, 26] Erste Studien zeigen, dass die Ketonkörper das Potenzial haben, die Symptome zu stoppen oder sogar zu verbessern.[27, 28]

DAS ALTERNDE GEHIRN

Tod und Steuern, so heißt es, sind die beiden unvermeidlichen Dinge im Leben. Für einige von uns ist noch etwas unvermeidlich, eine ungesunde Alterung des Gehirns. Es ist keine wirksame Behandlung für Alzheimer und Demenz bekannt. Vielleicht können wir das Fortschreiten verlangsamen und einige Symptome verringern, aber das war's dann auch schon.

Was sind das für Krankheiten und was verursacht sie? Was kann die Ernährung bewirken? Nach dem, was wir über die Biochemie des Fastens und der Ketone in Bezug auf die Neurodegeneration (Verlust der Neuronenfunktion) gesehen haben, wirken dieselben Mechanismen, um ein alterndes Gehirn zu erhalten. Neuroplastizität und anhaltend gute Funktion haben offensichtliche Vorteile. Wir sollten auch die Bedeutung der Aufrechterhaltung einer guten Blutversorgung des Gehirns hervorheben. Bei der vaskulären Demenz handelt es sich um einen allmählichen kognitiven Rückgang aufgrund einer gestörten Blutversorgung des Gehirns. Sie wird durch eine Abnahme der Gefäßfunktion durch genau dieselben Entzündungsprozesse verursacht, die zu Atherosklerose in den Koronararterien des Herzens führen. Fasten und Ketone verhindern diesen Prozess und können helfen, ihn zu beheben.

LEBENSMITTEL- UND ZUCKERABHÄNGIGKEIT

Es ist schwer, diesen Bereich anzupacken – ob es überhaupt eine Lebensmittel- und Zuckersucht gibt, ist umstritten. Was wir wissen, ist, dass einige Menschen Entzugserscheinungen haben, wenn sie aufhören, Kohlenhydrate und Zucker zu essen. Wir wissen auch, dass der einfachste Weg, damit aufzuhören und den Entzug zu überstehen, darin besteht, entweder nichts mehr zu essen (schnell) oder den Zucker und die Kohlenhydrate aus der Ernährung herauszunehmen (oder eine Kombination aus beidem). Ein weiterer großer Vorteil des Power-Fastens ist die Fähigkeit, das Selbstmanagement der Menschen in Bezug auf Hunger und destruktive Beziehungen mit Lebensmitteln zu verändern. Es dauert nur wenige Wochen, um Geschmacksknospen und Gehirn neu zu trainieren, weniger süße Nahrungsmittel zu genießen.

Autoimmunerkrankungen

Autoimmunprobleme treten auf, wenn das Immunsystem oder Teile des Immunsystems Teile des Körpers angreifen. Das ist ein wirklich schlechter Vorgang. Wir wollen, dass unser Immunsystem weiß, was wir sind und was nicht. Das ist die ganze Idee eines Immunsystems – es soll uns vor äußeren Feinden schützen. Wenn es denkt, dass wir der Feind sind, dann haben wir ein Problem.

Es gibt vier Dinge, die wegen der Power-Fasten-Kombination aus ganzen, unverarbeiteten Lebensmitteln, LCHF und Fasten passieren könnten. Diese sind alle dafür bekannt, dass sie bei Autoimmunproblemen auf die eine oder andere Weise helfen.

Die ersten beiden betreffen Apoptose und Autophagie. Das Fasten und die erzeugten Ketonkörper stimulieren einen gewissen Zelltod, auch von Immunzellen. Dies kann selektiv gegenüber dysfunktionalen Immunzellen sein, d. h. jenen Immunzellen, die körpereigene Gewebe angreifen und Probleme verursachen. Zur Regeneration kann auch die Verbesserung bestehender Strukturen gehören. Das genaue Ausmaß ist nicht bekannt, aber es gibt Hinweise auf eine Regeneration von Immunzellen und eine verbesserte Gesamtfunktion bei Multipler Sklerose,[29] Lupus[30] und Typ-1-Diabetes.[31]

Das Vorhandensein von Ketonen kann einen separaten Mechanismus beinhalten. Es gibt Hinweise darauf, dass eine ketogene Ernährung die Symptome bei Multipler Sklerose verbessern kann.[32] Das Myelin (Fettgewebe), das die Neuronen im Gehirn und anderswo umgibt und schützt, kann eine gewisse Regeneration erfahren.

Ein dritter Effekt des Power-Fastens kann auftreten, weil einige Nahrungsmittel bei manchen Menschen Probleme im Darm verursachen. Konkret lockern diese Probleme die Verbindungen zwischen den Zellen in der Darmwand. Dies erhöht die Durchlässigkeit des Darms und lässt Dinge ins Blut strömen, die nicht dafür gedacht sind. Diese lösen dann das Immunsystem aus, damit es kommt und sie zerstört. Diese Immunantwort kann als Teil der Autoimmunprobleme angesehen werden. Die vollständige medizinische Bezeichnung dafür lautet „pathologische parazelluläre intestinale Permeabilität". Manche denken, dass dies der Vorläufer aller Autoimmunerkrankungen sein könnte.[33, 34]

Rheumatoide Arthritis (RA) ist ein Autoimmunproblem, bei dem das Immunsystem die Gelenke angreift. Jeder, der an RA erkrankt ist, weiß, wie lähmend dies im weiteren Verlauf werden kann. Es gibt Hinweise darauf, dass Fasten, fastenimitierende und ketogene Diäten helfen können.[35] In einer Cochrane-Übersicht von 2009 über alle randomisierten Diätstudien bei RA konnten Hagen und Kollegen jedoch keine positiven Effekte durch eine veränderte Ernährung allein feststellen.[36]

Möglicherweise sind Fastenzyklen bei RA besonders wichtig. Tatsächlich hat die moderne Fastentherapie ihren Ursprung in Buchingers einmonatigen Fastenlagern in Deutschland Anfang bis Mitte des 20. Jahrhunderts. Die Belege zeigen, dass das Fasten die RA verbessert,[37] aber dass die Symptome zurückkehren, wenn die normale Ernährung wieder eingeführt wird. Daher sind wir der Ansicht, dass ein langfristiger Lebensstilplan, der Zyklen von Fasten und LCHF-Essen (d. h. Power-Fasten) umfasst, eine vielversprechende Idee ist.

Und schließlich könnte es einigen Menschen mit Autoimmunproblemen helfen, auf einige verarbeitete Lebensmittel, darunter Getreidekörner, zu verzichten. Es besteht kein Zweifel, dass bestimmte Nahrungsmittel manche Menschen schwer beeinträchtigen. Es gibt eine große wissenschaftliche Debatte darüber, wie viele Menschen an solchen Problemen leiden und wie dies diagnostiziert werden kann. Die Realität ist, dass wir es noch nicht wissen. Es kann gut sein, dass das Problem der Darmdurchlässigkeit gelöst ist, weil diese Lebensmittel dies überhaupt erst verursachen. Es kann auch andere Gründe geben. Es könnte eine allgemeine Verbesserung der Nährstoffqualität, sein, dessen, was Sie essen.

Viele Menschen berichten über signifikante Verbesserungen ihres Befindens, einschließlich spezifischer Autoimmunprobleme, wenn sie bestimmte Nahrungsmittelklassen (das können Getreide, Milchprodukte oder andere sein) weglassen. Wenn Sie das sind, dann ist das gut – Sie haben etwas entdeckt, das Ihre Gesundheit verbessert. Wenn Sie diese Nahrungsmittel gut vertragen, dann ist das auch gut – Sie haben dann eine größere Auswahl an Nahrungsmitteln zur Verfügung. Wenn es Ihnen besser geht, dann ist das wahrscheinlich nicht nur in Ihrer Fantasie.

Wie geht es weiter?

Wir wissen jetzt also, dass die großen Stoffwechselprobleme, die die Gesundheit und das Wohlbefinden vieler Menschen betreffen, mit ihren ernährungsbedingten Ursachen zusammenhängen und daher auch mit ihrer Ernährung und ihrem Lebensstil. Die große Frage ist, warum Fasten, LCHF-Essen oder beides in unserer Gesellschaft nicht gefördert wird. Nun, es gibt zwei Gründe, warum dies nicht geschieht, und nur der zweite ist vertretbar.

Der erste bezieht sich auf LCHF, da weithin angenommen wird, dass Fett schlecht für uns ist, ganz besonders gesättigte Fette. Es stellt sich heraus, dass dies nicht wahr ist – die Wissenschaft beweist es. Die „konventionelle Weisheit" hat jedoch die Ernährung das öffentliche Gesundheitswesen und die sich daraus ergebenden Ernährungsrichtlinien in eine Richtung gedrängt, von der wir uns noch eine Weile erholen müssen. Wie Sie sehen, sind diese Richtlinien jetzt tief in komplexe staatliche (und andere) Systeme wissenschaftlicher Macht und Bürokratie eingebettet. Es wird eine Weile dauern, um die Dinge auf den wahren Standpunkt zu verlagern – obwohl es genügend Beweise gibt, um weitreichende Änderungen an den Richtlinien vorzunehmen, um den Verzehr von mehr Fett und weniger Zucker und Kohlenhydraten zu fördern. Das zweite Thema ist das Fasten. Wir kennen niemanden, der behauptet, dass phasenweises Nicht-Essen schlecht für ihn ist. Um jedoch weitverbreitete therapeutische Empfehlungen aussprechen zu können, brauchen wir eine Menge Beweise, angefangen von der großen Nobelpreisgekrönten Arbeit von Yoshinori Ohsumi über den Mechanismus der Autophagie[38] (die inzwischen gut etabliert ist) bis hin zu großen randomisierten Studien, die alle Vorteile und möglichen Schäden bei allen verschiedenen Krankheitsproblemen untersuchen werden. Erst dann werden wir die Nuancen und Protokolle für jede Krankheit besser verstehen, aber diese Studien müssen noch weitgehend durchgeführt werden.

Bis dahin sagen wir dies: Fasten ist gut für Sie. Es gibt keinen Zweifel an den wissenschaftlichen Beweisen dafür. Wenn Sie jedoch ein spezifisches medizinisches Problem haben, seien Sie vorsichtig. Fasten kann zwar helfen, aber es muss noch viel mehr Wissenschaft ausgepackt werden, um das ganze Potenzial des Fastens für spezifische Probleme wirklich freizusetzen. Wie wir mehrfach betont haben, sollten Sie eng mit Ihrem Arzt zusammenarbeiten, um die bestmöglichen Ergebnisse zu erzielen. Dazu kann und wird hoffentlich auch eine gute Ernährungsumstellung einschließlich des Fastens gehören, aber Sie müssen sich selbst weiter beobachten und mit Ihrem Arzt zusammenarbeiten.

Machen Sie es gut und profitieren Sie von den neuen Erkenntnissen und Vorteilen, die Ihnen auf Ihrer Power-Fasten-Reise zur Verfügung stehen.

Zum Schluss noch ...

Sie könnten glauben, dass Sie die Dinge perfektioniert haben, aber in Wirklichkeit fangen Sie gerade erst an. Unabhängig davon, wie erfolgreich wir in Bezug auf Lebensstil, Gesundheit, Wohlbefinden und die Verbesserung der Welt sind, sind wir immer nur auf dem Weg zur Perfektion. Aber das ist keine schlechte Sache.

Was wir in unserer Welt der Ernährungswissenschaft und -praxis gelernt haben, ist, dass es der beste Weg ist, jedes Problem mit „Anfängerdenkweise" anzugehen. Es ist eine Denkweise, bei der man nicht auf einen Weg festgelegt ist. Ihr Geist ist frei, sich jedem Problem neu zu stellen. Sie sind frei, viele neue Ideen aufzugreifen, frei von Voreingenommenheit und Vorurteilen. Sie sind frei zu lernen. Und Sie lernen, indem Sie ausprobieren und Fehler machen, dann weitere Anpassungen vornehmen und es erneut versuchen. Wenn Sie ein erfülltes Leben führen wollen, körperlich und geistig auf dieses Lebensniveau vorbereitet sein wollen, dann tun Sie gut daran, Ihren Geist offen zu halten, genau wie ein Anfänger. Versuchen Sie es weiter, scheitern Sie weiter, lernen Sie weiter und verändern Sie sich ständig. Haben Sie Erfolg!

Quellen

TEIL 2: FASTEN UND ABNEHMZIELE ERREICHEN

1 Julian R, Hecksteden A, Fullagar HHK & Meyer T (2017). The effects of menstrual cycle phase on physical performance in female soccer players. *PLOS One* 12(3). doi: 10.1371/journal.pone.0173951

2 Middleton LE & Wenger HA (2016). Effects of menstrual phase on performance and recovery in intense intermittent activity. *European Journal of Applied Physiology* 96(1): 53-58. doi: 10.1007/s00421-005-0073-9

3 Hallam J, Boswell RG, DeVito EE & Kobera H (2016). Gender-related differences in food craving and obesity. *Yale Journal of Biology and Medicine* 89(2): 161-173. https://www.ncbi.nlm.nih.gov/pmc/articles/PMC4918881/

4 Lopez LM, Edelman A, Chen M, Otterness C, Trussell J & Helmerhorst FM (2013). Progestin-only Contraceptives: effects on weight. *Cochrane Database of Systematic Reviews* 2(7). doi: 10.1002/14651858.CD008815.pub3

5 Geiker MRW, Christian R, Pedersen SD, Larsen TM, Hill JO & Astrup A (2016). A weight-loss program adapted to the menstrual cycle increases weight loss in healthy, overweight, premenopausal women: a 6-mo randomized controlled trial. *American Journal of Clinical Nutrition*. doi: 10.3945/ajcn.115.126565.

6 Miller CT & Downey KT (1999). A meta-analysis of heavyweight and self-esteem. *Personality and Social Psychology Review* 3(1): 68-84.

TEIL 4: DAS A-Z DES POWER-FASTENS

1 Mizushima N (2007). Autophagy: process and function. *Genes & Development* 21: 2861-2873. doi:10.1101/gad.1599207

2 Longo VD & Mattson MP (2014). Fasting: molecular mechanisms and clinical applications. *Cell Metabolism* 19(2): 181-192. doi: 10.1016/j.cmet.2013.12.008

3 Mattson MP (2012). Energy intake and exercise as determinants of brain health and vulnerability to injury and disease. *Cell Metabolism* 16: 706-722. doi: 10.1016/j.cmet.2012.08.012.

4 Loos B, Klionsky DJ & Wong E (2017). Augmenting brain metabolism to increase macro- and chaperone-mediated autophagy for decreasing neuronal proteotoxicity and aging. *Progress in Neurobiology*. http://dx.doi.org/10.1016/j.pneurobio.2017.05.001

5 Speakman JR & Mitchell SE (2011). Caloric restriction. *Molecular Aspects of Medicine* 32(3): 159-221. https://doi.org/10.1016/j.mam.2011.07.001

6 Vansant G, Van Gaal L, Van Acker K & De Leeuw I (1989). Short and long term effects of a very low calorie diet on resting metabolic rate and body composition. *International Journal of Obesity*, 13 Suppl 2: 87-89.

7 Lee C & Longo V (2016). Dietary restriction with and without caloric restriction for healthy aging. *F1000Research*, 117. doi: 10.12688/f1000research.7136.1

8 Hatori M et al (2012). Time-restricted feeding without reducing caloric intake prevents metabolic diseases in mice fed a high-fat diet. *Cell Metabolism* 15(6): 848-860.

9 Takahashi A et al (2017). Autophagy inhibits the accumulation of advanced glycation end products by promoting lysosomal biogenesis and function in the kidney proximal tubules. *Diabetes* 66(5): 1359-1372. doi: 10.2337/db16-0397

10 Huang W et al (2017). Autophagy protects advanced glycation end product-induced apoptosis and expression of MMP-3 and MMP-13 in rat chondrocytes. *BioMed Research International*. doi. org/10.1155/2017/6341919

11 Turnbaugh PJ, Ley RE, Mahowald MA, Magrini V, Mardis ER & Gordon JI (2006). An obesity-associated gut microbiome with increased capacity for energy harvest. *Nature* 444: 1027-1031.

12 Zarrinpar A, Chaix A, Yooseph S & Panda S (2014). Diet and feeding pattern affect the diurnal dynamics of the gut microbiome. *Cell Metabolism* 20: 1006-1017.

13 Mattson MP et al (2014). Meal frequency and timing in health and disease. *Proceedings of the National Academy of Sciences of the USA* 111(47): 16647-16653. doi: 10.1073/pnas. 1413965111.

14 Taleb NN (2012). *Antifragile: things that gain from disorder.* Random House. ISBN 9781400067824.

15 Shimazu T, Hirschey MD, Newman J et al (2013). Suppression of oxidative stress by ß-hydroxybutyrate, an endogenous histone deacetylase inhibitor. *Science (New York, NY)* 339(6116): 211-214. doi: 10.1126/science.1227166

16 Hang Cui H, Kong Y & Zhang H (2012). Oxidative stress, mitochondrial dysfunction, and aging. *Journal of Signal Transduction*. doi: http://dx.doi.org/10.1155/2012/646354

17 Brandhorst S et al (2015). A periodic diet that mimics fasting promotes multi-system regeneration, enhanced cognitive performance, and healthspan. *Cell Metabolism* 22(1): 86-99. doi: 10.1016/j.cmet.2015.05.012

18 Newman JC & Verdin E (2014). Ketone bodies as signaling metabolites. *Trends in Endocrinology and Metabolism* 25(1): 42-52. doi: 10.1016/j.tem.2013.09.002

19 Youm YH et al (2015). Ketone body ß-hydroxybutyrate blocks the NLRP3 inflammasome-mediated inflammatory disease. *Nature Medicine* 21(3): 263-269. doi: 10.1038/nm.3804

20 Cahill CM & Taylor AM (2017). Neuroinflammation—a co-occurring phenomenon linking chronic pain and opioid dependence. *Current Opinion in Behavioral Sciences* 13: 171-177. doi: 10.1016/j.cobeha.2016.12.003

21 Salomón T et al (2017). Ketone body acetoacetate buffers methylglyoxal

via a non-enzymatic conversion during diabetic and dietary ketosis. *Cell Chemical Biology* 24(8): 935. doi: 10.1016/j.chembiol.2017.07.012

22 Nordmann AJ et al (2006). Effects of Low Carbohydrate vs low-fat diets on weight loss and cardiovascular risk factors – a meta-analysis of randomized controlled trials. *Archives of Internal Medicine* 166: 285-293.

23 Tay J, Brinkworth GD, Noakes M, Keogh J, & Clifton PM (2008). Metabolic effects of weight loss on a very-Low Carbohydrate diet compared with an isocaloric high-carbohydrate diet in abdominally obese subjects. *Journal of the American College of Cardiology* 51(1): 59-67.

24 Hu T et al (2012). Effects of Low Carbohydrate diets versus low-fat diets on metabolic risk factors: a meta-analysis of randomized controlled trials. *American Journal of Epidemiology* 176 Suppl 7: S44-S54.

25 Mansoor N, Vinknes KJ, Veierød MB & Retterstøl K (2016). Effects of Low Carbohydrate diets v. low-fat diets on body weight and cardiovascular risk factors: a meta-analysis of randomised controlled trials. *British Journal of Nutrition* 115(3): 466-447. https://doi.org/10.1017/S0007114515004699

26 Manninen AH (2004). Metabolic effects of the very-Low Carbohydrate diets: misunderstood "villains" of human metabolism. *Journal of the International Society of Sports Nutrition* 1(2): 7-11. doi: 10.1186/1550-2783-1-2-7

27 Sonksen P & Sonksen J (2000). Insulin: understanding its action in health and disease. *British Journal of Anaesthesia* 85(1): 69-79.

28 Taubes G (2007). *Good Calories, Bad Calories: fats, carbs, and the controversial science of diet and health.* New York: Anchor (reprint).

29 Taubes G (2011). *Why We Get Fat: and what to do about it.* New York: Anchor (reprint).

30 Ebbeling CB et al (2012). Effects of dietary composition on energy expenditure during weight-loss maintenance. *JAMA* 307(24): 2627-2634. doi: 10.1001/jama.2012.6607

31 Hall KD et al (2016). Energy expenditure and body composition changes after an isocaloric ketogenic diet in overweight and obese men. *American Journal of Clinical Nutrition* Aug; 104(2): 324-333. doi: 10.3945/ajcn.116.133561.

32 Johnson SC, Rabinovitch PS & Kaeberlein M (2013). mTOR is a key modulator of ageing and age-related disease. *Nature* 493: 338-345.

33 Templeman NM et al (2017). Reduced circulating insulin enhances insulin sensitivity in old mice and extends lifespan. *Cell Reports* 20(2): 451-463. doi: 10.1016/j.celrep.2017.06.048

34 Mourao DM, Bressan J, Campbell WW & Mattes RD (2007). Effects of food form on appetite and energy intake in lean and obese young adults. *International Journal of Obesity* 31: 1688-1695. doi: 10.1038/sj.ijo.0803667

35 Mattes RD & Considine RV (2013). Oral processing effort, appetite and acute energy intake in lean and obese adults. *Physiology & Behaviour* 15(120): 173-181. doi: 10.1016/j.physbeh.2013.08.013

36 Xu J et al (2015). The effect of gum chewing on blood GLP-1 concentration in fasted, healthy, non-obese men. *Endocrine* 50(1): 93-98. doi: 10.1007/s12020-015-0566-1

37 Sheu WHH (2011). Alteration of insulin sensitivity by sex hormones during the menstrual cycle. *Journal of Diabetes Investigation* 2(4): 258-259.

38 Muller DC, Elahi D, Tobin JD & Andres R (1996). The effect of age on insulin resistance and secretion: a review. *Seminars in Nephrology* 16(4): 289-298.

39 Wells JC (2012). Ethnic variability in adiposity, thrifty phenotypes and cardiometabolic risk: addressing the full range of ethnicity, including those of mixed ethnicity. *Obesity Reviews* 13 Suppl 2: 14-29.

40 Li L, Li X, Zhou W & Messina JL (2013). Acute psychological stress results in the rapid development of insulin resistance. *Journal of Endocrinology* Apr; 217(2): 175-184. doi: 10.1530/JOE-12-0559.

41 Esposito K & Giugliano D (2004). The metabolic syndrome and inflammation: association or causation? *Nutrition, Metabolism & Cardiovascular Diseases* 14(5): 228-232.

42 Oh H, Lee HY, Jun DW, & Lee SM. (2016). Low salt diet and insulin resistance. *Clinical Nutrition Research* 5(1): 1-6.

43 Kim SH, Abbasi F, Lamendola C & Reaven GM (2009). Effect of moderate alcoholic beverage consumption on insulin sensitivity in insulin-resistant, nondiabetic individuals. *Metabolism* 58(3): 387-392. doi: 10.1016/j.metabol.2008.10.013

44 Westphal SA (2008). Obesity, abdominal obesity, and insulin resistance. *Clinical Cornerstone* 23-29; discussion 30-31.

45 Fargion S et al (2005). Iron and insulin resistance. *Alimentary Pharmacology & Therapeutics* 22 Suppl 2: 61-63.

46 Farrokhian A et al (2016). Selenium supplementation affects insulin resistance and serum hs-CRP in patients with type 2 diabetes and coronary heart disease. *Hormone and Metabolic Research* 48(4): 263-268. doi: 10.1055/s-0035-1569276.

47 Jarrett RJ et al (1972). Diurnal variation in oral glucose tolerance: blood sugar and plasma insulin levels morning, afternoon, and evening. *British Medical Journal* 22(1): 199-201.

48 Arnason TG, Bowen MW & Mansell KD (2017). Effects of intermittent fasting on health markers in those with type 2 diabetes: a pilot study. *World Journal of Diabetes* 8(4): 154-164. doi: 10.4239/wjd.v8.i4.154

49 DiPietro L, Dziura J, Yeckel CW, & Neufer PD (2006). Exercise and improved insulin sensitivity in older women: evidence of the enduring

benefits of higher intensity training. *Journal of Applied Physiology* 100(1): 142-149.

50 Brown WJ, Bauman A & Owen N (2009). Stand up, sit down, keep moving: turning circles in physical activity research? *British Journal of Sports Medicine* 43(2): 86-88.

51 Holick MF (2004). Vitamin D: importance in the prevention of cancers, type 1 diabetes, heart disease, and osteoporosis. *American Journal of Clinical Nutrition* 79(3): 362-371.

52 Anderson RA (2003). Chromium and insulin resistance. *Nutrition Research Reviews* 16(2): 267-275. doi: 10.1079/NRR200366

53 Iglesia I et al (2017). Associations between insulin resistance and three B-vitamins in European adolescents: the HELENA study. *Nutrición Hospitalaria*; 34(3): 568-577. doi: 10.20960/nh.559

54 Scheer, FAJL, Morris CJ & Shea CJ (2013). The internal circadian clock increases hunger and appetite in the evening independent of food intake and other behaviors. *Obesity (Silver Spring)* 21(3): 421-423. doi: 10.1002/oby.20351

55 Cameron JD, Goldfield GS, Finlayson G, Blundell JE & Doucet E (2014). Fasting for 24 hours heightens reward from food and food-related cues. *PLOS One* Jan; 9(1): e85970. doi: 10.1371/journal.pone.0085970.

56 Johnstone AM et al (2002). Effect of an acute fast on energy compensation and feeding behaviour in lean men and women. *International Journal of Obesity and Related Metabolic Disorders* 26(12): 1623-1628.

57 Iwasa H, Masui Y, Gondo Y, Inagaki H, Kawaai C & Suzuki T (2008). Personality and all-cause mortality among older adults dwelling in a Japanese community: a five-year population-based prospective cohort study. *American Journal of Geriatric Psychiatry* 16: 399-405.

58 Hill PL & Roberts BW (2011). The role of adherence in the relationship between conscientiousness and perceived health. *Health Psychology* 30: 797-804.

59 Mattson MP (2015). What doesn't kill you... *Scientific American* 313:
40-45.

60 Topping DL & Clifton PM (2000). Short-chain fatty acids and human colonic function: roles of resistant starch and nonstarch polysaccharides. *Physiological Reviews* 81(3): 1031-1064.

61 Popovich DG et al (1997). The Western Lowland Gorilla diet has implications for the health of humans and other hominoids. *Journal of Nutrition* 127(10): 2000-2005.

62 Christofferson T (2017). *Tripping over the Truth: how the metabolic theory of cancer is overturning one of medicine's most entrenched paradigms.* White River Junction, VT: Chelsea Green Publishing.

63 Fine EJ & Feinman RD (2015). Insulin, carbohydrate restriction, metabolic syndrome and cancer. *Expert Review of Endocrinology & Metabolism* 10: 15-24. https://doi.org/10.1586/17446651.2014.960392

64 Stewart WK & Fleming LW (1973). Features of a successful therapeutic fast of 382 days' duration. *Postgraduate Medical Journal* 49(569): 203-209. Available: https://www.ncbi.nlm.nih.gov/pmc/articles/PMC2495396/pdf/postmedj00315-0056.pdf

65 Ellervik C, Marott JL, Tybjaerg-Hansen A, Schnohr P & Nordestgaard BG (2014). Total and cause-specific mortality by moderately and markedly increased ferritin concentrations: general population study and metaanalysis. *Clinical Chemistry* 60(11): 1419-1428.

66 Ullum H et al (2015). Blood donation and blood donor mortality after adjustment for a healthy donor effect. *Transfusion* 55: 2479-2485. doi:10.1111/trf.13205

67 Zacharski LR et al (2008). Decreased cancer risk after iron reduction in patients with peripheral arterial disease: results from a randomized trial. *Journal of the National Cancer Institute* Jul; 100(14): 996-1002. doi: 10.1093/jnci/djn209

68 Fernandez-Real JM, Lopez-Bermejo A & Ricart W (2005). Iron stores, blood donation, and insulin sensitivity and secretion. *Clinical Chemistry* 51(7): 1201-1205.

69 Salonen JT, Tuomainen TP,
Salonen R, Lakka TA & Nyyssönen K (1998). Donation of blood is associated with reduced risk of myocardial infarction. The Kuopio Ischaemic Heart Disease Risk Factor Study. *American Journal of Epidemiology* 148(5): 445-451.

70 Inoue S, Honda K & Komoda Y (1995). Sleep as neuronal detoxification and restitution. *Behavior and Brain Research* 69(1-2): 91-96.

71 Xie L et al (2013). Sleep drives metabolite clearance from the adult brain. *Science* 342(6156): 373-377. doi: 10.1126/ science.1241224

72 Patterson RE et al (2015). Practice applications: intermittent fasting and human metabolic health. *Journal of the Academy of Nutrition and Dietetics* 115(8): 1203-1212. doi:10.1016/j.jand. 2015.02.018

TEIL 5: ZUSAMMENARBEIT MIT IHREM ARZT

1 Taylor R (2013). Type 2 diabetes etiology and reversibility. *Diabetes Care* 36(4): 1047-1055. doi: https://doi.org/10.2337/dc12-1805

2 Martins CR, Bandeira BES, Martinez ARM, Dalgalarrondo P & França MC (2014). Porphyria and anorexia: cause and effect. *Oxford Medical Case Reports* 2014(9): 151-152. doi: 10.1093/omcr/omu057

3 Andersson C, Bylesjö I & Lithner F (1999). Effects of diabetes mellitus on patients with acute intermittent porphyria. *Journal of Internal Medicine* 245(2): 193-197.

4 Kossoff EH, Freeman JM, Turner Z & Rubenstein JE (2011). *Ketogenics Diets: treatments for epilepsy and other disorders* (5th edition). New York: Demos Medical Publishing.

5 Hajer GR, van der Graaf Y, Bots ML, Algra A & Visseren FL (2009). SMART Study Group. Low plasma HDL-c, a vascular risk factor in high risk patients independent of LDL-c. *European Journal of Clinical Investigation* Aug; 39(8): 680-688. doi: 10.1111/j.1365-2362.2009.02155.x

6 Ridker PM et al (2010). HDL cholesterol and residual risk of first cardiovascular events after treatment with potent statin therapy: an analysis from the JUPITER trial. *Lancet* 376: 333-339.

7 Packard CJ & Shepherd J (1997).

Lipoprotein heterogeneity and apolipoprotein B metabolism. *Arteriosclerosis, Thrombosis, and Vascular Biology* 17: 3542-3556. doi: 10.1161/01.ATV.17.12.3542

8 Sävendahl L & Underwood LE (1999). Fasting increases serum total cholesterol, LDL cholesterol and apolipoprotein B in healthy, nonobese humans. *Journal of Nutrition* 129(11): 2005-2008.

9 Bertsch RA & Merchant MA (2015). Study of the use of lipid panels as a marker of insulin resistance to determine cardiovascular risk. *Permanente Journal* 19(4): 4-10. doi: 10.7812/TPP/14-237

10 Maruyama C, Imamura K & Teramoto T (2003). Assessment of LDL particle size by triglyceride/HDL-cholesterol ratio in non-diabetic, healthy subjects without prominent hyperlipidemia. *Journal of Atherosclerosis and Thrombosis* 10(3): 186-191.

11 Seo HS (2012). The role and clinical significance of high-sensitivity C-reactive protein in cardiovascular disease. *Korean Circulation Journal* 42(3): 151-153. doi: 10.4070/kcj.2012.42.3.151

12 Pettersson J et al (2008). Muscular exercise can cause highly pathological liver function tests in healthy men. *British Journal of Clinical Pharmacology* 65(2): 253-259. doi: 10.1111/j.1365-2125.2007.03001.x

13 Gupta N et al (2016). Bilirubin in coronary artery disease: cytotoxic or protective? *World Journal of Gastrointestinal Pharmacology and Therapeutics* 7(4): 469-476. doi: 10.4292/wjgpt.v7.i4.469

14 Nielsen JV, Jönsson E & Ivarsson I (2005). A low carbohydrate diet in Type 1 diabetes: clinical experience - a brief report. *Uppsala Journal of Medical Sciences* 110(3); 267-273.

15 Feinman RD et al (2015). Dietary carbohydrate restriction as the first approach in diabetes management: critical review and evidence base. *Nutrition* 31(1): 1-13. doi: doi.org/10.1016/j.nut.2014.06.011

16 Cheng C et al (2017). Fasting-mimicking diet promotes Ngn3-Driven ß-cell regeneration to reverse diabetes. *Cell* 168(5): 775-788. doi: http://dx.doi.org/10.1016/j.cell.2017.01.040

17 Prins ML (2008). Cerebral metabolic adaptation and ketone metabolism after brain injury. *Journal of Cerebral Blood Flow and Metabolism* 28(1): 1-16.

18 Goldhamer A, Lisle D, Parpia B, Anderson SV & Campbell TC (2001). Medically supervised water-only fasting in the treatment of hypertension. *Journal of Manipulative and Physiological Therapeutics* 24(5): 335-339.

19 Keraliya A & Blankstein R (2017). Regression of coronary atherosclerosis with medical therapy. *New England Journal of Medicine* 376: 1370. doi: 10.1056/NEJMicm1609054

20 Seyfried TN, Flores RE, Poff AM & D'Agostino DP (2014). Cancer as a metabolic disease: implications for novel therapeutics. *Carcinogenesis* 35(3): 515-527.

21 Lee C et al (2012). Fasting cycles retard growth of tumors and sensitize a range of cancer cell types to chemotherapy. *Science Translational Medicine* 4(124): 124-127.

22 Lv M, Zhu X, Wang H, Wang F & Guan W (2014). Roles of caloric restriction, ketogenic diet and intermittent fasting during initiation, progression and metastasis of cancer in animal models: a systematic review and meta-analysis. *PLOS One* Dec; 9(12): e115147. doi: 10.1371/journal.pone.0115147.

23 Klement RJ & Kämmerer U (2011). Is there a role for carbohydrate restriction in the treatment and prevention of cancer? *Nutrition & Metabolism* 8: 75. PMC 3267662 freely accessible. PMID 22029671. doi: 10.1186/1743-7075-8-75

24 Lee J, Seroogy KB & Mattson MP (2002). Dietary restriction enhances neurotrophin expression and neurogenesis in the hippocampus of adult mice. *Journal of Neurochemistry* 80: 539-547. [PubMed: 11905999]

25 Bartl J et al (2013). Alzheimer's disease and type 2 diabetes: two diseases, one common link? *World Journal of Biological Psychiatry* 14(3): 233-240.

26 de la Monte SM & Wands JR (2008). Alzheimer's disease is type 3 diabetes - evidence reviewed. *Journal of Diabetes Science and Technology* 2(6): 1101-1113.

27 Henderson ST (2008). Ketone bodies as a therapeutic for Alzheimer's disease. *Neurotherapeutics* 5: 470-480.

28 Van der Auwera I, Wera S, Van Leuven F & Henderson ST (2005). A ketogenic diet reduces amyloid beta 40 and 42 in a mouse model of Alzheimer's disease. *Nutrition & Metabolism* (London) 2: 28.

29 Esquifino AI, Cano P, Jimenez-Ortega V, Fernández-Mateos MP & Cardinali DP (2007). Immune response after experimental allergic encephalomyelitis in rats subjected to calorie restriction. *Journal of Neuroinflammation* 4: 6.

30 Muthukumar A, Zaman K, Lawrence R, Barnes JL & Fernandes G (2003). Food restriction and fish oil suppress atherogenic risk factors in lupus-prone (NZB x NZW) F1 mice. *Journal of Clinical Immunology* 23(1): 23-33.

31 Belkacemi L et al (2012). Intermittent fasting modulation of the diabetic syndrome in streptozotocin-injected rats. *International Journal of Endocrinology* 962012.

32 Kim DY, Hao J, Liu R, Turner G, Shi FD & Rho JM (2012). Inflammation-mediated memory dysfunction and effects of a ketogenic diet in a murine model of multiple sclerosis. *PLOS One* 7(5): e35476. doi: 10.1371/journal.pone.0035476

33 Fasano A (2012). Leaky gut and autoimmune disease. *Clinical Reviews in Allergy and Immunology* 42(1): 71-78.

34 Fasano A & Shea-Donohue T (2005). Mechanisms of disease: the role of intestinal barrier function in the pathogenesis of gastrointestinal autoimmune diseases. *National Clinical Practice in Gastroenterology & Hepatology* 2(9): 416-422.

35 Choi IY et al (2016). A diet mimicking fasting promotes regeneration and reduces autoimmunity and multiple sclerosis symptoms. *Cell Reports* 15(10): 2136-2146.

36 Hagen KB, Byfuglien MG, Falzon L, Olsen SU & Smedslund G (2009). Dietary interventions for

Sachregister

rheumatoid arthritis. *Cochrane Database of Systematic Reviews* (Online) (1): CD006400. PMID 19160281. doi: 10.1002/14651858. CD006400.pub2

37 Darlington LG, Ramsey NW & Mansfield JR (1986). Placebo-controlled, blind study of dietary manipulation therapy in rheumatoid arthritis. *Lancet* 1(8475): 236–238.

38 Levine B & Klionsky DJ (2017). Autophagy wins the 2016 Nobel Prize in Physiology or Medicine: Breakthroughs in baker's yeast fuel advances in biomedical research. *Proceedings of the National Academy of Sciences of the USA* Jan; 114(2): 201–205. doi: 10.1073/pnas.1619876114

Rezeptregister

© 2021 ZS Verlag GmbH
Kaiserstraße 14 b
D-80801 München

ISBN 978-3-96584-090-4
1. Auflage 2021

Copyright © The Real Food Publishing Company, 2018
Layout and design copyright © Blackwell and Ruth Limited, 2018

Publisher: Geoff Blackwell
Editor in Chief: Ruth Hobday
Design: Cameron Gibb, Helene Dehmer
Additional editorial: Teresa McIntyre, Mike Wagg, Diane Lowther
Photography: Todd Eyre Photography toddeyre.com
Weitere Abbildungen: Getty Images S. 106 (Michael Engman),
    108 (image of mandolin by Ian O'Leary; image of food processor
    by Dave King), 109, 131 (Carl Tremblay), 142 (istock), 158, 184, 186;
    Cameron Gibb S. 160

Projektleitung der deutschen Ausgabe: Kathrin Mayr
Produktion der deutschen Ausgabe: ppp.services, Freising
Umschlaggestaltung: FEIN! Buero für Grafik und Reklame, Freising
Herstellung: Frank Jansen
Producing: Jan Russok
Druck und Bindung: optimal media GmbH, Röbel

Die ZS Verlag GmbH ist ein Unternehmen der Edel SE & Co. KGaA, Hamburg.
www.zsverlag.de | www.facebook.com/zsverlag

Hinweis:
Die Ratschläge in diesem Buch wurden mit größter Sorgfalt erarbeitet und geprüft. Eine Garantie
kann jedoch nicht übernommen werden. Ebenso ist eine Haftung der Autoren bzw. des Verlags
und seiner Beauftragten für Personen-, Sach- oder Vermögensschäden ausgeschlossen.
Erkrankungen mit ernstem Hintergrund gehören in ärztliche Behandlung! Bei bereits
bestehenden Beschwerden kann das Buch daher keinen fachärztlichen Rat ersetzen.

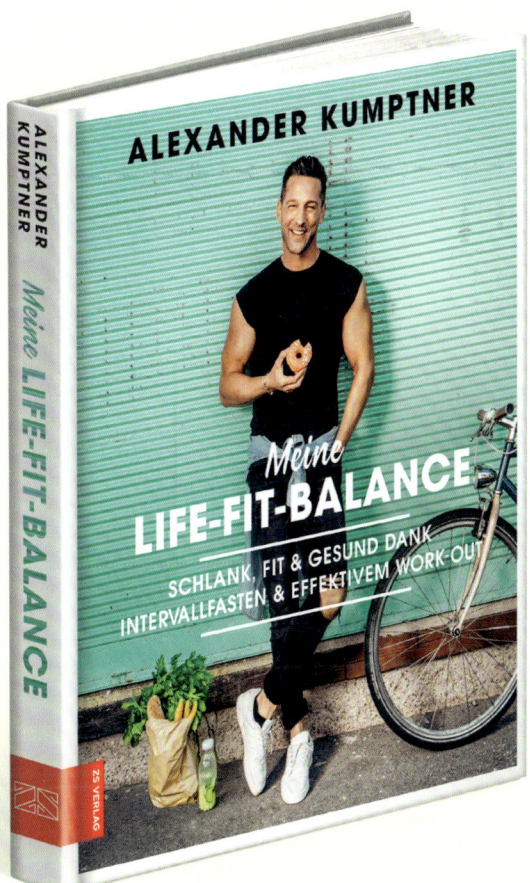
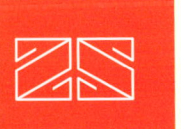